DR. GERNOT RÜCKER
MIT LISA BITZER

Rausch

mosaik

Dr. Gernot Rücker
mit Lisa Bitzer

RAU SCH

Was wir über Drogen wissen müssen und wie ihr Konsum sicherer werden kann

mosaik

Alle Ratschläge in diesem Buch wurden vom Autor und vom Verlag sorgfältig erwogen und geprüft. Eine Garantie kann dennoch nicht übernommen werden. Eine Haftung des Autors beziehungsweise des Verlags und seiner Beauftragten für Personen-, Sach- und Vermögensschäden ist daher ausgeschlossen.

MIX
Papier | Fördert gute Waldnutzung
FSC® C014496

Penguin Random House Verlagsgruppe FSC® N001967

2. Auflage
Originalausgabe Juni 2023

Umschlag: Sabine Kwauka
Umschlagmotiv: © shutterstock / Undrey
© shutterstock / Undrey, Ton Photographer 4289
Redaktion: Martha Wilhelm
Satz: Satzwerk Huber, Germering
Druck und Bindung: GGP Media GmbH, Pößneck
Printed in Germany
GS · CB
ISBN 978-3-442-39404-3
www.mosaik-verlag.de

Inhalt

Anstelle eines Aperitifs: Vorwort

Zu manchen Zeiten tun Menschen verrückte Dinge. An Fasching oder am Herrentag beispielsweise. Der 40. Tag der Osterzeit ist eigentlich ein religiöser Feiertag und als Christi Himmelfahrt bekannt. Über die Zeit wurde er dann zum Vatertag, und weil das all die Männer diskriminierte, die keine Väter waren, wurde er zum Herrentag umbenannt. Nicht ganz unschuldig an der Umdeutung des Feiertages waren Berliner Brauereien gegen Ende des 19. Jahrhunderts, die neue Absatzmärkte suchten und dabei ebendiesen Feiertag erwählten. Seither ziehen Väter und andere Männer mit alkoholbepackten Bollerwagen durch die Botanik oder Siedlungen und geben sich die Kante.

Stellen Sie sich nun bitte folgende Szene vor. Sie sind am Tag nach dem besagten Herrentag unterwegs zum Bahnhof, es ist halb sechs am Morgen, in der Luft liegt der säuerliche Geruch von verschüttetem Bier. Als Sie an einem Busch vorbeilaufen, fährt Ihnen der Schreck in die Glieder. Denn unter dem Blattwerk ragen zwei Schuhe hervor, die Sohlen in Richtung Himmel zeigend, und noch viel schlimmer, in den Schuhen stecken auch noch zwei Füße. Sie sind sofort in Alarmbereitschaft, kennen Sie doch solche Anblicke aus vielen *Tatort*-Sendungen und *CSI*-Serien. Sie wissen: Wer auf dem Bauch in einem Busch liegt, kann eigentlich nur ins Gras gebissen haben. Weil Sie außerdem wissen, dass Sie bei einem Todesfall besser keine Schuhabdrücke in der Erde neben dem Verblichenen hinterlassen sollten, wählen Sie pflichtbewusst den Notruf, woraufhin Rettungswagen, Notarzt und Polizei anrücken. Alle rechnen mit dem Schlimmsten.

Der Notarzt nähert sich dem Mann und greift ihm ans Handgelenk. Die Sekunden verrinnen, dann plötzlich ruft der Arzt: »Er lebt!« Nun wird es etwas hektischer.

Rettungskräfte ziehen den Körper unter dem Busch hervor, was ringsum allgemeines Murmeln verursacht. Denn der Mann ist teilentkleidet, wie es im späteren Einsatzbericht heißen wird. Mit »Teil« ist dabei »Hose« gemeint, besser gesagt »oberer Teil der Beinbekleidung samt Unterwäsche«, was darauf hindeutet, dass der Mann beim Pinkeln im Stehen einschlief, umkippte und schließlich in dem bedauerlichen Busch, der Zeuge des Ganzen wurde, seinen Rausch ausschlief.

Geschichten wie diese amüsieren und bleiben uns im Gedächtnis. Das weiß ich deshalb, weil wir in der Notfallmedizin so etwas immer wieder erleben, und diese Anekdoten dann gern im Kollegenkreis und auf Partys zum Besten gegeben werden. Manche dieser Begebenheiten schaffen es sogar in die Medien und lockern die Flut der negativen Meldungen auf, die ständig auf uns einströmen. Es kommt vor, dass wir uns bei der Lektüre derlei Geschichten fragen, was in Gottes Namen demjenigen in den Sinn kam, der diese Verrücktheit begangen hat. Nicht umsonst spricht man dann auch von einer Schnapsidee. Fakt ist, dass Alkohol häufig zumindest beteiligt ist, wenn sich wieder mal irgendwo ein Mensch zum Affen macht. Wenn ich es mir recht überlege, ist Alkohol überhaupt an vielem (Dummen) beteiligt, was Menschen tun.

Man muss häufig schon sehr genau hinschauen, um seinen Einfluss zu entdecken. Auf den ersten Blick bemerkt man den Zusammenhang zwischen den Geschehnissen in der Republik und dem Alkohol möglicherweise gar nicht. Erst bei genauerem Hinsehen offenbart es sich: Wir sind ein Volk der Säufer.

Allein Verkehrsunfälle liefern hierfür einen deutlichen Beweis – denn ein Großteil davon geschieht vor allem am Wochenende und unter Alkoholeinfluss. Es gibt kaum eine Veranstaltung, die ohne alkoholische Getränke auskommt, vielleicht abgesehen vom Jahrestreffen der Anonymen Alkoholiker. Auch vor Kindergarteneinweihungen macht der Alkohol nicht halt, und selbst Sportfeste werden von Herstellern alkoholischer Getränke gesponsort. Ganz zu schweigen von randalierenden Fußballfans und allerlei Straftaten, die vorwiegend unter dem Einfluss von Alkohol begangen werden. Wenn man die Tageszeitung aufschlägt und gezielt auf die »alkoholischen« Meldungen hin studiert, fragt man sich zwangsläufig: Warum in drei Teufels Namen rühren wir Alkohol überhaupt an, wenn die Folgen für Gesellschaft und Individuum so desaströs sind?

Die Antwort ist simpel: Es ist der Rausch, der es uns angetan hat. Benebelt, beduselt, beschwipst, beruhigt oder benommen lassen wir sämtliche Hemmungen fallen. Denn die Welt verlangt viel von uns. Wir sollen effizient, vernünftig und gemäßigt sein, kurzum: Unser regulierter Dauermodus bedeutet ein hohes Maß an Selbstkontrolle. Wie herrlich, ja wie geradezu erleichternd ist es, diese Disziplin bewusst und sozial vollkommen anerkannt aufzugeben! Zumindest für einen Abend, ein Wochenende oder eben einen Feiertag.

Loslassen, den Kopf ausschalten, sich den Gefühlen hingeben. Kaum ein anderes Rauschmittel eignet sich, so scheint es, für diesen selbst gewählten Kontrollverlust so gut wie der Alkohol. Das jahrtausendealte Rauschmittel, das der Menschheit offensichtlich viel Freude, aber mindestens genauso viel Ärger und Elend beschert, hat längst alle Bereiche unserer Gesellschaft durchdrungen. Still und heimlich haben sich die alkoholisierten Rituale in sämtliche Belange des Lebens von der Kirche über Firmenfeste bis in die Politik eingeschlichen. Ein Gläschen in Ehren kann niemand verwehren. Ist doch so! Oder? Aber wie voll ist so ein Gläschen? Wann trinken wir es? Und wie oft? Jede Woche? Jeden Tag? Jede Stunde? Dank der Omnipräsenz des Alkohols haben wir den Blick dafür verloren, in welchem Ausmaß die Substanz unser Leben bestimmt.

In diesem Buch möchte ich mich deshalb dem Faszinosum Rausch im Allgemeinen und dem Alkohol im Speziellen zuwenden. Ich will Ihnen aufzeigen, weshalb es dem Menschen in die Wiege gelegt ist, sich der Maßlosigkeit immer wieder hinzugeben. Ein guter Rausch ist nichts, wofür man sich schämen sollte – im Gegenteil, wir haben ihm viel zu verdanken. Ohne aufputschende, beruhigende oder halluzinogene Substanzen würden wir heute noch in Höhlen hocken und aufs Feuer starren (das haben wir ohne Alkohol entdeckt, immerhin). Ohne Bier hätte es keine Städte oder Pyramiden gegeben. Denn der Mensch berauscht sich, seitdem es ihn gibt: an Pflanzen, Getränken, Pulvern, Pillen, Sex, Extremsport, Bungee-Jumping, Sonnenuntergängen und vielem mehr. Wir haben dem Rausch einiges zu verdanken. Ohne Rausch keine Zivilisation.

Doch wenn es um Rauschmittel geht, wird bei uns wie fast überall auf der Welt mit zweierlei Maß gemessen. Es gibt die erlaubten und die verbotenen Substanzen. Leider ist diese Einteilung willkürlich und nur wenig wissenschaftlich. Die Dosis macht das Gift? Stimmt. Es wird dabei aber gern ignoriert, dass viele (verbotene) Rauschmittel nur wenig giftig sind und andere (legale) Rauschmittel die höchsten Sterberaten der Konsumenten auf ihrem Konto verbuchen. Würden wir es nicht ignorieren, wären in den Supermarktregalen und Tankstellenshops sicher keine Schnapsflaschen und Bierkästen mehr zu finden. Von diversen Pharmazeutika, die von einem Tag auf den anderen aus den Apotheken verschwinden müssten, mal abgesehen.

Auf den kommenden Seiten werde ich Ihnen veranschaulichen, wie insbesondere beim Alkohol die Grenze zwischen Genuss- und Rauschmittel verschwimmt und inwieweit Parallelen zu anderen Rauschmitteln bestehen. Diese Betrachtung ist von ausgesprochen aktueller Relevanz, denn sie relativiert die Diskussion über die Liberalisierung anderer psychoaktiver Substanzen wie beispielsweise Cannabis. Erst wenn wir verstehen und bewusst wahrnehmen, wie omnipräsent Alkohol in unserem Leben ist, können wir auch unser Konsumverhalten anpassen. Denn wir haben es selbst in der Hand, auf welches Rauschmittel wir uns in welchem Maße einlassen.

Meine Hoffnung ist, durch Aufklärung einen Diskurs anzustoßen, der die Selbstverständlichkeit infrage stellt, mit der Alkohol in unserer Gesellschaft konsumiert wird. Der durchschnittliche Deutsche trinkt 12,8 Liter reinen Alkohol im Jahr.[1] In Bier, Wein und Schnaps »übersetzt« ist das fast eine Badewanne voll. Weltweit befinden wir uns damit in der Oberliga.

Es wäre völliger Unfug, Alkohol generell zu verbieten. Das ginge aus zahlreichen Gründen auch gar nicht. Es ist jedoch ebenso völliger Unfug, (fast) alles andere zu verbieten. Was wir brauchen, ist ein genereller bewusster Umgang mit rauschauslösenden Substanzen – auch mit Drogen, die schon längst legalisiert sein sollten, da viele davon weit weniger gefährlich sind als Alkohol. Vor allem aber möchte ich klarmachen: Wir brauchen den Rausch. Allerdings ist Alkohol dabei eine denkbar schlechte Wahl. Er schädigt nicht nur den Einzelnen, sondern auch die Gesellschaft. Etwa 200.000 Straftaten werden jährlich unter Alkoholeinfluss verübt[2]; das ist alle zweieinhalb Minuten eine Straftat in Deutschland. Über 31.000 Unfälle im Straßenverkehr passieren jedes Jahr aufgrund von Alkohol.[3] Und während der Bund durch die Alkoholsteuer mehr als drei Milliarden Euro einnimmt, bleibt der Steuerzahler auf über 40 Milliarden Euro direkter und indirekter Kosten durch alkoholbedingte Krankheiten sitzen. Übrigens auch diejenigen, die sich als abstinent bezeichnen. Das sind allerdings nur ein paar Prozent, denn laut Alkoholatlas Deutschland 2022 haben innerhalb des Umfragemonats 77 Prozent der Männer und 68 Prozent der Frauen im Alter zwischen 18 und 59 Jahren Alkohol getrunken[4]. Damit dürften sage und schreibe geschätzte 95 Prozent aller Deutschen zwischen 18 und 59 Alkohol zumindest ab und an konsumieren. Diese Zahlen sind ausgesprochen besorgniserregend. Zwar wird Alkohol im Rahmen der allgemeinen Inflation zunehmend teurer, ist jedoch nach wie vor problemlos zugänglich – auch für Jugendliche.[5]

Mit diesen verheerenden Folgen kann kein anderes Rauschmittel der Welt mithalten, nicht einmal die schlimmsten Vertreter der Heroin-Liga, Gemische aus von alten Autokatalysatoren gekratzten Ablagerungen[6] oder Produkte aus der Hinterhofküche. Denn diese Drogen haben, so schrecklich sie auch sind, eines gemein: Man kann sie nicht im Supermarkt an der Kasse im praktischen 20-ml-Fläschchen erwerben. Für Kräuterschnaps, Wodka und Obstler gilt das allerdings schon.

Oh nein!, denken Sie sich nun. Der Rücker will mir den Alkohol verbieten. Keine Sorge, mir ist bewusst, wie wenig man mit Verboten erreichen kann – das hat die Geschichte der Rauschmittel eindrucksvoll bewiesen. Ich werde Ihnen die Mon-Chéri-Pralinen also nicht madig machen, genauso wenig das Glas Bier, das Sie sich nach einem langen, anstrengenden Arbeitstag zur Entspannung gönnen. Allerdings möchte ich Ihnen reinen Wein einschenken und verdeutlichen, warum es so problematisch ist, vergleichsweise harmlose Drogen zu verteufeln, während Alkohol zu einem Abendessen so selbstverständlich dazugehört wie der Hopfen zum Malz. Das bedeutet zwangsläufig, dass wir uns mit dem Rausch als solches, aber auch mit Fakten rund um den Alkohol beschäftigen werden, die dem einen oder anderen vielleicht sauer aufstoßen.

Doch trösten Sie sich: Auch der schlimmste Kater ist nicht der letzte, sondern ein Beweis für eine ziemlich bald einsetzende Ernüchterung.

In diesem Sinne: Prost!

I
Im Rausch der Zeit

Seitdem es den Menschen gibt, knallt er sich irgendwas hinter die Binde, egal ob es geheimnisvolle Beeren, merkwürdige Pilze, duftende Kräuter oder vergorene Getreidekörner sind. In diesem Kapitel wollen wir uns auf eine Reise durch die menschlichen Kulturen und Jahrhunderte begeben und herausfinden, woran sich der Mensch seit Anbeginn der Zeit berauscht. Von den indigenen Völkern bis zu den alten Römern und der modernen Zivilisation: Warum ist der Rausch für die Menschheit wichtig? Welche Auswirkungen hat er auf die Gattung Homo sapiens? Verdanken wir ihm vielleicht sogar einige wichtige Erfindungen und Entdeckungen? Was hat der Rausch mit der Götterwelt zu tun? Und welche unheilige Allianz sind Rauschmittel und Kriege in der Vergangenheit bereits eingegangen? Finden wir es heraus.

Am Anfang war … die Frucht

Sie werden bald schon feststellen, dass, wann immer in der Geschichte der Menschheit etwas Großes vonstattenging, Rauschmittel ihren Einfluss darauf hatten. Die längste Zeit über waren derlei Substanzen deswegen auch nicht verpönt, wie es heute der Fall ist, sondern gehörten zum alltäglichen Leben dazu. Können Sie sich vorstellen, dass man noch bis vor einhundert Jahren in jeder deutschen Apotheke Heroin gegen Husten und Heiserkeit erwerben konnte?[7] Kokain gegen Zahnschmerzen einsetzte? Und Crystal Meth an Soldaten verteilt wurde? Aber lassen Sie uns an den Anfang gehen.

Schuld an allem ist, wenn man es ganz genau nimmt, die Botanik, aus der die Menschen seit den Anfängen der Zeit ihre Heil- und Genuss-, aber eben auch Rauschmittel gewinnen.

Die terrestrische Pflanzenwelt bildete sich vor mindestens 475 Millionen Jahren[8] in Form von Algen im Wasser und Moosen an Land und entwickelte sich rasch zu Farnen, Samenpflanzen und allerlei weiterem Grünzeug weiter. Die Flora fühlte sich auf diesem jungen Planeten irgendwo in der Milchstraße pudelwohl, denn sie fand ideale Bedingungen vor: Sauerstoff, Wasserstoff, eine Atmosphäre, die sie vor den UV-Strahlen der radioaktiven Sonne schützte, und gleichzeitig so viel Wärme und Licht, dass sich die Fotosynthese entwickeln konnte. Kein Wunder, dass sich die Landpflanzen rasant auf der blauen Erdkugel ausbreiteten und dabei aus evolutionärer Sicht durchaus raffiniert vorgingen, um sich die gefräßigen tierischen Mitbewohner vom Leib zu halten. Einige entwickelten Abwehrmechanismen wie Stacheln, bittere Inhaltsstoffe oder giftige Substanzen, um die Fressfeinde abzuwehren. Andere machten sich die hungrigen Lebewesen hingegen zunutze. So brachten sie Honig produzierende Blüten hervor, welche Insekten dazu veranlassten, die Pollen großflächig zu verteilen. Oder sie ließen schmackhafte Hüllen um ihre Kerne entstehen, um gefressen, verdaut und an einem anderen Ort wieder ausgeschieden zu werden und so das eigene Fortbestehen und die Ausbreitung zu sichern. Wir kennen diese schmackhaften Hüllen heute unter dem Namen Früchte. Nicht nur wären ohne sie jede Menge Tiere vor Abermillionen Jahren verhungert, und die Pflanzenwelt hätte sich viel langsamer verbreitet.

Wir wären auch nie in den Genuss eines Chianti, eines Hefeweizens oder eines Obstlers gekommen und hätten folgerichtig vermutlich auch auf Pyramiden, Städte, Kunstwerke und vielerlei mehr verzichten müssen.

Aber der Reihe nach.

Tier- und Pflanzenwelt stehen in einer engen Verbindung zueinander. Nicht nur, weil Tiere Pflanzen essen, sondern eben auch, weil einige Pflanzen das Gefressenwerden wie beschrieben nutzen, um ihre Samen zu verteilen. Die Samen mancher Früchte werden sogar erst nach der Darmpassage aktiviert und beginnen zu keimen. Unrühmliches Beispiel für diesen ökologischen Zusammenhang zwischen Flora und Fauna ist die Ausrottung des entenähnlichen Dodo-Vogels auf Mauritius, der im 17. Jahrhundert ein sehr behagliches Leben auf der Insel führte, weil er über keine Fressfeinde verfügte. Bis der Mensch kam. Infolge der Jagd und Vernichtung des Vogels kam es zu einem erheblichen Artensterben in der Botanik, da die ansässigen Pflanzen die vorherige Darmaktivierung zur Keimung benötigten. Kein Dodo, keine Botanik – armes Mauritius.

Aber wo wir schon mal in Äquatornähe sind: Erinnern Sie sich an *Die lustige Welt der Tiere* von Jamie Uys aus dem Jahr 1974? Ein Marulabaum spielt in diesem Dokumentarfilm eine zentrale Rolle, genauer gesagt, seine Früchte. Die fallen nach dem Reifeprozess nämlich zu Boden und fangen an zu gären. Die Tiere der Region, angelockt durch die süßlichen Ausdünstungen des gärenden Zuckers, pilgern zum Baum und fressen die vergorenen Früchte. Anschließend zeigen sie deutliche Zeichen von Trunkenheit und taumeln in die Savanne zurück. Nicht anders als auf jedem anständigen deutschen Schützenfest, möchte man meinen.

Dass sich auch Tiere regelmäßig berauschen, weiß man aus allen Teilen der Erde. Das Baumspitzhörnchen beispielsweise, das in Asien lebt, gilt als »kleinster potenzieller Alkoholiker der Welt«[9] und betrinkt sich Nacht für Nacht am fermentierten Nektar der Bertram-Palme, der immerhin einen Alkoholgehalt von bis zu 3,8 Volumenprozent aufweist (mehr als das berühmte Leichtbier, welches man in Schweden in den Supermärkten kaufen kann, das hat nämlich maximal 3,5 Volumenprozent). Seidenschwänze in Kanada und Skandinavien konsumieren im Herbst die vom Frost fermentierten Vogelbeeren, allerdings gibt es unter den Vögeln ähnliche Probleme wie bei den Menschen: Die jüngeren Artgenossen wissen oft nicht, wann sie genug vom hauseigenen Eiswein haben, weshalb sie »buchstäblich nicht mehr geradeaus fliegen«[10] können, was mitunter zu tödlichen Kollisionen führt. In einigen kanadischen Städten haben die Behörden deswegen Hamsterkäfige für die alkoholisierten Vogel-Teenager aufgestellt – als Ausnüchterungszellen. Rentiere, die an Fliegenpilzen naschen und halluzinieren, Delfine, die so lange auf Kugelfischen herumkauen, bis sie high sind,[11] Lemuren, die sich mit dem Gift von Tausendfüßlern einreiben, um in Trance zu geraten:[12] Wenn man sich in der Tierwelt so umguckt, könnte man glatt meinen, sich auf ein Hippie-Festival in den Siebzigern verirrt zu haben. Einige Igel in Großbritannien haben Experten zufolge sogar ein »massives Alkoholproblem«[13], da sie sich an den sogenannten Bierfallen laben, die englische Hobbygärtner eigentlich gegen die Nacktschnecken aufstellen. Weil Nacktschnecken allerdings des Igels Leib- und Magenspeise sind, machen sich die Stacheltiere über die Fallen her und sind danach betrunken wie eine Horde englischer Fußballfans nach dem Lokalderby in London.

Initialzündung der Menschheit

Von Pflanzen, die Alkohol hervorbringen, bis zu betrunkenen englischen Fußballfans ist es ein weiter Weg, mehrere Zehntausend Jahre, um genau zu sein. Die Evolution hatte also alle Hände voll zu tun, musste sie doch erst einmal den Menschen mit ein wenig mehr Verstand ausstatten, damit er Gesellschaften bilden und sesshaft werden konnte. Vor etwa 70.000 Jahren setzte die sogenannte kognitive Revolution ein. Aus affenartigen »Wilden« wurden Menschen, die in komplexen Strukturen zusammenlebten, erstmals Schmuck und Waffen herstellten, Sprache entwickelten und im Umgang miteinander so etwas wie ein Sozialverhalten manifestierten. All diese Verhaltensänderungen sorgten dafür, dass sich der Mensch effektiver organisieren und im Kollektiv komplexer handeln konnte.

Dann kam es zu dem, was ich die sprichwörtliche Initialzündung der Menschheit nenne: Der Homo sapiens entdeckte das Feuermachen und beförderte sich damit binnen weniger Jahrtausende an die Spitze der Nahrungskette. Nie zuvor und niemals danach ist es einem Lebewesen dieses Planeten gelungen, innerhalb so kurzer Zeit alle lebenden und nicht lebenden Strukturen der Erde zu dominieren und sich zum Chef-Raptor zu mausern.

Als geneigter Betrachter fragt man sich: Warum dieser plötzliche und so große Schritt? Dazu gibt es wie immer viele Theorien, die sich nicht auf einen gemeinsamen Nenner einigen können. Eine der plausibelsten stellt die Nutzung des Feuers in den Mittelpunkt. Das hält nicht nur warm und wilde Tiere ab, sondern ist die Voraussetzung zum Backen, Grillen und Kochen. Feuer verlieh der Steinzeitküche eine völlig neue Dimension. Stark Erhitztes verfügt nämlich über weniger Keime und Parasiten. Damit konnte die Lebenserwartung und -erfahrung des Menschen steigen. Viel wichtiger aber war die Energiedichte des Fleisches, das fortan häufiger auf dem Teller landete. Verbrachten unsere Urahnen noch Stunden mit dem drögen Herumkauen auf Wurzeln, stellte das Steinzeit-Barbecue in kürzester Zeit nie da gewesene Energie für den Organismus bereit. Mit dieser Umstellung ging höchstwahrscheinlich ein Umbau des Verdauungstraktes einher, der ein immenses Hirnwachstum nach sich zog – evolutionär betrachtet, ausgesprochen vorteilhaft. So konnten sich Fähigkeiten rasant weiterentwickeln, und die Menschen wurden zu der Spezies, die wir heute kennen.

Wer Hanf sät, wird Hasch ernten

Nicht nur für den Rausch wurden Pflanzen genutzt, es ist auch davon auszugehen, dass sich die Menschheit bereits ziemlich früh verschiedener Arzneipflanzen bedient hat. Wir alle kennen die wohltuende Wirkung eines in der Hand zerriebenen frischen Pfefferminzblattes bei Erkältung. Ähnlich wird es auch den frühen Menschen ergangen sein. Heilpflanzen lindern Übelkeit, Durchfall und Erbrechen, lindern Symptome bei Infekten, dienen als Wundauflage, stillen Schmerzen, helfen beim Abführen und wirken psychoaktiv.

Der Hanf gilt als eine der ältesten Heil- und Nutzpflanzen überhaupt. Über Jahrhunderte wurde er äußerst vielfältig in der Medizin, aber auch im alltäglichen Leben eingesetzt. In einer Höhle in Georgien fand man Hanffasern, die auf ein Alter von 30.000 Jahren geschätzt wurden. Die Fasern des Hanfs gelten als ausgesprochen widerstandsfähig und überstehen selbst widrigste Bedingungen. Mittelalterliche Bogen besaßen Hanfsehnen, die für ihre zur damaligen Zeit sensationellen Spannkräfte bekannt waren. Seefahrt wäre ohne Segeltücher und Seile aus Hanf lange Zeit nicht denkbar gewesen. Und was die wenigsten wissen: Wenn Gutenberg seine berühmte Bibel nicht auf Hanfpapier gedruckt hätte, wäre sie bis heute zu Staub zerfallen. Auch die amerikanische Unabhängigkeitserklärung von 1776 wurde auf Hanfpapier verewigt.

Darüber hinaus liefert die Pflanze wohlschmeckende Samen, was den frühen Menschen nicht entgangen sein dürfte. Als Nahrungsmittel enthalten sie eine Unmenge an Proteinen, Kohlenhydraten und Fetten, die sich in der modernen Küche in Form von Hanföl als wertvolles Speisemittel erwiesen haben. Aus all diesen Gründen waren Hanfpflanzen über Jahrtausende äußerst begehrt – wenn auch allem Anschein nach nicht gleich als Rauschmittel. Zumindest von einigen prominenten Kiffern wissen wir aber: In William Shakespeares Pfeifen, die bei Ausgrabungen seines Wohnhauses in London gefunden wurden, stellte man im Labor Reste von Cannabis fest.[14] Auch Alexandre Dumas, George Washington und Königin Victoria von England schworen allem Anschein nach auf die Wirkung des grünen Krauts.

Bei dem vielfältigen Potenzial des Hanfs ist es übrigens vollkommen irrational, dass die Pflanze in ihrer Nutzform als industrieller Rohstofflieferantin in einen solchen Misskredit geraten ist. Ihr THC-Gehalt liegt bei unter einem Prozent und macht sie damit als Rauschmittel völlig ungeeignet. Aber dazu kommen wir später noch.

Die Magie der Pilze

Es wäre viel zu kurz gedacht, die Rauschmittel der damaligen Zeit auf zufällig entdeckten Alkohol und ein wenig Hanf zu reduzieren. Dank Malereien im Westen der Sahara aus der Zeit um 12.000 v. Chr. wissen wir von den »Bienenmännern« (sie heißen so wegen einer Art wabenartiger Maske auf dem Gesicht). Dabei handelt es sich um menschenartige Figuren, die unsere Vorfahren an die Wände ihrer Höhlen pinselten. Im Gegensatz zu anderen Zeichnungen, die ebenfalls gefunden wurden, verfügen diese Gestalten jedoch über pilzartige Auswüchse, die ihren ganzen Körper übersäen und vor allem auf dem Kopf thronen, wie eine Art skurrile Krone. Bemerkenswert ist, dass die Pilze nicht nur in Afrika als Malereien auftauchen, sondern auch in Papua-Neuguinea, Sibirien, Spanien, Guatemala und Indien an Statuen oder anderen Artefakten gefunden wurden – also über die ganze Welt verteilt.

Nun könnte man sagen, ja gut, unsere Urahnen mochten eben Pilze und verspeisten sie regelmäßig. Warum sie nicht in Kunstwerken für die Nachwelt festhalten? Die Sache ist die: Es wurden nicht irgendwelche Pilze gezeichnet und an Statuen verewigt. Sondern Fliegenpilze, die in geringer Dosierung eine halluzinogene Wirkung haben. Und Kahlköpfe, die man heute meist anders nennt: Magic Mushrooms. Mit denen kann man alles Mögliche anstellen, aber für ein köstliches Schwammerlgulasch oder ein Pilzrisotto eignen sie sich weniger gut. Sie wurden demnach nicht aus Gründen der Sättigung vertilgt, sondern um sich an ihnen zu berauschen.

Man geht heute davon aus, dass die Pilze anlässlich von Kulthandlungen und Ritualen eingenommen wurden, zubereitet von den Schamanen, konsumiert vom ganzen Stamm, um einen kollektiven Drogenrausch zu erleben, der die losen Gemeinschaften zusammenschweißte und für scheinbar übernatürliche Erlebnisse sorgte. Diese »göttlichen« Erfahrungen waren für die Menschen der damaligen Zeit so prägend, dass sie sie in ihren Malereien und Statuen, genauer gesagt in Form der Bienenmänner, für die Nachwelt festhielten. Im Rausch kam die Menschheit in Kontakt mit dem Göttlichen, und aus ebenjenem Grund wurde dem Rausch auch eine so große Bedeutung beigemessen – er war der Katalysator für die Spiritualität, aus der später Religionen wurden.

Nicht nur Pilze halfen unseren Vorfahren, die weltlichen Abgründe für einen Moment zu verlassen, um in höhere Sphären zu reisen. Da der Mensch ein findiges Wesen ist, lutschte er auch an Kakteen, rauchte Kräuter und knabberte an Baumrinden. An all jenen Orten auf der Welt, wo halluzinogene Pflanzen wuchsen, erblühten der Schamanismus und später Glaubensrichtungen, ergo auch Religionen. Egal ob Pilze, Wein, Opium oder Weihrauch: Nahezu alle kultischen oder religiösen Handlungen fanden in Verbindung mit Rauschmitteln statt, die eine Art Stairway to Heaven zu sein scheinen.

Es ist übrigens gut möglich, dass sich der frühe Mensch den Konsum der vergorenen Früchte und stimulierenden Pflanzen von den Tieren abgeschaut hat. Man geht beispielsweise davon aus, dass Schamanen vor vielen Tausend Jahren im Amazonas Jaguare dabei beobachteten, wie sie die Blätter einer Lianenart zerkauten und sich danach völlig stoned über den Dschungelboden wälzten. Die Lianenart heißt Banisteriopsis caapi, und das wird Ihnen nun erst einmal nicht viel sagen. Vielleicht haben Sie aber schon den anderen Namen dieser Pflanze gehört: Ayahuasca. Genau, den Konsum haben wir uns von den Wildkatzen abgeguckt.[15]

Um die Entdeckung des Kaffees hat sich ebenfalls eine hübsche Legende gebildet: Kaldi, ein äthiopischer Ziegenhirte, bemerkte vor langer, langer Zeit, wie manche seiner Tiere putzmunter und quietschfidel nach einem langen Tag über die Weide hüpften, wohingegen er selbst und andere Ziegen müde durchhingen. Ihm fiel außerdem auf, dass manche aus der Herde von einem ihm unbekannten Gewächs mit dunkelgrünen Blättern und kirschroten Früchten aßen, dem Kaffeebaum. Genau wie die Tiere fing Kaldi an, an den Blättern zu knabbern. Und siehe da: »Die belebende Wirkung der grünen Blätter war so stark, dass Kaldi das Gefühl hatte, nie wieder müde oder schlecht drauf zu sein.«[16] (Eine andere Version besagt, dass die Kaffeekirschen so entsetzlich schmeckten, dass Kaldi sie ins Feuer spuckte, wo sie ganz herrlich zu duften anfingen. Damit war das Rösten erfunden.)

Ob die Legende wahr ist? Vermutlich nur im Kern. Doch sie zeigt uns zwei Dinge deutlich: 1. Die meisten Dinge werden zufällig entdeckt, oder wir schauen sie uns von anderen Tieren ab. 2. Der ursprüngliche Rausch ist eine Art Belohnung für das Lebewesen, welches die Blätter, Früchte oder Samen eines bestimmten Gewächses verzehrt und an anderer Stelle wieder ausscheidet. Die Pflanze selbst erhält durch die Bereitstellung von rauschauslösenden Substanzen einen evolutionären Vorteil, da sie sich rascher und weitläufiger verbreitet. Ziemlich clever, oder?

Zurück zum Alkohol, dem meistkonsumierten Rauschmittel der Welt. Früchte beinhalten also Zucker, um gegessen zu werden. Dieser reagiert jedoch mit Hefekulturen, die es quasi überall auf dem Planeten gibt – und wird zu Alkohol. Und ebenjener sorgt für bestimmte Rauschzustände bei allen möglichen Tierarten, darunter auch dem Menschen.

Doch nicht nur Alkohol in Früchten ist in der Lage, einen Rauschzustand auszulösen. Zahlreiche Pflanzen produzieren psychoaktive Substanzen, sehr zum Leidwesen unserer umherziehenden Vorfahren, die die meisten Gewächse, denen sie so über den Weg liefen, auf ihre Essbarkeit hin überprüft haben dürften. Sicher ging das nicht immer gut.

Aber wie soll man sonst herausfinden, dass rote Beeren köstlich und bunte Pilze mit weißen Punkten mitunter tödlich sind? Wie viele fatale Zusammenstöße zwischen Pilz und Mensch benötigte es wohl, bis unserem Urahnen klar wurde, dass ein brauner Pilz mit weißen Punkten (Pantherpilz) ins Jenseits führt, eine Kostprobe der roten Version (Fliegenpilz) aber für einen mentalen Spaziergang auf den Ringen des Saturns sorgt?[17] Wir werden es nie erfahren.

Aus dieser Zeit der frühen Menschheit ist nämlich nur sehr wenig bekannt. Verantwortlich dafür ist die einfache Lebensweise der Humanoiden dieses Zeitalters, aber auch die fehlende Schrift zur Übermittlung von Wissen und Erinnerungen. Lediglich ein paar einfache Malereien und Verzierungen sind uns geblieben, und bislang wurden keine Tausendfüßler oder Kugelfische darauf erkannt, die aus Gründen des Rausches abgeleckt oder zerkaut wurden. Wenn wir also herausfinden wollen, seit wann und vor allem wie sich die Menschheit berauscht, müssen wir uns zuerst einmal bewusst machen, dass wir auf unserer Recherche in einen langen, dunklen Tunnel hineingehen, aber nur eine Handvoll Kerzen dabeihaben. Genau das macht die Rekonstruktion der Rauschgeschichte des Homo sapiens so unerhört schwierig – aber nicht unmöglich.

Bierbrauer aus Versehen

Etwa zehntausend Jahre vor Christus zogen Menschen in lockeren Verbänden durch die Welt, jagten und sammelten. Man lebte mal hier und mal dort, wo die Beute eben leicht zu fangen und die Jahreszeit angenehm war.

Und dann, auf einmal, wurden die Nomaden sesshaft. Stiegen von Zelten auf solidere Behausungen um und richteten sich einen hübschen Vorgarten ein. Warum? Wir wissen es nicht genau. Fakt ist jedoch, dass die Sesshaftwerdung in mehreren Regionen der Welt mal wieder gleichzeitig erfolgte.[18] Möglicherweise waren klimatische Rahmenbedingungen dafür verantwortlich. Mit dem Ende der Eiszeit verschwanden beispielsweise Großtiere wie Mammuts. Die Vegetation erfuhr einen Wandel, dem sich die Tierwelt anpasste und neue, kleinere Arten hervorbrachte, die man leichter fangen und einsperren konnte. Vielleicht lag es am Überangebot der neuen Vegetation, dass sich Sesshaftigkeit lohnte, denn dank dieses Überangebots war es möglich, längere Zeit an einem Ort zu verweilen, Felder zu bestellen, Vorräte anzulegen – und eines Tages aus Versehen Bier zu brauen.

Belegt wird dies durch Funde, die bis ins Jahr 12.000 v. Chr. datiert werden können. So fand sich in der heutigen Türkei bei Ausgrabungen eine neolithische Anlage, die die Wissenschaft in helle Aufregung versetzte. Die Tempelanlage Göbekli Tepe kann als erster Festplatz der Welt bezeichnet werden. Man geht davon aus, dass sie von umherziehenden Stämmen als Event Location benutzt wurde. Denn in Göbekli Tepe fanden sich Pötte, in denen sich auch nach all diesen Jahren noch Spuren von Getreide nachweisen ließen. Mittels aufwendiger Analysen waren Archäologen in der Lage, das Alter der Spuren zu bestimmen. Und dabei stellte man etwas Erstaunliches fest.

Urgetreide enthielt unter dem Samenstand eine von der Natur angelegte Sollbruchstelle. Diese diente dazu, dass das reife Samenkorn abbrach und im wahrsten Sinne des Wortes vom Winde verweht wurde. In diesen Pötten aber fanden sich Samenkörner *ohne* diese Sollbruchstellen. Warum soll das interessant sein?, fragen Sie. Nun, die fehlenden Stellen gelten als Beleg dafür, dass sich die Getreide-Urformen bereits in Kultivierung befanden, da sie so länger an der Pflanze verblieben, um eine ertragreichere Ernte zu gewährleisten und dann abgeschlagen, also gedroschen zu werden, wenn der Mensch es wollte. Keine Sollbruchstelle bedeutete demnach mehr Ausbeute.

Um diese Ausbeute aber auch einfahren zu können, war Sesshaftigkeit die Voraussetzung. Und diese wiederum verlangte nach Bevorratung von Nahrungsmitteln, weil der Mensch ansonsten nämlich verhungert wäre, während er auf die Ernte wartete. Eine Bevorratung, ebenso wie die Überproduktion, ist Grundlage allen Handels, denn der Besitz über den eigenen Verbrauch hinaus macht den Tausch von Waren überhaupt erst sinnvoll. Der Handel wiederum verlangt Gefäße und Wege für den Transport. Das ist mit ein Grund dafür, dass fast alle menschlichen Siedlungen an Flüssen gegründet wurden. Flüsse sind nicht nur ein hervorragendes Transportmedium, sondern erlauben auch die Bereitstellung einer größeren Menge an Wasser, die sowohl für die Landwirtschaft als auch für Mensch und Tierzucht benötigt wird. Leider aber auch für Unrat, den man im Gewässer schnell und unkompliziert entsorgen kann, bis heute übrigens.

Wenn Getreide in tönernen Gefäßen gelagert wird, befinden sich an diesen zahlreiche Mikrosporen. Und wenn dann auch noch irgendwo ein Krug Wasser umkippt, es reinregnet oder der Inhalt des Pottes auf andere Art mit Flüssigkeit in Berührung kommt, geht es los mit der Gärung. Ich bin mir ziemlich sicher, dass es sich beim ersten Bier um ein reines Zufallsprodukt gehandelt hat, wie bei den meisten Entdeckungen – denken Sie nur mal an das Penicillin oder Amerika.

Aus diesem Grund habe ich Ihnen von der Sollbruchstelle des Weizenkorns, von der Sesshaftwerdung der Nomaden und der Vorratshaltung erzählt: weil durch all diese Faktoren zufällig die Bierproduktion in Gang gesetzt wurde. Die gekeimten, gegorenen Getreidesamen wurden dann offensichtlich zu einem nahrhaften Brei verrührt, welcher der heutigen Maische ziemlich ähnelt. Damit wurde, wenn man es denn so sehen will, das Urbier vom Anbeginn der Zivilisation zu einem Begleiter der Menschheit – und zu einem echten Verkaufshit.

Der Siegeszug des Bieres, das sich ab seiner Entstehung in sämtlichen Jahrhunderten als favorisiertes Getränk in nahezu allen Gesellschaftsschichten herauskristallisierte, hat sicherlich auch mit der Tatsache zu tun, dass Bier im Gegensatz zu reinem Wasser weitgehend keimarm, gut lagerbar und darüber hinaus sehr nahrhaft ist. Getreide kann schimmeln oder von Ungeziefer befallen werden, Wasser kann brackig oder voller Keime sein – allein Bier scheint allen Einflüssen von außen zu trotzen und schmeckt dazu den meisten Menschen auch noch ausgesprochen gut.

Sauf like an Egyptian

Während der menschlichen Besiedlung einer mondsichelförmigen Region vom Mittelmeer bis zum Persischen Golf wurde die Verbreitung des Alkohols vorangetrieben. In Mesopotamien kannte man bereits 3.000 v. Chr. über zwanzig verschiedene Biersorten. Das belegen Tontafeln und Abbildungen. Aus der Zeit von 1.700 Jahren v. Chr. ist sogar eine Bierschankordnung überliefert. Im Codex Hammurapi, einer babylonischen Sammlung von Rechtssprüchen aus dem 18. Jahrhundert v. Chr., wird ausgeführt, dass die Schankwirtin zu ertränken sei, wenn sie minderwertiges Bier ausschenke. Bierpanscher sollten entweder in ihren Fässern ertränkt oder so lange mit Bier vollgegossen werden, bis sie erstickten – eine altertümliche Art des Waterboardings, und nein, dass anstelle von Wasser Bier verwendet wurde, macht die Sache nicht besser. Solche drakonischen Strafen konnte es freilich nur geben, wenn genug Bier für die Bestrafung übrig war.

Im alten Ägypten galten die verschiedenen Biersorten als Grundnahrungsmittel aller Bevölkerungsschichten. Brot und Bier waren die Bezahlung der Arbeiter auf den großen Pyramidenbaustellen. Auch Staatsbedienstete wurden dergestalt bezahlt. Bier war in diesen Zeiten so wichtig, dass es dieselbe Hieroglyphe wie Brot bekam, nämlich die für Nahrung.

Den Pharaonen kam der Gerstensaft gerade recht. Durch den niedrigen Alkoholgehalt waren die Untertanen nicht sternhagelvoll, sondern lediglich von angenehmer, schmerzfreier Glückseligkeit erfüllt, was, wie gesagt, den Bau der Pyramiden, aber auch den riesiger Städte der damaligen Zeit enorm erleichterte. Darüber hinaus fühlte sich das Volk von seinen Herrschern gut versorgt, weshalb es zu keinen Aufständen oder Revolutionen kam. So erblühte das ägyptische Reich über eine bemerkenswert lange Zeit in Frieden. Bier, da sind sich die Wissenschaftler heute sicher, spielte dabei eine entscheidende Rolle. Das wussten jedoch nicht nur die Pharaonen, sondern auch die Herrscher von Mesopotamien und anderen Kulturen, und alle machten es sich im gleichen Maße zunutze.

Ähnlich wie mit dem Bier dürfte es sich übrigens mit dem Wein verhalten haben. Wilde Weinreben gibt es schon seit Millionen von Jahren, wie fossile Funde belegen. Frühe Sammler haben diese sicherlich auch konsumiert. Aber erst mit der Sesshaftigkeit wurden die Voraussetzungen geschaffen, einen kultivierten Anbau zu betreiben und herauszufinden, dass man aus Trauben alkoholhaltigen Rebensaft herstellen kann.

Der Anbau von Weinreben und damit die Produktion von Wein begann etwa 6.000 v. Chr., und danach verbreitete sich das schmackhafte Getränk schnell. Im Grab von Skorpion I., der um 3.200 v. Chr. lebte, befanden sich 400 Weinkrüge mit einem Gesamtfassungsvermögen von 4.000 Litern. Man kann sich vorstellen, welche immense Bedeutung der Wein gehabt haben muss, wenn eine solche Menge als Grabbeigabe geordert wurde.

In der Antike wurde der Wein dann zunehmend bei religiösen Ritualen verwendet. Bacchus war als römischer Gott des Weines das, was für die Griechen Dionysos war. Die Römer waren es denn auch, die den Wein auf ihrem Eroberungszug nach Europa brachten. So zogen Jahrhunderte des Weinanbaus und der Bierbraukunst dahin, und es wurde fröhlich gepichelt und gebechert.

Auch unter Julius Cäsar bekamen Soldaten eine Tagesration Bier. Denn bei der Eroberung der restlichen Welt und in fast allen Kriegen zu allen Zeiten spielten haltbare Nahrungsmittel eine entscheidende Rolle. Man kann sich leicht vorstellen, dass ein Schiff, das mehrere Wochen, vielleicht sogar Monate unterwegs war, nach kürzester Zeit Probleme mit der Trinkwasserversorgung bekam. In den Behältnissen der damaligen Zeit verwandelte sich Wasser, gerade bei Hitze und in Holzfässern, schnell in eine trübe, jauchige Brühe. Da kam es gelegen, dass alkoholische Getränke für damalige Verhältnisse praktisch unbegrenzt lagerbar waren. Dieser Umstand erst lieferte die Grundlage, größere Touren auf dem Meer zu absolvieren.

Einen heben auf den Herrn

Wenn es schon in der Antike hoch herging in Sachen Rauschmittel, legten die Menschen des Mittelalters richtig los. Bier schwang sich zum wichtigsten Getränk aller Bevölkerungsgruppen auf. Allein in Hamburg gab es 1376 über 450 Brauereien, und die brauchte es auch. Man geht heute nämlich davon aus, dass der Pro-Kopf-Verbrauch an Bier damals bei zwei- bis dreihundert Litern im Jahr lag.[19] Das entspricht dem Konsumverhalten von ein bis zwei Liter Bier täglich. Man muss bei dieser Größenordnung des Konsums tatsächlich vom größten Besäufnis aller Zeiten ausgehen, wenn auch das Bier nicht so viel Alkoholgehalt wie heute gehabt haben dürfte. Schnell war klar, dass bei diesem ausschweifenden Verbrauch hohe Steuereinnahmen erzielt werden konnten. In der Tat war Bier eine der wichtigsten Steuereinnahmequellen im Mittelalter. Dazu wurden Regularien erlassen, zum Beispiel von den bayerischen Herzögen Wilhelm IV. und Ludwig X., die 1516 die Inhaltsstoffe für Bier mit Gerste, Hopfen und Wasser beschlossen, was bis heute als Bayerisches Reinheitsgebot gilt.[20]

Bei ärmeren Bevölkerungsschichten war es als nahrhaftes und kalorienspendendes Lebensmittel äußerst beliebt. Viele Klöster unterhielten Brauereien, und es ist anzunehmen, dass auch hier regelmäßig Gelage stattfanden. Es gibt Berichte darüber, dass Mönchen pro Tag bis zu fünf Liter Bier zustanden.[21] Im Hochmittelalter gab es geschätzte fünfhundert Klosterbrauereien. Von einer Nürnberger Klosterbrauerei wird berichtet, dass sie eine Jahresproduktion von 300.000 Litern hatte. Unglaublich, was da los gewesen sein muss.

Nur nebenbei erwähnt sei, dass man auch Messwein benötigte. Die Kirche avancierte damit zu einer bedeutenden Institution in der Produktion alkoholischer Getränke. Aber nicht nur wegen des guten Geschmacks und der rauschhaften Fähigkeiten, sondern auch wegen der desinfizierenden Wirkung des Alkohols. In größeren Städten gab es kaum keimfreies Wasser, da aller mögliche Unrat aus dem Fenster geworfen oder in Flüsse geschüttet wurde. Frische Quellen waren nicht allerorten verfügbar, und so blieben neben Regenwasser eigentlich nur Bier und Wein als keimarme Getränke übrig. Selbst Kindern schenkte man deshalb reichlich ein.

Man könnte nun einwerfen, dass sich die Menschen bei einem solchen übermäßigen Alkoholgenuss doch hätten zu Tode saufen müssen. Der Einwand ist berechtigt, aber die durchschnittliche Lebenserwartung lag beispielsweise vom Mittelalter bis tief ins 19. Jahrhundert nur bei 35 bis 40 Jahren. Heute wird man – zumindest statistisch – als Mann 78,5 Jahre und als Frau 83,4 Jahre alt, hat also doppelt so viel Zeit, sich mithilfe von Alkohol ins Jenseits zu befördern.[22] Nur nebenbei bemerkt: Wegen der geringen Lebenserwartung gab es viele Krankheiten wie Diabetes, Herzinfarkt oder Krebs noch gar nicht in der Häufigkeit, wie wir sie heute sehen.

In dieser Zeit der Menschheitsgeschichte, der zweiten wichtigen Epoche nach der europäischen Antike, in der die Wissenschaft florierte und die Entwicklung des alltäglichen Lebens vorantrieb, vertieften sich auch die Erkenntnisse über die Heilwirkungen der Pflanzen. Sogenannte Alchimisten experimentierten mit der Botanik, stellten Arznei- und Heilmittel aus jedem Kraut am Wegesrand her und erprobten die Wirkung am lebenden Objekt, manchmal mit tödlichem Ausgang. Heute verdanken wir den neugierigen Geistern dieser Zeit die Narkose, die der Chirurgie der damaligen Epoche und den Patienten buchstäblich das

Leben rettete. Bevor man nämlich die alten Weisheiten aus der Antike wieder ausgrub, wurden Operationen narkosefrei durchgeführt, was nicht selten mit dem bedauerlichen Ableben des Erkrankten endete.

Es überrascht wenig, dass die katholische Kirche mit Argwohn auf all jene hinabsah, die ihnen in die Suppe spuckten. Wer also kein Mönch war und von Gottes Gnaden die Klostermedizin vorantrieb, aber trotzdem wusste, wie man aus dem Grünzeug Salben, Tinkturen und Arzneien, vor allem aber auch Gifte herstellte, wurde im Nullkommanichts als Hexer oder Hexe deklariert und auf den Scheiterhaufen verfrachtet. Da war man mit Bier und Wein dann eben doch auf der sicheren Seite.

Apropos sichere Seite: Mit der Entdeckung der Welt begann der globalisierte Drogenhandel der Menschheit. Denn die Weltreisenden brachten allerlei Unbekanntes aus der Terra incognita mit, darunter Kokain, Opium, Kaffee und sogar Cannabis. Ich lehne mich also nicht zu weit aus dem Fenster, wenn ich sage: Das Mittelalter war drogentechnisch ein ziemlicher Sündenpfuhl, zumindest aus heutiger Perspektive.

Smoke on the water

So erreichte auch der Tabak unsere Breiten. Bereits ein paar Hundert Jahre vor Christus rauchten Maya-Priester nachweislich Tabak. Dieser wurde nicht nur zu rituellen Anlässen, sondern auch als Medikament zur Behandlung ganz verschiedenartiger Erkrankungen benutzt. Mit Christoph Kolumbus gelangte die Laubblattpflanze 1492 nach Europa. Schnell verbreitete sich der Genuss der Blätter über ganz Europa und dann mit den Jahrhunderten über die ganze Welt. Der Siegeszug ist vorwiegend dem in der Pflanze enthaltenen Alkaloid Nikotin zuzuschreiben, das sie produziert, um Fressfeinde mit Nervensystem abzuwehren, die über einen nikotinischen Acetylrezeptor verfügen.

Das Nikotin erhielt seinen Namen übrigens vom französischen Botschafter in Portugal, Jean Nicot de Villemain, der im Jahre 1560 den Samen des Virginischen Tabaks (Nicotiana tabaceum) an den französischen König schickte und seine medizinische Verwendung propagierte.

Innerhalb eines Jahrhunderts avancierte es zum Allgemeingut, und jeder, der es sich leisten konnte und etwas auf sich hielt, rauchte. Rauchen galt nämlich keineswegs als gesundheitsschädlich, sondern als förderlich, man behandelte Patienten sogar mit Tabakrauch, um Erreger abzutöten.[23] Weil Tabak so beliebt war, aber in Europa schlecht angebaut werden konnte, fuhren die ersten Siedler über das Meer Richtung Westen nach Amerika, das Land der unbegrenzten Möglichkeiten.

Tatsächlich fanden sie zwar sehr viel Ackerfläche vor, die man hervorragend bebauen konnte, aber ganz so unbegrenzt waren die Möglichkeiten der Bewirtschaftung eben doch nicht, weil Arbeitskräfte fehlten. Unter anderem auch deshalb importierte man flugs Sklaven aus Afrika, die neben der Baumwolle und dem Zuckerrohr auch Tabak anpflanzten und ernteten. Allein dieses Beispiel zeigt, welche immense Bedeutung den Rauschmitteln bis heute zugeschrieben werden muss: Sie veränderten nicht nur einmal das Weltgeschehen.

Opium fürs Volk

Im ersten Opiumkrieg Mitte des 19. Jahrhunderts beispielsweise zoffte sich England mit China wegen des Opiums, weil die Krone zuerst kleine Mengen einführte, bald darauf jedoch gigantische Massen in das 2000 Jahre lang abgeschottete Land importierte, um die Opiumhöhlen und damit Millionen von Chinesen mit dem begehrten Stoff zu versorgen. Dem wollte das Reich der Mitte entgegenwirken. England gewann den Krieg am Ende jedoch und zwang China, den Opiumhandel im eigenen Land zu erlauben.[24]

Ein paar Tausend Jahre vorher gingen die Phönizier etwas raffinierter vor. Sie kultivierten den Schlafmohn und vertrieben das daraus gewonnene Opium in den sogenannten Bilbil-Vasen an andere Völker des Mittelmeerraums, vorrangig diejenigen, die sich gerade im Krieg miteinander befanden. Und während sich die übrigen Parteien bei militärischen Auseinandersetzungen und voll auf Droge eins auf die Mütze gaben, wuchs und gedieh das alte Phönizien und profitierte zudem von den Abhängigkeiten seiner Junkies. Der erste Drogenhandel der Welt war geboren – wenn auch noch lange nicht der letzte.

Auch im sagenhaften Krieg um Troja soll Opium den Griechen zum Sieg verholfen haben, und Alexander der Große zog angeblich nie ohne einen ordentlichen Vorrat an Opium in die Schlacht, ließ den Schlafmohn sogar unterwegs anbauen, damit seine Reserven niemals ausgingen (übrigens ein Grund, warum man die Pflanze heute vor allem in Afghanistan und Indien findet). Denn Opium lässt die Schmerzen vergessen, berauscht und betäubt – und ist deshalb die ideale Kriegsdroge nach der Schlacht.

Opium wird aus Schlafmohn gewonnen, und zwar schon seit mindestens 6.000 Jahren v. Chr. Gefäße aus dieser Epoche,

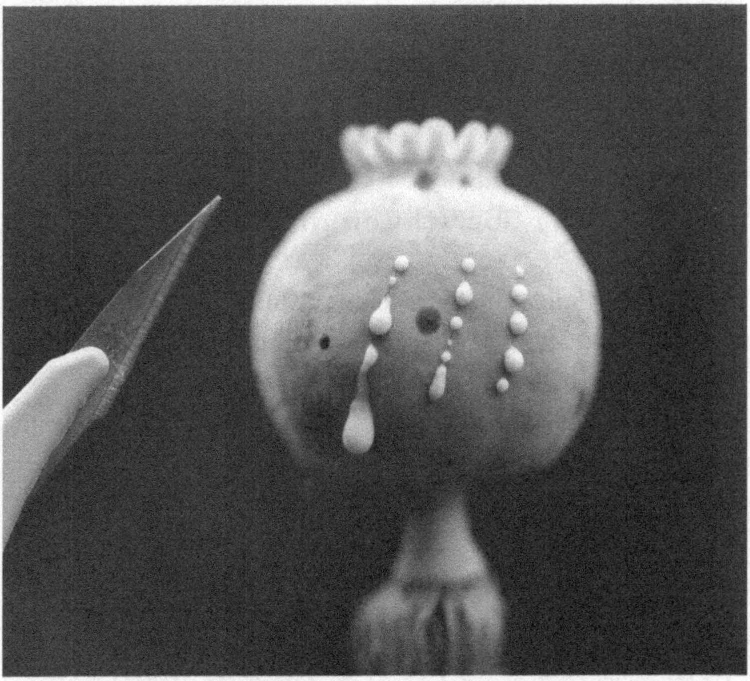

Abbildung I: Durch Anritzen der unreifen Schlafmohnkapsel (Papaver somniferum) tritt Mohnsaft aus, der sich nach Autoxidation in Rohopium verwandelt. Rohopium enthält Morphium, eines der wichtigsten Medikamente der Welt, das als unverzichtbar in der Medizin gilt. © Gernot Rücker

die man bei Ausgrabungen fand, enthielten auf ihrer Banderole Zeichnungen von Mohnkapseln. In den bereits erwähnten Bilbil-Vasen aus der Bronzezeit konnten sogar opiumhaltige Bestandteile nachgewiesen werden.

Der Schlafmohn hat sehr viel Gutes, aber auch einige verheerende Konsequenzen für die Menschheit gebracht. Nach Anritzen der noch grünen Mohnkapsel tritt Milchsaft aus und gerinnt (das sogenannte Rohopium). Er ist ausgesprochen schmerzstillend, lindert Husten und wirkt psychoaktiv. Doch bevor wir näher auf das Opium und seine Derivate eingehen, müssen wir die Geschichte des Bieres weitererzählen.

Bier überschwemmt die Welt

Mit dem Beginn der industriellen Revolution Mitte des 18. Jahrhunderts nahm der Alkoholkonsum weiter Fahrt auf. In England trat der Gin seinen unglaublichen Siegeszug an.

Politische Querelen führten dazu, dass jeder Engländer seinen Schnaps selbst herstellen konnte. Man kann es kaum glauben, aber im Jahr 1750 trank jeder erwachsene Londoner im Schnitt 36 Liter Gin pro Jahr.[25] In Deutschland stieg Anfang des 19. Jahrhunderts in manchen Metropolen der Schnapsverbrauch auf über 40 Liter pro Erwachsenem und Jahr. Die Schnapsbrennerei war ein direktes Resultat des industriellen Booms, der es erlaubte, die Produktion stetig hochzufahren. Dabei war und blieb gerade Bier wegen seiner Sättigung und Nahrhaftigkeit über weite Strecken bis ins 19. Jahrhundert ein tägliches Nahrungsmittel. Mancherorten galt es als respektables Familienfrühstück in dünnen Zeiten. Es etablierten sich riesige Bierbrauereien. In London platzte 1814 in einer Brauerei ein Bottich bei der Bierherstellung, und durch eine Kettenreaktion ergossen sich fast 1,5 Millionen Liter Bier sturzflutartig durch die Straßen, wobei acht Menschen starben. Das Ereignis ging als Londoner Bierüberschwemmung in die Geschichte ein.[26] Unerträgliche Arbeitsbedingungen taten ihr Übriges. Der Kalorienlieferant sorgte nicht zuletzt auch dafür, dass sich das unterdrückte Proletariat nur wenig wehrsam zeigte, was den Industriellen der damaligen Zeit gerade recht gekommen sein dürfte – also beinahe wie im antiken Ägypten ein paar Jährchen früher. Schließlich verlangte man vollen Arbeitseinsatz von morgens bis tief in den Abend. Bezeichnend für die Bedeutung des Alkohols ist, dass in Deutschland am 11. Juli 1836 der legendäre erste Zug, der Adler, nach mehreren Erprobungsfahrten auf der Strecke von Nürnberg nach Fürth als erste Fracht zwei Fässer Bier einer Brauerei transportierte. Noch immer werden auf Modellen des Adlers von den Miniaturmodelleisenbahn-Herstellern gern die zwei Fässer gezeigt.

Natürlich alles chemisch

Mit dem Anfang des 19. Jahrhunderts und dem technologischen Fortschritt, der sich auch auf die Naturwissenschaften auswirkte, wurden in den Laborküchen der Welt unzählige synthetische Rauschmittel gebraut. So gelang beispielsweise 1804 durch einen chemischen Prozess erstmals die Isolation des Opium-Hauptwirkstoffes, des Morphiums, nicht zu Unrecht nach dem griechischen Gott der Träume Morpheus benannt.

Und noch mehr wurde in jenen Zeiten gebraut und erfunden. Kokain, Heroin, Speed, Pervitin (Markenname für Crystal Meth) – die Palette war riesig und sollte vor allem der Medizin dienen. Indem es erstmals gelang, die Wirkstoffe von Pflanzen chemisch zu isolieren, konnten pharmazeutische Produkte im großen Stil industriell hergestellt werden. Die Vorgänger der Medikamente, wie wir sie heute kennen, erreichten die Gesellschaft.

Doch wie fast immer hat die Geschichte zwei Seiten. Denn so wie nun in den Laboren Medizin hergestellt werden konnte, war man auch in der Lage, die ersten synthetischen Rauschmittel zu produzieren und sie den Kampfeinheiten als Aufputsch- oder Beruhigungsmittel zu verabreichen. Nur unter deren Einfluss konnten Soldaten die enormen physischen und psychischen Strapazen jener Zeit überhaupt überstehen.[27] Auch experimentierte man gern mit verschiedenen Rauschmitteln. Besonders beliebt zu dieser Zeit: Weine und Limonaden, die mit einer Prise Kokain veredelt wurden. Klingt abwegig? Nun, Sigmund Freud schwor auf diesen besonderen Mix, was ihm später zum Verhängnis werden sollte, als bekannt wurde, wie schnell Kokain abhängig macht. Und dass in der ursprünglichen Rezeptur von Coca-Cola Kokainblätter enthalten waren, ist auch kein Geheimnis.

Finger weg!

Überhaupt waren die ersten zwanzig Jahre des neuen Jahrhunderts davon geprägt, dass immer mehr Menschen die Rauschmittel nicht nur zum Spaß zu sich nahmen, sondern weil sie nicht anders konnten. Aus den Genuss- und Rauschmitteln wurden zum ersten Mal Drogen, die Süchte hervorriefen, weshalb die Regierungen der westlichen Welt immer häufiger versuchten, dem Wildwuchs mit Verboten beizukommen. So auch in der Weimarer Republik 1929, wo man mit dem Opiumgesetz Rauschmittel für den Hausgebrauch verbot, die man bis dato ganz regulär in der Apotheke kaufen konnte, wie Heroin, das als nebenwirkungsarmes Husten- und Schmerzmittel in zahlreichen Sprachräumen vertrieben wurde. Erst viel später wurde die Welt eines Besseren belehrt und erfuhr, dass Heroin eben doch nicht so harmlos ist, wie der Hersteller versprach.

Übrigens war man hierzulande mit dem Verbot relativ spät dran. Bereits 1633 stieß es dem osmanischen Sultan Murad IV. sauer auf, dass in Kaffee- und Tabakhäusern nicht nur getrunken und geraucht, sondern vor allem kritisch über seine Regentschaft gesprochen wurde, weshalb er kurzerhand alle Einrichtungen dieser Art abreißen und den Konsum von Tabak unter Todesstrafe stellen ließ. Gebracht hat es Sultan Murad reichlich wenig, und auch den Siegeszug des Tabaks konnte sein Verbot nicht aufhalten.

Der Mensch ist nämlich einfach viel zu findig, um sich tatsächlich etwas verbieten zu lassen. Und während auf politischer Ebene über die Illegalisierung bestimmter Substanzen diskutiert wurde, rauchten in den Laboren die Reagenzgläser weiter, wurde gepafft, geschnupft, geschluckt – und gesoffen.

Zum nach wie vor fortschreitenden Alkoholkonsum trug nicht nur die Tatsache bei, dass im Rahmen der industriellen Revolution Bierflaschen zur Verfügung standen, sondern auch, dass Carl Paul Gottfried Linde, ein genialer deutscher Erfinder, die Kühltechnik revolutionierte. In der Schweiz wurde aus Wermut, Anis und Fenchel Absinth hergestellt, ein grünlich klarer Kräuterschnaps, der im 18. Jahrhundert in der Schweiz zunächst als Heilmittel propagiert wurde. Schnell avancierte das Getränk in höchsten Kreisen zum Kult und galt als besonders schick, gerade in Frankreich, wo die 45 bis 85 Volumenprozent schnell berühmte Anhänger wie Paul Gauguin, Vincent van Gogh, Ernest Hemingway, Edgar Allan Poe oder Oscar Wilde fanden. Tatsächlich entstanden im Kontext des Konsums[28] offensichtlich ganz außerordentliche kulturelle Leistungen. Lange Zeit glaubte man, dass der im Wermut enthaltene Wirkstoff Thujon dafür verantwortlich sei. Thujon ist ein Nervengift, das vielerlei neurologische Symptome wie Halluzinationen und andere Wahnvorstellungen hervorruft. Mittlerweile ist man jedoch der Meinung, dass nur der unglaublich exzessive Genuss des It-Drinks für die besondere Schöpferkraft der Künstlerinnen und Künstler verantwortlich war.

1914 lag die pro Kopf konsumierte reine Alkoholmenge in Frankreich bei sagenhaften dreißig Litern (zum Vergleich: Deutschland erfreut sich heute im Schnitt an fast 13 Litern[29]). Es ist also unschwer nachzuvollziehen, was der Alkohol zu jener Zeit angerichtet haben muss. Wenig verwunderlich, dass es nicht lange dauerte, bis man dem Getränk ans Leder ging, und zügig setzte sich zu Beginn des 20. Jahrhunderts ein Absinthverbot durch (das in vereinzelten Ländern teilweise bis 1970 anhielt, in Deutschland bis 1998).[30]

Can't touch this: Prohibition

Wie wenig sinnvoll es ist, Menschen Rauschmittel, allen voran den Alkohol, zu verbieten, zeigt uns auch ein anderes Beispiel der Geschichte. Man muss etwas zurückreisen, um zu verstehen, was in den USA gegen Ende des 18. bis Anfang des 19. Jahrhunderts vor sich ging. Dort wurde nämlich der Westen erschlossen, und ganze Heerscharen zogen über das Land. Wo Bodenschätze, Weideland oder sonst was vorzufinden war, entstanden Siedlungen. Und wo gebuddelt und geplündert wird, wird auch gesoffen.

Das Problem: Es gab kein Flugzeug, keine Lkws und keine Eisenbahn. Also blieb nur die Kutsche. Nun ist aber ein Bierfass schwer und so schnell weggepichelt, dass sich der Transport als unrentabel erwies. Besser war da, Hochprozentiges von A nach B zu karren. Das war ein lohnendes Geschäft, und so entstanden über die gesamte Fläche Nordamerikas die Saloons. In diesen wurde der Lohn auf den Kopf gehauen (bis zu vierzig Liter Schnaps pro Kopf jährlich!), bevor die Siedler nach Hause torkelten. Allerdings warteten dort Frau und Kinder, und die waren wenig amüsiert. Vor allem deshalb, weil für Frauen der Saloonbesuch verboten war (wie auch das Wählen).[31] Klar, dass da der Haussegen schief hing.

Irgendwann hatten die Frauen die Nase gestrichen voll, wie es Mark Forsyth in seinem übrigens exzellent recherchierten Buch *Eine kurze Geschichte der Trunkenheit* schildert. Sie beschwerten sich so lange, bis man, auch aus anderen politischen Gründen, nachgab. Zunächst führten nur ein paar Staaten Alkoholverbote ein. Dann kam es zum 18. Zusatzartikel der Verfassung, in welchem der »Verkauf und der Transport von berauschenden Flüssigkeiten innerhalb sowie die Einfuhr derselben in und die Ausfuhr derselben aus den Vereinigten Staaten von Amerika und allen Gebieten, in denen deren Rechtsprechung gilt, sofern diese zum Verzehr als Getränk bestimmt sind« als Straftat deklariert wurde.

Darauf ein Gläschen!, dachten sich die Siedler, die sich zunächst nicht darüber im Klaren waren, dass unter das Gesetz auch Bier und Wein fielen. Diese Erkenntnis kam plötzlich und unverhofft mit einer Art Durchführungsgesetz, dem Volstead Act von 1919, der alles oberhalb von 0,5 Promille verbot. Mit einem Schlag waren alle Brauereien, Destillerien und Saloons tot. Damit blieb wortwörtlich auch die Flasche leer. Und zu Hause lief es wieder besser: Die Männer mussten nun das hart verdiente Geld nach Hause bringen, anstatt es im Saloon zu verjubeln. Insofern war die Prohibition ein ausgesprochen feministischer Akt mit sinnvoller Zielsetzung, wenngleich damit leider nicht nur die Saloons dichtgemacht wurden, sondern gleich die ganze Alkoholwirtschaft den Bach hinunterging. Herstellung, Verkauf, Import und Export waren praktisch über Nacht untersagt. Es gab zwar ein paar Ausnahmen, so durften Ärzte Rezepte für medizinisch notwendigen Whisky ausstellen, und die Kirchen konnten nach wie vor ihren Wein beziehen, aber so ziemlich alles andere war von einem Tag auf den anderen perdu.

Dachte man anfangs aber, dass die Zeiten der großen Sauferei damit ein für alle Mal vorbei seien, hatte man die Rechnung im wahrsten Sinne des Wortes ohne den Wirt gemacht. Auf dem Land war Schwarzbrennerei extrem schwierig umzusetzen, da man sofort auffiel. Die Prohibition zeigte hier Wirkung. Aber in großen Städten war das grundlegend anders. Glaubt man Schätzungen, so gab es allein in New York 32.000 illegale Kneipen. Dort wurde billigster Fusel ausgeschenkt, der so widerlich schmeckte, dass er angeblich die Geburtsstunde des Cocktails einläutete: Indem man den elenden Geschmack mit allerlei süßen Limonaden zu übertünchen versuchte, machte man den Alkohol überhaupt erst genießbar.

Es versteht sich von selbst, dass in jener Zeit jede Menge Gangster das Geschäft ihres Lebens witterten, unter denen Alphonse Gabriel »Al« Capone wohl der schillerndste und bekannteste war. Er trieb sein Unwesen in der Chicagoer Unterwelt und baute in der Prohibitionszeit eine der größten kriminellen Organisationsstrukturen auf Basis von Alkohol auf. Da der Großteil der Bevölkerung keinerlei Verständnis für das Verbot von Alkohol hatte, blühte der Schwarzhandel auf. Damit stiegen nach dem Gesetz von Angebot und Nachfrage auch die Preise von Alkohol kolossal. Al Capone scheffelte damit zig Millionen Dollar, zu jener Zeit ein unvorstellbarer Betrag. Die Prohibition gilt heute als gescheitert, denn die Behörden kamen kaum mit der Bekämpfung der Hausbrennereien hinterher.

Neben den Moonshine-Brennereien, illegalen Destillerien, in denen man alles, was nicht bei drei vom Baum runter war, zu Schnaps verbrannte, etablierten sich in Hinterhöfen großer Metropolen sogenannte Flüsterkneipen. Das waren illegale Bars, in denen Alkohol verkauft und getrunken wurde (und manchmal wurde auch noch Jazz gespielt). Das Gute daran: Es gab keine Regeln, und so waren auch Frauen willkommen. Nun wurden aber viele der Kneipen von Italienern betrieben, und in deren Adern fließt bekanntermaßen Wein. Außerdem legen sie Wert auf sehr gutes Essen. Was war da naheliegender, als das alles miteinander zu verbinden? Fantastisches Essen, eine Karaffe Vino, die Angebetete auf dem Stuhl gegenüber? Einige Historiker behaupten, die Verbindung von Alkohol und Essen in illegalen Flüsterkneipen sei die Geburtsstunde der Pizzeria gewesen.

Kurzum: Die ganze Sache nahm solche Ausmaße an, dass sich die Behörden irgendwann nicht mehr in der Lage sahen, die Verbote ohne hohe Kollateralschäden durchzusetzen. Hinzu kam eine unglaubliche Korruptionswelle innerhalb der Polizei, sodass das Projekt »Alkoholverbot« nach zehn Jahren für gescheitert erklärt wurde.

Die Geschichte lehrt uns bereits an dieser Stelle, dass Verbote von verbreiteten psychoaktiven Substanzen nicht gut funktionieren, denn bei zu hartem Durchgreifen ist der Schaden für die Gesellschaft oft höher als der durch das eigentliche Vergehen. Festzuhalten ist, dass unter anderem genervte Ehefrauen für die Prohibition mitverantwortlich waren. Diese hatte weitreichende Auswirkungen. In ihrer Geschichte konnten die USA nämlich nie wieder an den Konsum von *vor* der Prohibition anknüpfen. Wohl auch, weil über lange Zeit niemand mehr zur Verfügung stand, der wusste, wie man legal Bier braute, Schnaps brannte und Wein kelterte, und unmittelbar nach der Prohibitionszeit deshalb nur schlecht schmeckende Plörre produziert wurde. Man muss an dieser Stelle daher entgegen der landläufigen Meinung festhalten, dass die Prohibition zumindest diesbezüglich als ausgesprochen erfolgreich angesehen werden muss. Bei aller Unbelehrbarkeit der menschlichen Rasse war es auch nur eine Frage der Zeit, bis sich der Fehler wiederholen würde.

Das sehen wir im nächsten Abschnitt, wenn es auch diesmal aus anderen Gründen geschah.

Eine verhängnisvolle Affäre oder: was Marihuana und die Nylonstrumpfhose miteinander zu tun haben

Ich schrieb bereits weiter oben, dass über die längste Zeit Hanf eine beliebte Heil- und Nutzpflanze war. Anspruchslos in der Kultivierung, vielseitig einsetzbar, vom Papier bis zum milden Rauschmittel: Was konnte es Besseres geben?

In den Dreißigerjahren des 20. Jahrhunderts, in denen man erstmals versuchte, den verschiedenen Rauschmitteln aus Natur und Labor Einhalt zu gebieten, kam es zu einem Gezerre verschiedener Staaten um den internationalen Handel mit Drogen. Dies führte zu einer Gleichsetzung von Cannabis mit anderen Rauschmitteln wie Heroin – oder eher zu seiner Herabsetzung. Trotzdem florierte der Handel mit dem Gras weiter. Richtig in Gang kam das Verbot erst durch eine Verkettung unglücklicher Umstände. Man könnte darüber Bücher schreiben, aber ich begnüge mich hier mit der Kurzversion. Tatsächlich hängt die Stigmatisierung von Hanf mit einigen wenigen Menschen zusammen: Harry Jacob Anslinger, dem Chef einer damals kleinen amerikanischen Drogenbehörde; William Randolph Hearst, einem amerikanischen Medien-Mogul, und DuPont, einem amerikanischen Chemieriesen. Anslinger war nach zahlreichen beruflichen Stationen durch familiäre Kontakte zum Leiter des Federal Bureau of Narcotics berufen worden, damals eine unbedeutende Behörde mit wenigen desillusionierten Mitarbeitern, die sich an der Prohibition aufgerieben hatten. Was Anslinger letztendlich dazu bewog, sich dermaßen am Cannabis festzubeißen, ist unbekannt. Leider können wir ihn nicht mehr persönlich dazu befragen, denn der Mann ist seit 1975 tot. Zwei mutmaßliche Erlebnisse werden besonders häufig als Auslöser für seinen unermüdlichen Kampf angeführt:[32] Zum einen soll er als Kind bei einem nach heutiger Vorstellung minderschweren Vorfall im Zusammenhang mit Cannabis in der Nachbarschaft traumatisiert worden sein. Zum anderen, und daran glaube ich eher, soll er sich in eine Prostituierte verliebt haben, die morphinabhängig war und außerdem hemmungslos kiffte. Freilich war diese Liebe von einseitiger Natur, was dazu geführt haben könnte, dass er beide Substanzen für diese vermeintliche Schmähung verantwortlich machte. Dass zurückgewiesene Liebe eine mächtige Triebfeder für allerhand Unfug sein kann, ist wohl den meisten nicht zuletzt von sich selbst bekannt. Doch kaum einem von uns gelingt es, aufgrund eines gebrochenen Herzens gleich ein ganzes Heil- und Nutzmittel zur Teufelsdroge Nummer eins zu erklären. Und zwar weltweit.[33]

Wesentlich weniger kompliziert ist es, die Gesinnung von William Hearst nachzuvollziehen. Der nämlich hatte gerade erst den großen Börsencrash von 1929 überwunden und erkannte so ziemlich als Erster, dass Sensationsnachrichten die Verkaufszahlen steigern, weshalb er rasch wieder dicke im Geschäft war. Hinzu kamen ein paar politische Verwicklungen, und schnell gerieten Ausländer ins Ziel seiner rassistischen Tiraden, was die Auflagenzahlen seiner Zeitungen weiter ankurbelte. Es ist die alte Geschichte der Fremdenfeindlichkeit, die ganze Gesellschaften zusammenschweißt.

Anslinger brauchte Publicity, um mit seiner Behörde zu überleben und die Schmach der zurückgewiesenen Liebe zu überwinden, und Hearst hatte die nötige Pressemacht. Schnell wurden sich die Herren handelseinig: Könnte man nicht den Hanf diskreditieren? Und eine ungeliebte Gruppe der Gesellschaft gleich dazu? Was folgte, war eine der größten jemals lancierten Fake-News-Kampagnen der Welt. Es wurde gelogen und fantasiert, dass sich die Balken bogen, über die Anzahl der Abhängigen, die Auswirkungen des Hanfkonsums, die Folgen für die Gesellschaft und so weiter. Das war aber noch nicht der eigentliche Clou. Denn man kam auf die glorreiche Idee, das Wort »Hanf« durch »Marihuana« zu ersetzen, das aus dem Spanischen kommt und von den Mexikanern benutzt wurde. Die waren ja sowie an allem schuld: an Kriminalität, der Verrohung der Gesellschaft und sonst noch was. Damit waren sie die richtige Zielgruppe, die sich der Rassist Hearst für Anslingers (der ebenfalls ein ausgemachter Rassist war[34]) vermeintliche Mörderdroge ausgesucht hatte.

Man muss sich an dieser Stelle fragen, ob die Amerikaner nicht merkten, dass man sie an der Nase herumführte und das teuflische Marihuana und der allerorts angebaute Hanf dasselbe waren. Die Antwort lautet: Leider nein. Heute undenkbar, sagen Sie? Na ja. Es kursieren ja dank der sozialen Medien so einige Verschwörungstheorien, die dem aufgeklärten Geist nur ein Kopfschütteln entlocken, von anderen jedoch begierig aufgesogen werden.

Historisch kommt an genau dieser Stelle die Damenstrumpfhose ins Spiel. Wie? Nun, 1935 hatten Wallace Hume Carothers und Julian Werner Hill von der Firma DuPont Nylon und infolgedessen die Damenstrumpfhose entwickelt, die innerhalb kürzester Zeit ihren Siegeszug in der ganzen Welt antrat. Und mit einem Mal waren die langlebigen, robusten und ökologisch bestaufgestellten Hanfklamotten der Erzfeind der schicken neuen Nylon-Strumpfhosen. Meinte man zumindest bei DuPont. Da kam es gerade recht, dass die Anslinger-Hearst-Bande dem Hanf den Krieg erklärt hatte. Hinzu kam, dass Hearst im Besitz großer Waldflächen zur Papierherstellung war, jedoch findige Ingenieure gerade die Maschinen zur Hanfernte revolutionierten. Wir haben ja schon gehört, dass man aus Hanf auch Papier herstellen kann – und Hearst ging der Allerwerteste auf Grundeis. Wenn zukünftig noch mehr Hanfpapier im Umlauf wäre, könnte er seine Waldflächen zur Papiergewinnung abschreiben.

So kam es also, dass auf den armen Hanf eingedroschen wurde, was die Druckerschwärze hergab. Anslinger fütterte die Zeitungen von Hearst mit seinen Fake News, schnitt die Artikel aus und marschierte damit zu sämtlichen Behörden und Organisationen. Noch immer merkte kein Schwein, was für ein abgekartetes Spiel das war. DuPont zahlte mit Vergnügen die Kampagnen im Hintergrund, Hearst freute sich über eine noch höhere Auflage, und Anslinger erwirkte, dass Hanf mit Kokain und Heroin gleichgestellt und damit faktisch weltweit verboten wurde.

Diese Geschichte lehrt uns, dass Menschen schon vor hundert Jahren auf Fake News reinfielen und aus der Historie rein gar nichts gelernt haben. Bis heute gilt Cannabis als Einsteigerdroge – etwas, das es eigentlich gar nicht gibt, wie wir später noch feststellen werden – und ist in den meisten Ländern der Welt verboten. Und das alles wegen der Liebe zu einer Prostituierten, der Gier nach höheren Zeitungsauflagen und Damenstrumpfhosen.

Ein Prosit auf den Führer

Ich habe bereits berichtet, dass Rauschmittel vom Alkohol bis zum Opium in nahezu allen Kriegen der Menschheitsgeschichte eine Rolle spielten – und manchmal sogar über ihren Ausgang entschieden. Auch im Ersten Weltkrieg verstand man, dass Alkohol beim Kämpfen sehr dienlich ist.[35] Erich Maria Remarque schrieb in seinem Roman *Im Westen nichts Neues*: »Über unsern

Köpfen schwebt dicker Qualm. Was wäre der Soldat ohne Tabak! Die Kantine ist eine Zuflucht, Bier ist mehr als ein Getränk, es ist ein Zeichen, dass man gefahrlos die Glieder dehnen und recken darf.«[36] Zahlreiche Quellen berichten über Tagesrationen Bier, Schnaps und Wein. Bei Plünderungen galt es als »Volltreffer«, wenn man ein Weinlager entdeckte. Es war hinreichend bekannt, dass Soldaten mutiger und entschlossener vorgingen, wenn sie Sprit im Blut hatten. Weniger bekannt ist heute die ausgesprochen grausame Bedeutung, die dem Alkohol beim Versuch, ein ganzes Volk auszurotten, zukam.

In dem bemerkenswerten Buch *Im Rausch der Jahrhunderte: Alkohol macht Geschichte*[37] findet sich ein ganzes Kapitel zum Thema Erschießungskommandos, denen unter anderem auch Heinrich Himmler beiwohnte. Eine davon lief aus dem Ruder, weil die betroffenen Frauen nicht sofort tot waren, sondern nachgeschossen werden musste. Das setzte dem Befehlshaber dermaßen zu, dass er sich, obwohl er ein Alkoholgegner war, besoff und beschloss, dass diese Methode ungeeignet sei. Die Folge war, dass man den Einsatz von Giftgas propagierte. Darüber hinaus scheinen zahlreiche NS-Akteure ihre Gräueltaten nur bewältigt zu haben, weil sie unter Alkoholeinfluss standen.

»Auschwitz wurde durch Alkohol vor allem für die Täter erträglicher gemacht. Hinzu kam die heimelige Atmosphäre der Kameradschaftsabende, in der man unter Gleichgesinnten war und sich die Bestätigung holen konnte, dass man das Richtige tue und dafür sein Opfer bringe.«[38] Obwohl Trunkenheit und Alkoholmissbrauch in Hitlerdeutschland eigentlich verpönt waren, heißt es in dem Buch: »Alkohol war so gesehen das Schmiermittel, das die Mordmaschinerie und auch den gesamten Holocaust am Laufen hielt. Damit offenbarte er auch die Niederträchtigkeit und innere Widersprüchlichkeit der NS-Rassenideologie. Diese verdammte den Alkohol zwar, musste aber in erheblichem Maße darauf zurückgreifen, um die selbst gesteckten perversen Ziele zu erreichen.«[39]

Ich gehe sicher nicht zu weit, wenn ich sage: Alkohol war damit ein elementarer Grundbaustein des Holocaust – ohne ihn wären viele Verbrechen ungeschehen geblieben, Soldaten wären desertiert, Offiziere hätten angefangen, Fragen zu stellen. Und was für den Alkohol gilt, gilt erst recht für die Gruppe der Amphetamine und vieles mehr[40], die ein ganzes Land in einen Drogenrausch versetzte, in dem der Kontinent überrollt und die Juden ausgerottet werden sollten. Wie die Geschichte zu Ende gegangen ist, wissen wir. Die Rauschmittel dieser Zeit haben die bedingungslose Kapitulation von Hitlerdeutschland überlebt und prägen unsere Welt bis heute. Auch aus dem systematischen Alkoholmissbrauch scheinen wir wenig bis nichts gelernt zu haben. Möglicherweise deshalb, weil den wenigsten heutzutage bekannt ist, wie viel die Nazis gesoffen haben, um ihre bestialischen Taten überhaupt ausführen zu können.

Der berauschte Mensch

Spricht man heute von Rauschmitteln, denken die wenigsten Menschen an Alkohol, die meisten hingegen an das, was die Gesellschaft gern die »harten Drogen« nennt. Tatsächlich machen die synthetischen Rauschmittel heute einen großen Teil unseres Drogenmarktes aus. Sie haben durch ihre hohen Potenzen, aber auch die Möglichkeit, gestreckt und gepanscht zu werden, einen dramatischen Effekt auf unsere Gesellschaft, der mit der Wirkung pflanzlicher Rauschmittel nicht zu vergleichen ist. Zudem stellen Drogen in der aktuellen Zeit einen massiven Wirtschaftsfaktor dar. Das taten sie zwar schon immer, und sie beeinflussten auch schon immer das Weltgeschehen, doch zu wirklicher Macht gelangten die Rauschmittel erst im letzten Jahrhundert, seit die Menschheit in der Lage ist, die Präparate, Pillen und Pulver industriell und damit beinahe unbegrenzt herzustellen.

Betrachtet man die Rauschmittel parallel zur Entwicklung der Menschheit bis in die heutige Zeit, so muss man feststellen, dass sie viele Erfindungen und Entdeckungen begleitet, vielleicht auch überhaupt erst möglich gemacht haben. Rauschmittel sind nicht per se schlecht, sondern waren und sind vielmehr Antreiber der menschlichen Zivilisation. Ich gehe sogar noch einen Schritt weiter und behaupte: Ohne Bier hätte es nicht nur die Pyramiden von Gizeh nicht gegeben, sondern auch der gesamte Städtebau der Antike wäre nicht so vonstattengegangen, wie wir es aus archäologischen Funden erschließen können. Ich habe einmal bei einem Vortrag gehört, dass von über 4.000 bekannten menschlichen Kulturen angeblich gerade einmal 17 keine Drogen konsumiert hätten – und alle 17 ausgestorben seien. Auch übersinnliche, spirituelle und göttliche Begegnungen wären den meisten Menschen vermutlich vorenthalten geblieben. Obwohl es unzählige Versuche gab, den Konsum von Rauschmitteln zu unterbinden, hat er sich doch nie wirklich verhindern lassen – im Gegenteil, oft sorgte das Verbot für einen regen Schwarzmarkthandel und das Erblühen eines neuen kriminellen Milieus. In meinen Augen lässt sich von den unterschiedlichen Moden und Bräuchen des Konsums vor allem eines ablesen: der jeweilige Zeitgeist. Ob schmerzstillendes Opium, enthemmender Alkohol oder aufputschende synthetische Drogen: Jedes Rauschmittel lässt erstaunliche Aussagen über die Gesellschaft zu, in der es zu einer bestimmten Zeit vorrangig konsumiert wurde.

Aus diesem Grund bin ich der Meinung, dass der Rausch und seine verschiedensten Mittel zur menschlichen Kultur dazugehören. Manche Autoren und Wissenschaftler gehen sogar so weit, den Rauschmittelkonsum als etwas »vollkommen Natürliches«[41] anzusehen. Insofern verfügt eine erste Bilanz aus diesem Blickwinkel durchaus über positive Aspekte. Im Rausch kommuniziert der Mensch mit dem Übersinnlichen, wächst über sich hinaus und vergisst seine Schmerzen. Er kann sich damit sogar für eine kurze Zeit von Zwängen und Sorgen befreien. Das klingt doch alles vordergründig nicht schlecht.

Wenn der Rausch also an sich nichts Schlechtes ist, warum sind wir nicht alle viel öfter high oder »drauf«? Die Antwort lautet: weil der Rausch ein mächtiges Instrument ist. Richtig eingesetzt, vermag er viel, aber unter den falschen Umständen richtet er verheerenden Schaden an.

2
Das Reich des Rausches

Was ist eigentlich ein Rausch? Wie bei den meisten Begriffen, die wir völlig selbstverständlich verwenden, ist es gar nicht so leicht, diesen näher zu definieren. In diesem Kapitel wage ich dennoch einen Versuch. Außerdem beschäftigen wir uns mit substanzgebundenen und nicht substanzgebundenen Rauscharten und deren Gefährlichkeit, erfahren, wie viel Wahrheit in dem hübschen Sprichwort »Die Dosis macht das Gift« steckt und was das alles mit Microdosing zu tun hat.

Versuch einer Definition

Es gibt unzählige Definitionen des Rausches, doch keine kann zufriedenstellend alle unterschiedlichen Qualitäten und Auswirkungen abdecken. Die meisten Erklärungsversuche beschränken sich zudem auf psychotrope Mittel, die emotionale Ekstasezustände oder eine starke Verwirrung der Gedanken und Gefühle auslösen – das ist aber viel zu kurz gedacht, denn zum einen wird nur ein Teil aller möglichen Rauschzustände von psychotropen Mitteln ausgelöst, und zum anderen muss nicht jeder Rausch mit verwirrten Gedanken und Gefühlen einhergehen.

Fälschlicherweise wird in diesem Zusammenhang manchmal auch von Betäubung gesprochen. Das ist historisch bedingt. Man konnte unter Zuhilfenahme von einer halben Flasche Whisky im Wilden Westen problemlos einen widerspenstigen Zahn ziehen oder gebrochene Knochen richten. Der arme Patient war dann berauscht, aber ja auch irgendwie betäubt, das war gewissermaßen ein Nebeneffekt. Die Betäubung hat grundlegend eine andere, medizinische Qualität, nämlich die Empfindungslosigkeit. Gerade das will man ja beim Rausch nicht. Nebenbei bemerkt: Viele illegale Rauschmittel fallen in Deutschland unter das Betäubungsmittelgesetz (BtMG), weshalb die Benennung des Gesetzes schlichtweg falsch ist.

Was ist also ein Rausch? Halten wir fest, was wir sicher sagen können: Ein Rausch ist ein temporärer Zustand, der Auswirkungen auf die Psyche hat, indem er die emotionale Ausgangslage verändert. Die Veränderung kann positiv, neutral oder negativ sein. Der Rausch hat eine ekstatische Komponente, kann, muss aber nicht Auswirkungen auf die Physis haben und wird durch zumindest einen externen Faktor getriggert. Das können Substanzen, aber auch Erlebnisse oder Tätigkeiten sein, weshalb man zwischen dem substanzgebundenen und dem nicht substanzgebundenen Rausch unterscheidet, die jeweils von bestimmten Triggern ausgelöst werden.

Zu den substanzgebundenen Triggern gehören alle uns bekannten Rauschmittel, beispielsweise Alkohol, Opioide, Cannabinoide, Sedativa/Hypnotika, Kokain, Koffein, Halluzinogene, Tabak, flüchtige Lösungsmittel, zahlreiche Medikamente und vieles mehr. Es ist relativ leicht, substanzgebundene Trigger zu definieren, denn das Prinzip ist immer dasselbe: Eine Substanz wird konsumiert, also eingenommen, gespritzt, geschnupft, gegessen, vaginal, oral oder anal absorbiert oder was dem Menschen eben noch so einfällt, und der Körper beziehungsweise die Psyche reagiert auf eine bestimmte, hoffentlich erwünschte Art und Weise.

Bei den nicht substanzgebundenen Triggern wird es schon etwas schwieriger, da hier deutlich mehr individuelle Auslöser möglich sind. Zusammengefasst lässt sich aber sagen, dass unter anderem Sex, Medien- und Internetnutzung, Fernsehen, Computer, (Glücks-)Spiel, Essen, Kaufen, Arbeiten, Geschwindigkeit, Höhenerlebnisse, Sport, Sammelleidenschaft oder der berühmte Adrenalinkick Rauschzustände im Körper auslösen können. Vielleicht ist Ihnen der Fernsehspot des größten Online-Modehauses Europas bekannt: Ein Postzusteller klingelt an der Tür, sie schwingt auf, die Frau des Hauses erscheint. Sie sieht die Pakete des Modehändlers in den Armen des bemitleidenswerten Boten und fängt spontan zu schreien an. Der Paketmann erschrickt und schreit ebenfalls. Als Nächstes ist der Ehemann dran, der sich im begehbaren Kleiderschrank versteckt und heimlich ein Video über den Schuhtick seiner Angebeteten gedreht hat. Am Ende schreien alle, und der Betrachter des TV-Spots lernt: Wenn ich bei diesem Anbieter kaufe, werde ich am Ende auch vor Glück in Ekstase geraten.

Die Grenze zur Ekstase verläuft fließend. Der Rausch vermischt sich auch mit dem Zustand des Flows (Kreativ- oder Schaffensrausch), der Trance (völliges Versinken in sich oder Selbsthypnose), der Euphorie (Begeisterung) und bisweilen der Fremdhypnose. Zustände also, die wir normalerweise nur unter bestimmten Bedingungen selbst herstellen und die eine gewisse Übung oder Expertise erfordern, um sie reproduzieren zu können. Umgekehrt fühlen sich die genannten Zustände oft auch wie ein Rausch an, und bezeichnenderweise haben sie alle eines gemein: Der Stirnlappen, Sitz unserer Logik und des Verstands, ist für eine bestimmte Dauer auf stumm gestellt, manchmal sogar mehr oder weniger abgeschaltet. Neben der Hormonausschüttung, auf die wir gleich noch zu sprechen kommen, ist das einer der Gründe, aus dem die Menschen den Rausch so lieben, ja ohne ihn gar nicht leben wollen: Er befreit gewissermaßen von der Last (so man denn den Kontrollverlust will), ein mal mehr, mal weniger vernunftbegabtes, nachvollziehbar handelndes Lebewesen zu sein, und erlaubt uns Minuten, Stunden oder sogar Tage der völligen Unvernunft. Im Flow, in der Ekstase, der Trance, der Euphorie oder unter Hypnose geschieht Ähnliches mit uns, weshalb diese Zustände, in denen die Gehirnwellen in niedriger Frequenz schwingen und uns so Zugang zu tiefer vergrabenen Emotionen, Gedanken oder Erinnerungen ermöglichen, auch so angenehm für uns sind.

Dass wir uns nicht immer so fühlen, hat mit dem Spiel- und Spaßverderber zu tun, den ich eben bereits erwähnte, dem Frontallappen des Neokortex, also dem Hirnbereich direkt hinter der Stirn. Er ist wie die Palastwache des Sultans aus »Tausendundeine Nacht«, der unser »Unterbewusstsein«[42] von Dummheiten abhält, unser Verhalten steuert, aber auch fortwährend an uns herumkrittelt (die »Stimme der Vernunft«, wenn man so will, oder die unserer nervigen Eltern, die in unserer Jugend immer alles besser wussten). Ist die Palastwache im übertragenen Sinn – warum auch immer – nicht im Dienst, werden auch unsere »erwachsenen«, gesellschaftlich anerkannten Verhaltensweisen kurzzeitig deaktiviert. Das ist mit ein Grund, warum Menschen im Rausch albern, kindisch, unvernünftig, risikobereit, emotional und vieles mehr sind. Ihr Unterbewusstsein übernimmt die Zügel und lenkt ihr Verhalten, solange die Palastwache nicht aufpasst.

Dieser Teil des Neokortex ist bei Kindern übrigens noch nicht ausgeprägt, weshalb sie sich in der Regel irrational, impulsiv, kreativ und manchmal auch völlig wahnsinnig verhalten. Na, kommt Ihnen das bekannt vor? Genau. Das alles sind auch Attribute eines ordentlichen Rausches.

Kommen wir zu den Dingen, die diesen Rausch auslösen können. Wir haben gelernt, dass alles Mögliche das Zeug dazu hat, uns in himmlische Sphären zu katapultieren, im Folgenden wollen wir uns jedoch mit den Substanzen und der Frage beschäftigen, wie man diese Dinger eigentlich nennt. Heutzutage verwenden wir die Begriffe Rauschmittel und Drogen häufig synonym. Allerdings sind nach unserem Verständnis nicht alle Rauschmittel Drogen. So würden Nikotin, Koffein, Zucker und Alkohol von den wenigsten zusammen mit Heroin, Kokain, Amphetaminen und Cannabis unter dem Schlagwort »Droge« zusammengefasst werden, auch wenn wir wissen, dass von ihnen zum Teil eine noch stärkere Suchtgefahr ausgeht als beispielsweise von LSD. Wo also verläuft die Grenze? Warum ist ein Schokoladenriegel, der hauptsächlich aus Zucker besteht, keine Droge – eine bunte Pille mit eingestanztem Smiley-Gesicht darauf aber schon?

Halten wir an dieser Stelle fest, dass es in diesem Bereich eine Menge falscher oder unzureichender Begriffe gibt, die im deutschen Sprachraum kursieren. Auf der sicheren Seite sind Sie, wenn Sie über Drogen, Rauschmittel, psychoaktive Stoffe oder Psychomodulatoren sprechen. Definitiv veraltet ist der Begriff Suchtmittel, denn die wenigsten von uns nehmen psychoaktive Substanzen, um süchtig zu werden. Aus diesem Grund ist auch Rauschgift als Wort nicht zu empfehlen – denn wir wollen vielleicht einen Rausch, aber Sichvergiften steht nun nicht unbedingt auf der Wunschliste. Zumal auch viele Rauschmittel ungiftig sind, wie wir später noch erfahren werden.

Da wir nun schon dabei sind, möchte ich Ihnen rasch erklären, was man überhaupt unter einer Droge, einem Rauschmittel oder einer psychoaktiven Substanz versteht. Es handelt sich dabei um Stoffe, die durch ihren Einsatz eine Umwandlung des momentanen Gemütszustands in einen emotionalen Wunschzustand bewirken sollen. Klingt unheimlich wissenschaftlich und trocken, nicht wahr? Mal ein Beispiel: Sie hatten einen stressigen Tag, eine Kundin, ein Mitarbeiter, der Chef, wer auch immer, hat Sie genervt. Dann fahren Sie an den Strand, kippen drei Caipis an der Strandbar und tanzen in den Sonnenuntergang. Mission emotionaler Wunschzustand geglückt! (Sehen Sie, diese Erklärung war doch gleich viel weniger »trocken«.)

Ein weiteres Detail ist in diesem Zusammenhang noch wichtig. Fragen Sie mal ein Kind, wie der erste Schluck Kaffee seines Lebens schmeckt. Vermutlich bitter. Und Ihr erstes Bier? Ich vermute, es war gewöhnungsbedürftig, da eher herb und von einem merkwürdigen Geschmack. Schnaps brennt im Hals, Zigaretten führen zu Hustenanfällen und tränenden Augen, und selbst Cannabis sorgt bei der Erstnutzung vor allem für Übelkeit und Schwindel, aber garantiert nicht für einen guten Rausch. Es liegt also auf der Hand: Die Nutzung der meisten Drogen und Rauschmittel wird uns beigebracht, sie muss von außen angestoßen werden und ist nicht so natürlich, wie es die vergorenen Früchte in der afrikanischen Steppe einmal waren. Kein Mensch würde Glimmstängel, Joints oder gar einen Espresso konsumieren, wenn wir nicht von der Gesellschaft dazu ermutigt würden. Grundsätzlich ist dem Menschen alles, was nicht schmeckt, nämlich erst einmal suspekt, und zwar aus gutem Grund. Unsere Vorfahren, die noch kein Wikipedia und keine dicken Botanikwälzer hatten, wussten schließlich nicht, welches Grünzeug gefährlich und welches genießbar war. Also mussten sie sich darauf verlassen, dass alles Bittere, Herbe, Salzige, Saure oder Scharfe tendenziell gefährlich sein konnte. Erst wenn wir vom Gehirn für das Ignorieren unserer natürlichen Reflexe belohnt werden (und dazu kommen wir im nächsten Kapitel noch einmal ausführlich), lernen wir, dass das »Aushalten« der unangenehmen Sinneswahrnehmungen einen durchaus angenehmen Nebeneffekt hat. So gewöhnen wir uns selbst an die widerlichsten Gerüche und Geschmäcker.

Aber warum nehmen wir überhaupt Drogen und konsumieren Rauschmittel? In erster Linie, um uns zu vergnügen. Aber auch, um uns von seelischem oder körperlichem Leid abzulenken. Man ahnt es schon: Die Gefahr kommt hier auf leisen Sohlen. Aber der Weg führt zunächst immer über das Ziel, Vergnügen, Freude, Ausgelassenheit und Unbeschwertheit zu erleben, kurzum alles, was sich gut anfühlt.

Das Wirkungsdreieck: Welches Schweinderl hätten's denn gern?

Der menschliche Körper ist ein hochkomplexes Ding. Milliarden von Zellen interagieren fortwährend miteinander, der ganze Organismus steht in einem komplizierten Zusammenhang, der nicht einmal nach einem sechsjährigen Medizinstudium vollends überblickt werden kann. Deswegen greifen wir Mediziner häufig auf schematische Darstellungen zurück – damit wir die Komplexität zumindest ansatzweise beschreiben können, und vermutlich auch, weil wir sie anders nicht einmal selbst verstehen würden.

Es gibt eine unüberschaubare Menge an verschiedenen Stoffen, die dazu fähig sind, in den menschlichen Organismus einzugreifen. Dementsprechend vielfältig sind Versuche, diese Substanzen in Gruppen einzuordnen. Gebräuchlich ist beispielsweise die Ordnung nach der chemischen Verwandtschaft. Die allein ist jedoch häufig nicht aussagekräftig, wenn es um die Wirkung geht, auch deshalb, weil sich viele Substanzen chemisch modifizieren lassen und sich bereits durch eine geringe Abwandlung der Molekülstruktur, also durch Hinzufügen oder Wegnehmen von Atomen, das Wirkungsspektrum völlig ändert.

Bestes Beispiel hierfür ist das Amphetaminmolekül. Bekanntermaßen ist Amphetamin ein Aufputschmittel. Durch gezielte Veränderung der Molekülstruktur entsteht jedoch eine andere Substanz, die den klingenden Namen 2,5-Dimethoxy-4-ethylphenylethylamin bekommen hat. Weil das kein Mensch ohne Doktortitel in Chemie richtig aussprechen kann, nennt man sie auch 2C-E. Für die Szene ist diese Abkürzung immer noch zu technisch, weshalb sich der Name Aquarust durchgesetzt hat.

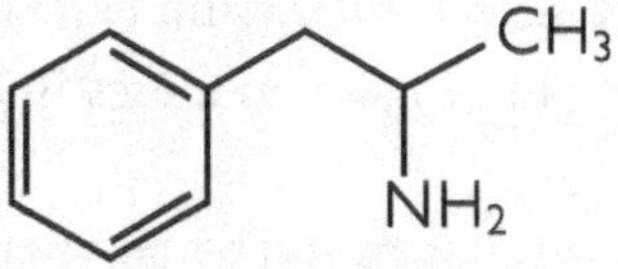

Abbildung 2: Amphetaminmolekül

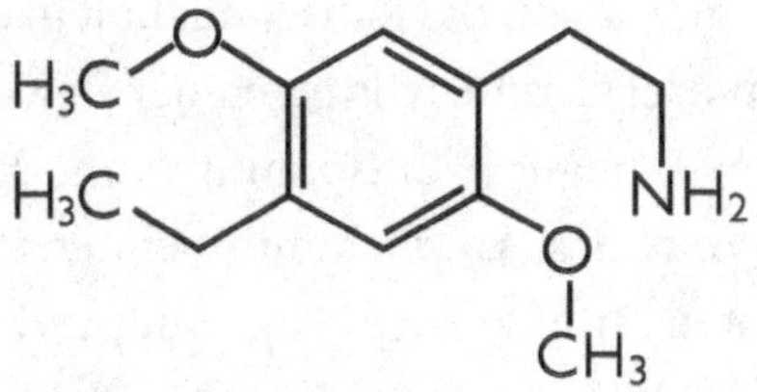

Abbildung 3: Durch den Anbau einiger Moleküle (links) wird aus Amphetamin die Substanz 2C-E

Es ist wie beim Kochen. Man gibt eine weitere Zutat in den Topf, und schon bekommt man ein neues Geschmackserlebnis, in diesem Fall ein äußerst potentes und langwirksames Halluzinogen.

Allein: Beim Kochen sorgt ein zusätzliches Molekül selten für eine Überdosierung …

2C-E erlangte große Bekanntheit durch den Selbstversuch einer Heilpraktiker- und Homöopathen-Gruppe aus Niedersachsen. Was am 4. September 2015 als einfacher Selbstmedikations- und Erfahrungstrip geplant war, lief durch die extrem lange Halbwertszeit der Substanz (was man hätte wissen können) völlig aus dem Ruder. Gleich Dutzende von Rettungsfahrzeugen und Notärzten (in Summe immerhin 160 Helfer auf 30 »Probanden«) mussten die durch die kleine Gemeinde Handeloh in der Nordheide torkelnden Heilpraktiker einsammeln und medizinisch versorgen.[43] Mit der vielfach erprobten und bekannten Substanz LSD wäre das nicht passiert. Aber dann hätte die Geschichte der Heilpraktiker auch nicht Eingang in dieses Buch gefunden.

Generell sind Grundwirkungen von berauschenden Stoffen ziemlich überschaubar. Das liegt vornehmlich an unserer Bewusstseinsstruktur, aber auch an den chemischen Möglichkeiten einer Substanz. Bringt man allein die Rauschqualität in ein grobes Raster, so lassen sich drei Grundrichtungen der Bewusstseinsveränderung erkennen: Anregung, Entspannung und Halluzination.

Wir haben bereits das Amphetamin kennengelernt. Es zählt zu den sogenannten Stimulanzien, engl. »upper«, die in der Lage sind, die Stimmung aufzuhellen, Glücksgefühle herbeizuführen, dafür zu sorgen, dass man sich wohler fühlt und agiler und wacher ist. Dazu gehören auch MDMA, Kokain oder Koffein.

Demgegenüber stehen die sogenannten Sedativa, »downer«, was man wohl am ehesten mit »Entspanner« übersetzen kann. Bekannteste Vertreter dieser Art sind Cannabis, Opioide sowie sämtliche Einschlaf- und Beruhigungsmedikamente, beispielsweise die sogenannten Benzodiazepine wie Diazepam, das die meisten unter den Handelsnamen Valium oder Faustan kennen, aber auch die sogenannten K.-o.-Tropfen. Sie führen eine Entspannung oder Beruhigung des Nutzers herbei. Im Falle von Einschlafstörungen oder anhaltenden nervösen Zuständen ist dieses Bedürfnis gut nachvollziehbar. Außer für die gewünschte berauschende Wirkung werden diese Substanzgruppen jedoch auch benutzt, um etwaig aus dem Ruder gelaufene Dosierungen der »Upper« zu neutralisieren. Tatsächlich finden sich bei Untersuchungen von Partygängern häufig Vertreter beider Substanzen im Blut, was den unerfahrenen Geist zunächst verwundert, sich aber eben durch besagten Selbsttherapieansatz erklärt. Irgendwann ist die Party zu Ende, aber die Chemie hat noch keine Lust aufzuhören.

Bei der dritten Art entfernt man sich am allermeisten vom Grundzustand der Psyche: Es handelt sich um die Halluzination. Hier löst sich entweder das »Ich« vom Körper, oder es werden völlig irreale Zustände erlebt. Dabei benötigen die Konsumenten, anders als bei der Nutzung vieler anderer Drogen, einen externen Aufpasser, den sogenannten Tripsitter. Er sorgt dafür, dass die betroffene Person oder Gruppe keinen Unfug anstellt, während sie unter dem Einfluss von LSD, DMT, Meskalin und Konsorten auf den Ringen des Saturns spazieren geht. Nicht selten glauben Konsumenten, sie wären ein Tier oder ein Gegenstand.

Ein Konsument erzählte mir einmal, dass er sich gefühlt habe wie der obere Teil einer Kerzenflamme. Bei einem anderen war es ein Skistiefel. Wie fühlt sich ein Skistiefel?, frag ich mich da. Ist das nun gut oder schlecht? Oder irgendwie anders? Häufig sind auch Tierwesen oder Eigenschaften, über die der Mensch nicht verfügt, Teil der Halluzinationen. Ohne den Schutz des Aufpassers passiert es deshalb immer wieder, dass Konsumenten halluzinogener Rauschmittel auf Bäume klettern oder aus dem Fenster springen, weil sie sich beispielsweise für einen Flughund halten.

Es gibt dazu eine kleine Geschichte. In New York kam es vor ein paar Jahren dazu, dass mehrere Menschen auf LSD von Hochhäusern sprangen. Das entging der Presse natürlich nicht, sie berichtete ausführlich darüber.[44] Als die Medien daraufhin einen zufällig vorbeilaufenden Passanten dazu befragten, entpuppte sich der als Alt-Hippie und antwortete lakonisch: »Was für Idioten. LSD nimmt man doch nur im Erdgeschoss!« Das alles wäre mit Tripsitter sicherlich nicht passiert.

Aber Sie sehen: Auch wenn derlei Substanzen deutlich weniger giftig als andere Rauschmittel sind, ist ihr Effekt nicht minder gefährlich. Ohne Aufpasser sollten Halluzinogene also unter keinen Umständen konsumiert werden – ansonsten wird der Trip schnell zum Himmelfahrtskommando.

Fassen wir also zusammen: Der Rausch kann drei Grundqualitäten annehmen. In die nachfolgende vereinfachte Grafik lassen sich grundsätzlich alle gebräuchlichen Substanzen einordnen –

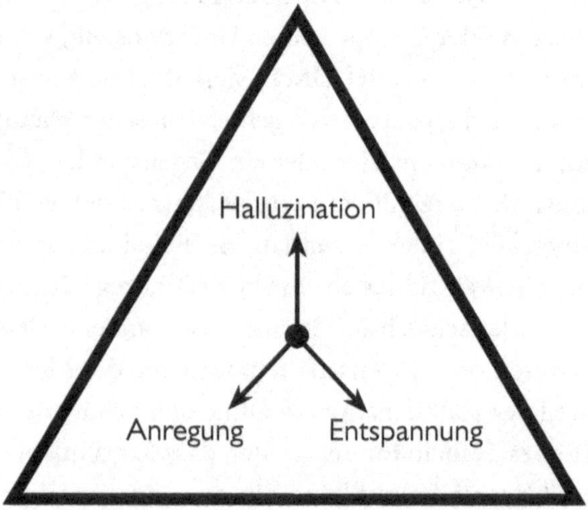

Abbildung 4: Wirkungsdreieck der Rauschqualitäten

und das, obwohl es weltweit etwa 1.000 gibt, die Rauschzustände auslösen. 500 davon sind in Europa erhältlich, 100 in Deutschland und circa 50 Substanzen gelten als »gängig«. Und dennoch: Ihre Wirkungen beschränken sich grundsätzlich zunächst einmal auf diese drei Richtungen.

Bevor man eine Droge, welcher Art sie auch sein soll, konsumiert, sollte man sich also die entscheidende Frage stellen: Welche Wirkung möchte ich erreichen? Stellen Sie es sich wie beim Tauchen vor, auf das Sie sich vorbereiten. Sie können natürlich mit Schnorchel und Flossen ein bisschen an der Oberfläche herumpaddeln. Wenn die Brille undicht wird und Sie nichts sehen, ist das in Nullkommanix behoben. Aber Sie wollen ja richtig tauchen.

Allerdings würden Sie ohne Vorbereitung nicht einfach mit Bleigewichten um die Hüfte ins tiefe Wasser springen, ohne Atemluftflasche, ohne Tauchcomputer, ohne Check – denn die Wahrscheinlichkeit, dass Sie dabei ertrinken, steigt mit dem Grad der Unkenntnis. Um bei dem Vergleich zu bleiben: Die Wahrscheinlichkeit, dass Ihr Tauchgang am Ende gut geht, ist relativ gering. Fakt ist aber auch, dass, wenn bei Ihrem Spaziergang »beyond the sea« alles tipptopp klappt, Sie eine völlig neue Welt kennenlernen. Und das kann beim differenzierten Rausch durchaus genauso sein.

Muss es aber nicht. Bei den meisten Menschen wirken Drogen erwartungsgemäß, es kann jedoch auch vorkommen, dass die Rauschmittel gar nicht anschlagen und sogar gegenteilige Effekte haben. Dann ist das eben so. Möglicherweise waren Sie nicht in der richtigen Stimmung oder Umgebung. Dann ist Wiederholung eine Option. Also nicht verzagen.

Für einen erfolgreichen, erfüllenden Rausch sind drei Faktoren wichtig: Dosis, Set und Setting. »Dosis« ist selbsterklärend, vergleichen wir es mit der Tiefe, in die Sie hinabwollen. Mit dem »Set« (kurz für Mindset) ist Ihre mentale Verfassung gemeint. Auch beim Tauchen spielen Ihre Tagesverfassung und Ihre bisherige Erfahrung ja eine wichtige Rolle. »Setting« steht für die Umgebung, also das Tauchrevier und die eventuell notwendige Unterstützung durch einen erfahrenen Tauchlehrer aka Tripsitter.

Über diese drei Faktoren muss man sich stets im Klaren sein, bevor man mit dem Konsum beginnt. Bei einem langen, wilden Partywochenende sind entspannende Substanzen zum Beispiel unsinnig, weil sie Ihnen die benötigte Energie rauben und Sie schläfrig machen werden. Halluzinogene können in einer ungeeigneten Umgebung für Horrortrips sorgen. Mit halluzinogenen Substanzen wollen Sie sich ja bewusst der Realität entziehen – für einen Neukonsumenten ohne Aufpasser ist das inmitten einer Menschenansammlung ausgesprochen unklug. Erfahrene LSD-Nutzer nehmen die Droge gern im Party-Setting, da man damit alles »schön bunt« machen und sogar Musik »sehen« kann. Wenn Sie hingegen entspannen möchten, sollten Sie die Finger von allem lassen, was aufputscht. Sollten Sie vorhaben, an einer ausschweifenden Sexparty teilzunehmen, kann ich Ihnen nur raten, den Alkohol wegzulassen, da er nachweislich die Potenz und Libido mindert. Erfahrene Partygänger schwören auf Crystal Meth und Kokain, ich rate hier aber zur Vorsicht. Sie können dann zwar vögeln, als ob es kein Morgen gäbe, aber auch diesem Rausch sind Grenzen gesetzt. Wo die liegen, zeige ich gleich.

Was dem perfekten Rauschvergnügen und Ihnen im Weg steht, ist aber mehr als das Abwägen damit einhergehender Risiken – es ist ein kulturelles Problem. Wir sind nicht geübt darin, Rauschmittel zielgerichtet zu konsumieren. Wir sind noch nicht einmal in der Lage, uns mit der Wirkung der Substanzen, die wir einnehmen könnten, wissenschaftlich auseinanderzusetzen. Das hat damit zu tun, dass die meisten Rauschmittel verboten sind, ja allein ihr Besitz empfindliche Strafen nach sich ziehen kann. Obwohl die Menschheitsgeschichte voll von Beispielen ist, die zeigen, dass Rauschmittel zu unserer Kultur dazugehören, haben wir uns als Gesellschaft noch nie wirklich Gedanken darüber gemacht, welche Bedeutung Drogen eigentlich für uns haben.

Stattdessen wurden Rauschmittel verteufelt und kriminalisiert. Ganze Generationen sind mit Christiane F. vom Bahnhof Zoo als abschreckendem Beispiel aufgewachsen. Die Begriffe »harte« und »weiche« Drogen verwenden wir alle völlig selbstverständlich, obwohl es dafür gar keine Grundlage gibt. Diese Begriffe sind schlichtweg falsch, und das nicht nur auf physikalischer Ebene.

Auch scheint jeder zu wissen, was eine Einstiegsdroge ist. Fragen Sie sich doch einmal selbst. Was ist in Ihren Augen die ideale, aber auch gefährlichste Einstiegsdroge, die das höchste Risiko für einen anhaltenden Konsum auch anderer Substanzen mit sich bringt? Vielleicht der Alkohol? Nee, denken Sie jetzt. Trinkt ja – fast – jeder! Cannabis? Fällt den meisten bestimmt als Erstes ein. Aber ich muss Sie enttäuschen. Der Einstieg in die Freuden spendende Welt dieser Substanzen beginnt viel, viel früher. Erinnern Sie sich: Es geht um die Umwandlung des momentanen Gemütszustandes in einen Wunschzustand. Und das beginnt bei …? Machen Sie sich ruhig Gedanken. Ich verspreche, die Auflösung folgt im nächsten Kapitel.

Etwas möchte ich hier aber klarstellen: Der Begriff Einstiegsdroge gilt deshalb als überholt, weil die Wissenschaft mittlerweile weiß, dass der Konsum einer Droge nicht automatisch den Konsum einer anderen nach sich zieht. Es gibt eine besondere Affinität zum Drogenkonsum an sich, aber dazu kommen wir noch. Wer immer jedoch in einer Diskussion das Wort »Einstiegsdroge«

verwendet, zeigt, dass er von der Materie grundlegend keine Ahnung hat. Und das ist doch auch gut zu wissen.

Ich halte unseren bisherigen Umgang mit Rauschmitteln aus den eben genannten Gründen für vollkommen veraltet. Der Mensch in seiner Komplexität und unter seinen Rahmenbedingungen sehnt sich nach dem Rausch, er braucht ihn. Doch es setzt Bildung und Bewusstsein voraus, dieses Erlebnis neu und objektiv bewerten und für sich nutzen zu können, ohne sich (oder anderen) zu schaden. Wohldosiert, bewusst gewählt und in Maßen ist der Rausch keinesfalls verwerflich. Allemal besser, als sich bei jeder sich bietenden Gelegenheit völlig unreflektiert und unkontrolliert einen hinter die Binde zu kippen, weil man es eben schon immer so gemacht hat.

Ich möchte Ihnen eine Frage stellen: In welche der drei oben genannten Wirkungsrichtungen würden Sie Alkohol einordnen? Denken Sie ruhig ein paar Augenblicke darüber nach – so einfach ist die Antwort nämlich nicht. Alkohol ändert mit steigender Dosierung die Stimmungsart. Erst wird man lustig, gelöst, dann unter Umständen aggressiv, und ab einem bestimmten Pegel vor allem müde. Aber bei jedem wirkt Alkohol irgendwie anders, stimmt's? Manche enthemmt er. Andere macht er zu nervtötenden Quasselstrippen oder gackernden Hühnern. Einige liegen platt auf der Couch. Und wieder andere zeigen im Alkoholrausch ihr »wahres« Gesicht, das sie nüchtern vor der Welt verbergen können.

Worauf wir uns sicher einigen können: Es ist schwer vorherzusagen, wie Alkohol bei wem wirkt. Wie wir später noch sehen werden, ist gerade das ein ernstes Problem. Im Übrigen ist dies bei fast keiner anderen Droge der Fall, denn bei ihnen ist die Wirkung besser vorhersehbar. Man spricht dabei auch von linearer Wirkung: je mehr Substanz, desto intensiver das Rauscherleben. Beispielsweise:

Je häufiger Sie am Joint ziehen, desto entspannter werden Sie.[45] Jedoch kann es gelegentlich zu stärkeren Panikattacken kommen. Auch sind im höheren Dosisbereich Halluzinationen möglich.

Alkohol gilt dagegen als Wanderer zwischen den drei Rauschwelten. Also nicht: je mehr, desto intensiver das Rauscherleben, sondern: je mehr, desto unterschiedlich. Das Spektrum ist im Fall von Alkohol ziemlich breit gefächert und beinhaltet von völliger Apathie bis zur ungebremsten Aggression so ziemlich jeden emotionalen Zustand – einer der Gründe, aus dem ich Alkohol als so gefährlich erachte. Allerdings ist es nicht das einzige Rauschmittel, bei dem mit höherer Dosierung ein erhebliches Risiko einhergeht.

Die Dosis macht das Gift

Was für die eigene Schwiegermutter gilt, gilt im Grunde auch für jedes Rauschmittel: Die Toxizität hängt davon ab, wie viel wir davon konsumieren. Einmal im Quartal ein Besuch zu Kaffee und Kuchen? Gar kein Problem. Mutti will übers Wochenende bleiben? Äh, muss das sein?

Genauso ist es mit Rauschmitteln. Für die meisten Substanzen gilt: Je höher man sie dosiert und je häufiger man sie konsumiert, desto giftiger und gefährlicher werden sie auch. Der logische Umkehrschluss lautet: Zahlreiche Substanzen, die ans Nervensystem andocken, sind in der Lage, als Drogen verwendet zu werden.

Die Toxizität oder Giftigkeit ist daher eine äußerst wichtige Größe beim Rauschmittelgebrauch. Im Grunde gilt: Je schneller man an einer Substanz sterben kann, desto giftiger ist sie und desto unsicherer ist ihr Gebrauch. Um ebenjene Toxizität zu untersuchen und messbar zu machen, hat sich die Medizin einige Versuche ausgedacht. Für einen davon nehme man handelsübliche Labormäuse zu je 20 Gramm, verabreiche ihnen die zu untersuchende Substanz in aufsteigender Dosierung und zähle nach 24 Stunden, wie viele Tiere gestorben sind. Die Faustregel lautet: je mehr verstorbene Mäuse, desto giftiger die Substanz. Das Ganze bezeichnet man als die Letaldosis 50 (LD_{50}). Die 50 steht dabei für 50 Prozent. Klingt wie ein Lichtschutzfaktor, hat aber eine noch größere Bedeutung. Ist der LD_{50}-Wert gering, bedeutet das, dass beispielsweise bereits wenige Milligramm genügen, um den Löffel abzugeben, derweil ein hoher Wert zeigt, dass die Substanz ungiftiger ist. Kurz gesagt: Brauche ich nur ein paar Milligramm bis zum Tod, ist das giftiger, als wenn ich ein paar Gramm brauche. Mit dem Versuch lassen sich sehr gut Substanzen bezüglich ihrer Giftigkeit vergleichen – und Mäuse töten.

Das Problem liegt allerdings darin, dass die Maus kein Mensch ist. Ein menschlicher Organismus reagiert bisweilen anders als 3.815 Mäuse à 20 Gramm (was rein mathematisch dem Gewicht eines durchschnittlichen Menschen in Deutschland entspricht, nämlich 76,3 Kilogramm, wobei die Frau 67,5 Kilogramm und der Mann 89 Kilogramm wiegt). Die Nager wollen übrigens nicht freiwillig mitmachen, sondern werden dazu gezwungen. Deshalb sind Tierversuche mit Psychopharmaka eine komplizierte Sache, auch in der Interpretation. Zudem haben Nager einen anderen Stoffwechsel als der Homo sapiens.

Natürlich kann man solche Versuche nicht am Menschen durchführen. Aber man kann Daten sammeln. Nämlich die Dosis im Blut von Toten und Lebenden messen. Hat man genug Tote und Lebende beieinander (datenmäßig), trägt man alles in eine Tabelle und dann in eine Kurve ein – und schwups, kann man ungefähr sagen, wo Schluss mit lustig und mit dem Leben ist. Klar, es gibt immer ein paar Ausreißer, aber das sind Einzelschicksale, für die sich die Statistik nicht interessiert.

Neben der LD_{50} ist noch ein anderer, in der Medizin jedoch eher unüblicher, Wert erforderlich, will man Substanzen miteinander vergleichen: die sogenannte Rauschdosis. Das ist der Wert, bei dem im Mittel die gewünschte Rauschwirkung einsetzt. Diese ist natürlich nicht so ganz einfach zu bestimmen, da jeder etwas anderes unter einem Rausch versteht und die Zustände individuell sehr unterschiedlich sind. Aber für unsere Betrachtung nehmen wir das jetzt einfach einmal so hin. Wir wollen dazu anhand eines Beispiels eine Rechnung aufstellen.

Schauen wir uns zunächst den Alkohol an. Bei ihm beträgt die mittlere Rauschdosis etwa 0,8 Promille. In dieser Größenordnung ist man bei normalem Konsumverhalten, also einer nicht regelmäßigen Einnahme, schon ziemlich angeschickert, fühlt sich wohl und zeigt ein hinreichendes Maß an Ausgelassenheit. Bei höherer Dosierung schlägt die Wirkung dann in Bewusstseinseintrübung, Koma und im schlimmsten Fall Herzstillstand um. Lebensgefahr besteht beim Alkohol übrigens nicht nur wegen der Vergiftung an sich, sondern auch wegen des Erbrechens der konsumierten Flüssigkeitsmengen, die entweder in die Lunge geraten oder bei tiefer Bewusstlosigkeit wegen Zurückfallens der Zunge und Zusammenfallens des Schlundes zu einer Atemwegsverlegung führen können.

In Zahlen fängt die Vergiftung mit bedrohlichem Ausmaß bei zwei Promille an. Ab drei Promille muss bei ungeübten Trinkern bereits mit tödlichen Zwischenfällen gerechnet werden. Wenn man die tödliche Dosis (vier Promille) ins Verhältnis zur Rauschdosis (0,8 Promille) bei ungeübten Trinkern setzt, ergibt das einen Faktor von 5.

4,0 Promille : 0,8 Promille = 5

Wenn es ungünstig läuft, ist also das Fünffache der Rauschdosis tödlich. Hat der Trinker mehr Übung, ist dieser Faktor dementsprechend größer; innerhalb einer gewissen Schwankungsbreite wird Alkohol damit auch ungiftiger. Während ungeübte Trinker einen Faktor von 5 haben, kommen an Alkohol Gewöhnte durchaus auf Faktoren von weit über 10.

Zum Vergleich: Heroin hat ebenfalls einen Faktor von 5. Die Giftigkeit, also die Wahrscheinlichkeit, sich mit einer Substanz zu vergiften oder gar umzubringen (ungeachtet der Langzeitschäden), ist bei Heroin also genauso hoch wie bei Alkohol.

Natürlich gibt es Rankingtabellen, die auflisten, wie giftig welche Substanz ist. Im Magazin »American Scientist« aus dem Jahre 2006 fand sich eine solche Liste.[46] Sie zeigt, dass viele psychoaktive Substanzen einen Faktor von 10 bis 40 haben. Wie Sie wissen, steht eine niedrige Zahl für eine hohe Toxizität, eine hohe Zahl für eine niedrige Toxizität.

Jetzt dürfen Sie raten. Wie hoch schätzen Sie den Faktor bei Cannabis ein? Na? Ich sage es Ihnen: weit über 1.000, manche Quellen sprechen sogar von über 10.000.[47] Im Klartext heißt das, dass es praktisch unmöglich ist, sich mit pflanzlichem Cannabis zu vergiften, denn die potenziell tödliche Dosis läge im Kilobereich, was bei oraler Einnahme nicht möglich ist. Sie müssten es schon in der Mengenordnung von Paarhufern auf der Wiese in sich reinschaufeln, um auch nur ansatzweise in die Nähe einer ernsthaften Gefährdung zu kommen. Damit gibt es bei der Giftigkeit auch keine Steigerung mehr, denn der Konzentration sind biologisch Grenzen gesetzt. Die Pflanze hat ja in ihrer Urform kein Interesse daran, ihren Konsumenten möglichst stoned zu machen oder gar tödlich zu vergiften, dafür ist der Hanf ein viel zu friedliebendes Geschöpf.

Tatsächlich gibt es keinen nachgewiesenen Todesfall durch eine akute Cannabisvergiftung mit dem reinen Pflanzenprodukt.[48] Zum Vergleich: An Opioiden sterben täglich zwei Menschen in Deutschland.[49] Die Zahl der an einer Alkoholvergiftung Verstorbenen dürfte in die Tausende pro Jahr gehen, ist aber nicht exakt zu bestimmen, da bei einer Leichenschau in der Häuslichkeit die Alkoholkonzentration nicht gemessen wird. Damit bleiben fast alle Fälle unerkannt und werden statistisch schlichtweg nicht erfasst.

Vor einigen Jahren wurde eine neue Größe eingeführt, um die Giftigkeit zu bestimmen: die minimale Letaldosis LD_{min}. Sie beschreibt den geringsten Promille-Wert im Blut, der jemals zu einer tödlichen Vergiftung geführt hat. Die minimale Letaldosis soll dazu dienen, Patienten in einer Vergiftungssituation rechtzeitig in medizintechnische Überwachung (von Kreislauf und Atmung) zu überführen, um plötzliche Todesfälle, insbesondere zu Hause und in Krankenhäusern, zu vermeiden. Eine sehr sinnvolle Maßnahme.

Wir halten also fest: Man kann Substanzen mit psychoaktiver Wirkung nach ihrer Giftigkeit anordnen. Alkohol rangiert dabei ziemlich weit vorn bei den giftigsten Substanzen, Cannabis bildet mit völliger Ungiftigkeit das Schlusslicht. Trotzdem ist die eine Substanz legal, wird sogar bei jeder sich bietenden Gelegenheit konsumiert, und bei der anderen ist allein schon der Besitz eine Straftat. Finden Sie das nicht auch ein wenig … merkwürdig?

Den richtigen Schlüssel finden

Wir haben bereits festgestellt, dass man verschiedene psychoaktive Substanzen nach ihrer Wirkung einteilen kann. Das ist auch sinnvoll, schließlich hat der Konsument, zumindest meistens, eine Vorstellung davon, was die verwendete Substanz bei ihm bewirken soll. Was dabei im Gehirn und an den Nervenzellen stattfindet, erkläre ich noch. An dieser Stelle halten wir nur fest, dass die jeweilige Substanz ein chemisches Molekül ist, welches an Nervenzellen andockt und dort eine Reaktion auslöst.

Stellen Sie sich das wie eine Tür vor, die mit einem Schlüssel geöffnet werden kann. Die Tür ist der Impuls in die Nervenzelle, und der Schlüssel ist ebendas Molekül, das in das Schloss passen muss. Dieses Schlüsselloch-Prinzip ist elementar für jegliches Verständnis der Gehirnfunktionen. Das Schloss ist jedoch keinesfalls so filigran, dass nur der eine, spezielle, fein gezackte Schlüssel hineinpasst, sondern ziemlich grober Natur. Das heißt im Klartext, dass Substanzen, die mit dem entsprechenden Molekül chemisch verwandt sind, diese Tür ebenfalls aufschließen können. Malen Sie sich kein modernes Schloss mit unterschiedlichen Kolben aus, sondern ein altertümliches mit nur einem Riegel, den man nur irgendwie zur Seite drücken muss.

Fragen Sie sich gerade: Was soll das? Wofür braucht man dann überhaupt einen Schlüssel und ein Schloss, wenn beides so antik ist und wenig Sicherheit gewährleistet? Nun, Sie wollen ja nicht, dass jeder, der gerade zufällig vorbeikommt, sich gleich eingeladen fühlt. Aber ein paar Menschen schon, beispielsweise die Eltern oder die Nachbarn, wenn sie nach den Blumen oder dem Rechten sehen sollen. Es ergibt also Sinn, dass ein paar Verwandte oder Bekannte hereinkommen können.

Medizinisch ist das ein ausgesprochener Segen. In einem späteren Kapitel werden wir noch die chemischen Verwandten des Morphiums besprechen. Morphium ist ein starkes Schmerzmittel. Modifiziert man das Molekül durch den An-, Ab- ober Umbau von Atomen, erhält man beispielsweise Fentanyl. Das Mittel wird in der Anästhesie zur Narkose eingesetzt und wirkt fast einhundert Mal so stark wie Morphium. Ihm und noch ein paar anderen ist es zu verdanken, dass Operationen heutzutage schmerzfrei verlaufen. Mit einer chemischen Abwandlung kann die Wirksamkeit eines Grundstoffes demnach um ein Vielfaches gesteigert werden. Das kann bis zur tausendfachen Wirkung der Ursprungssubstanz gehen wie bei einem weiteren Verwandten des Morphiums, dem Sufentanil.

In unserem Kontext: Sucht man sich gezielt Substanzen aus, um eine Modifikation am Molekül durchzuführen und damit eine stärkere Wirkung zu erreichen, bezeichnet man das Resultat als Designerdroge. Die Ausgangssubstanz wird bewusst chemisch abgewandelt mit dem Ziel, die Wirkeigenschaften zu verändern, wobei Intensivierung oder Reduktion der Wirkung, aber auch Verlängerung oder Verkürzung der Wirkdauer eintreten können. Aus medizinischer Sicht ist der Nachbau beziehungsweise die Modifikation des »Schlüssels« durchaus wünschenswert. Mit Morphium können Sie sehr gut die Schmerzen bei einem Herzinfarkt behandeln, aber für eine Operation am Blinddarm reicht die Wirkung nicht aus. Häufig gelingt die Modifikation aber nicht so einfach wie hier beschrieben, denn die Wirkung ist im Designprozess nicht abschätzbar. »So ähnlich aussehen wie« heißt eben nicht »So wirken wie«, sondern bisweilen auch »Mehr unerwünschte Wirkung als erwartet«. Manchmal kommt auch etwas ganz anderes dabei heraus.

Das Molekül 2C-B ist so ein Beispiel. Es ist die kleine Schwester von 2C-E, das wir bei den Heilpraktikern kennengelernt haben. Eigentlich hatten die am Amphetamin herumgefummelt, also einem Upper, stellten bei ihrem Torkeln durch die niedersächsische Provinz jedoch fest, dass die Modifikation Halluzinationen auslöst. Das ist beim Design von Substanzen der Jackpot!

Es gibt eine ganze Reihe von Vertretern der 2C-Linie. Die wurden 2C-A, 2C-B, 2C-C genannt, das halbe Alphabet hat man dabei durchdekliniert. Hätten sich die armen Heilpraktiker mal besser an die kleine Schwester 2C-B gehalten, dann wäre ihr Experiment anders ausgegangen. Aber Segen und Fluch liegen manchmal eng beieinander. Und so kommt es immer wieder vor, dass der Konsum eines Designerprodukts tödliche Auswirkungen hat. Jemand muss ja probieren, was man da gebastelt hat. (Man sollte meinen, die Menschheit hätte in den vergangenen Zehntausenden von Jahren etwas dazugelernt.)

Selbst wenn es nur drei Grundrichtungen des Rausches gibt, gilt für Designerdrogen dasselbe wie für Wein: Es gibt Tausende von Sorten, denn Konsumenten haben unterschiedliche Vorlieben und Geschmacksvorstellungen. So wie jeder Winzer insgeheim hofft, den Wein des Jahrhunderts zu produzieren, geht es auch den Drogendesignern. Nur hat der Wein nicht das Risiko, dass man bei der Erstverkostung gleich tot umfällt. Und verboten ist er auch nicht. Zahlreiche Designerdrogen sind 2016 mit der Einführung des Neue-psychoaktive-Stoffe-Gesetzes (NpSG) in Stoffgruppen zusammengefasst worden, von denen viele sowieso verboten sind.

Vor 2016 war das anders. Jede einzelne Substanz musste damals im Betäubungsmittelgesetz namentlich aufgeführt werden, um als verboten zu gelten, bis dahin hatte man Zeit, sie einigermaßen straffrei zu verticken. Doch das ist nun vorbei. Man muss auch sagen, dass die Experimentierfreude der Freiwilligen, die neue Designerdrogen probieren, in keinem Verhältnis zum Nutzen steht. Es gibt ja genug bekannte Drogen, mit denen ausreichende Erfahrungen vorliegen. Zumal tödliche Produkte sowieso sofort wieder vom Markt genommen werden.[50] Denn das älteste Gesetz des Handels gilt natürlich auch für alle Rauschmittel: Ein toter Kunde ist der schlechteste Kunde. Zumindest für alle Branchen außerhalb des Bestattungswesens.

Einmal von allem, bitte! Was es so alles gibt

Ich habe Ihnen bereits verraten, dass weltweit derzeit mehr als 1.000 Substanzen im Umlauf sind, die Rauschzustände auslösen können. Es ist für Außenstehende ziemlich schwierig, diesen Dschungel an Stoffen zu durchdringen. Trotzdem wollen wir es auf einen Versuch ankommen lassen und eine kleine Expedition in das Reich der Rauschmittel unternehmen.

Medikamente

Es gibt in Deutschland etwa 100.000 Medikamente mit schätzungsweise 20.000 Wirkstoffen, davon waren Anfang 2022 unglaubliche 49.700 verschreibungspflichtig zugelassen.[51]

Die medikamentöse Bestsellerliste wird dabei immer von den Schmerzmitteln angeführt. Unangefochten auf Platz eins befindet sich dabei mit ungefähr 40 Millionen verkauften Packungen Ibuprofen.[52] Es gehört zu den sogenannten kleinen Schmerzmitteln, zu denen auch Diclofenac und Paracetamol zählen. Rechnet man ihren Verbrauch zusammen, kommt man gut und gern auf eine Packung Schmerzmittel pro Einwohner und Jahr.

Eine Sonderstellung bezüglich des Wirkmechanismus nehmen die Präparate Metamizol und ASS ein, Letzteres auch wegen seiner blutverdünnenden Eigenschaften, mit über 20 Millionen verkauften Packungen. Im Drogenzusammenhang sind sie nur wegen des dröhnenden Kopfs nach einer durchzechten Nacht von Belang. Und doch zeigt die Statistik: Es scheint ziemlich viel Schmerz überall zu geben. Genau das ist der Grund, aus dem auch die superpotenten Schmerzmittel in unserem Land so beliebt sind, sie stellen quasi die nächste Stufe in der Schmerzmittelpyramide dar. Diese Opioide, die »Kanonen«, wie wir Mediziner sie manchmal nennen, behandeln wir später noch ausführlich, denn sie verfügen über eine außerordentliche Rauschpotenz.

Wenn es um die Psyche geht, gibt es ebenfalls zahlreiche Gruppen von Medikamenten. Davon sind in unserem Kontext drei von übergeordneter Bedeutung. Es handelt sich dabei um Beruhigungsmittel, Antidepressiva, also Mittel gegen Depressionen, und Schlafmittel.

Fangen wir mit den Beruhigungsmitteln an, die auf zwei Gebieten angewandt werden. Nehmen wir an, Sie leiden unter extremen Unruhezuständen oder Panikattacken oder Sie haben sich über einen Nachbarn, Autofahrer, Parker, Chef, wen auch immer dermaßen aufgeregt, dass Sie auf ihn losgegangen sind. Es gab mal einen Nachbarschaftsstreit, bei dem ein Nachbar dem anderen ein Ohr mit dem Gartenspaten abgetrennt hat – von dieser Liga spreche ich. In diesem Fall ist so ein Beruhigungsmittel genau das Richtige. Meist handelt es sich um ein Benzodiazepin oder einen Verwandten aus dieser Gruppe. Vielleicht haben Sie schon mal davon gehört: Valium, Faustan, Rohypnol oder Tavor sind gängige Handelsnamen. Für beide Nachbarn im Ohr-Spaten-Konflikt sind diese Mittel gut geeignet, und der ohne Ohr kriegt noch ein Schmerzmittel dazu. Diese Substanzen wirken sehr schnell und unterscheiden sich meist nur in der Wirkdauer. Sie werden auch dann eingesetzt, wenn eingeworfene Upper im Kopf keine Ruhe mehr geben wollen oder zu doll wirken. Der Nachteil: Sie machen matschig in der Birne. Mit Autofahren ist da nix mehr, und auch andere verantwortungsvolle Tätigkeiten sind nicht mehr möglich. Und noch ein Nachteil: Für die Daueranwendung sind die Benzodiazepine ebenfalls ungeeignet, einerseits wegen der Matschbirne, andererseits, weil sie bisweilen schon nach 14-tägiger Anwendung (obwohl immer gern zwei

Monate angegeben werden) süchtig machen können. Das möchte man nicht auch noch, zumal die Suchtbehandlung sehr langwierig und damit teuer wird. Dann lieber in ein gutes Antiaggressionstraining oder in eine Psychotherapie investieren; das kommt hintenraus meist günstiger und hebt das Level der persönlichen Sozialverträglichkeit enorm.

Das zweite Anwendungsgebiet sind akute Psychosen, bei denen Beruhigungsmittel als Notfallmedikation verabreicht werden, beispielsweise wenn Wahnvorstellungen bedrohliche Ausmaße im Sinne von Fremd- oder Eigengefährdung annehmen. Das sind ernste Erkrankungen, die eine sofortige Behandlung benötigen. Häufig handelt es sich bei den Substanzgruppen um Benzodiazepine oder Neuroleptika; die setzt man übrigens auch ein, wenn die Halluzinogene im Hirn zu heftig wüten, der Trip völlig aus dem Ruder läuft und Profis ranmüssen.

Als Nächstes kommen die Schlafmittel, besser gesagt, die Einschlafmittel. Gängige Handelsnamen sind Hoggar Night, Zopiclon ratiopharm, Vivinox Sleep oder Schlafsterne. Bei einem Einschlafmittel ist es, wie der Name schon verrät, nicht erwünscht, dass das Präparat die ganze Nacht über wirkt. Die Folge davon wäre, dass wir den natürlichen Schlafrhythmus aufheben würden und am nächsten Morgen so gerädert wären, dass wir kaum aus dem Bett kämen. Allein schon deshalb haben Einschlafmittel im Regelfall nur eine kurze Wirkdauer, eben gerade so lang, bis man in den Schlaf gefunden hat.

Doch trotz der kurzen Wirkdauer sollte man sich darüber im Klaren sein, dass es sich um einen Eingriff ins Gehirn mit einer chemischen Substanz handelt. Das Ursprungsproblem, nämlich der Grund für die Einschlafstörung, wird damit in keiner Weise angegangen. Deshalb ist es kurzfristig sinnvoll, solche Substanzen einzunehmen, bis die wirkliche Ursache erkannt und bestenfalls behoben ist. Aber es kann kein Konzept sein, über längere Zeiträume, also über Wochen oder Monate, wenn nicht gar Jahre, Einschlafmittel zu benutzen, sofern keine nachvollziehbaren medizinischen Gründe dafür vorliegen.

Außerdem: Auch diese psychotropen Substanzen haben ein erhebliches Suchtpotenzial. Schlafmittel sollten also nur wohldosiert und nach Möglichkeit nicht langfristig eingenommen werden. Und es gibt noch einen Aspekt, den man unbedingt wissen sollte: Schlafmittel und Alkohol vertragen sich nicht sonderlich gut, besser gesagt: Sie vertragen sich viel zu gut! Alkohol macht ab einer bestimmten Dosis müde, und wenn er nun auf gewohnheitsmäßig eingenommene Schlafmittel trifft, kann das mir nichts, dir nichts in einer Katastrophe enden.

Die dritte Gruppe, die wir hier behandeln, sind die Antidepressiva. Die Diagnose Depression wird keinesfalls so schnell gestellt, wie uns Pharmaindustrie und Medien gern weismachen wollen. Sie sind schlecht drauf, weil die Arbeit Sie stresst? Haben Probleme in der Beziehung? Mit den Kindern, Eltern? Geldnot? Sie leiden ganz bestimmt an einer Depression. Pille reinwerfen, und alles wird gut. Schön wär's! Erkennung und Behandlung der Krankheit erfordern Fachwissen von ausgewiesenen Spezialisten.[53] Ein Rezept ist dagegen vergleichsweise schnell ausgestellt. Tatsächlich wirken »echte« Antidepressiva nur bei »echten« Depressionen. Wenn es aber keine Depression ist, unter der der Patient leidet, sondern »nur« eine Reaktion auf eine überschaubare, lösbare psychische Belastung (oder eine Befindlichkeitsstörung), ist damit rein gar nichts gelöst (und das Antidepressivum wirkungslos).[54] Ganz im Gegenteil, die Probleme nehmen durch Nichterkennung und Verschleppung noch zu. Die Wahrscheinlichkeit, sich in dieser Situation dann in zusätzlichen Rauschmittelkonsum zu flüchten, wird damit erst richtig hoch.

Ist die Einnahme von Beruhigungs-, Einschlaf- und Antidepressionsmitteln überhaupt so ein relevantes Problem, dass wir hier derart ausführlich darüber berichten? Eindeutig ja. Schließlich sind viele Substanzen verschreibungspflichtig, heißt: Da hat jemand den Rezeptblock gezückt. Also müssten die Patienten doch zu Risiken und Nebenwirkungen die Packungsbeilage gelesen und ihren Arzt oder Apotheker gefragt haben. Oder? Dazu sehen wir uns mal kurz ein paar Zahlen an.

Wollen Sie schätzen, wie viele Packungen Einschlaf- und Beruhigungsmittel in Deutschland jedes Jahr verkauft werden? 30 Millionen. Laut einem Bericht der Techniker Krankenkasse konsumieren 70 Prozent aller Medikamentenabhängigen Schlaf- und Beruhigungsmittel.[55] Dazu kommen weitere auf die Psyche wirkende Substanzen.[56] Das ist eine ungeheuerliche Menge, die sich nicht allein durch Krankheit erklären lässt, sondern dem omnipräsenten Leistungs- und Erwartungsdruck der Gesellschaft geschuldet ist.

Ich kann mich an einen Rettungseinsatz in einem Seniorenheim um zwei Uhr nachts erinnern. Die Patientin hatte Atemnot. Als wir mit unserer ganzen Ausrüstung den langen Flur entlangkamen, nahmen wir ein richtiges Halligalli in den Zimmern wahr. Überall erklangen Stimmen und Geräusche – nicht unbedingt das, was man eine Nachtruhe nennt. Wir riefen nach der Pflegekraft, auch da wir keine Ahnung hatten, in welches Zimmer wir mussten. Außerdem brauchten wir die Versichertenkarte und den Medikamentenplan der Patientin. Üblicherweise ist auch schon ein Verlegungsbogen ausgedruckt, auf dem alle relevanten Daten zur bevorstehenden Krankenhausbehandlung stehen.

Die Pflegekraft kam. Eine Frau in den Fünfzigern, sie wirkte völlig übernächtigt und bis zum Anschlag genervt. Sie teilte uns mit, sie habe noch keine Zeit gehabt, die Unterlagen vorzubereiten. In meiner völligen Naivität fragte ich: »Ist nicht jemand anderes da, der das machen kann?«

Einen Moment lang sah sie mich fassungslos an, dann fing sie an zu lachen. Laut. »Nee, da ist niemand«, sagte sie schließlich, nachdem sie sich beruhigt hatte. »Wir sind zu dritt in der Schicht, und die beiden anderen sind gerade auf der zweiten Beruhigungsmittelrunde.«

»Auf der was?!« Den Begriff hatte ich noch nie gehört. Die Frau erklärte: Auf der ganzen Station gebe es zwei Altenpflegerinnen und eine Hilfskraft, für 68 Senioren. Damit das wenige Personal überhaupt die Runden schaffen könne, fange man schon früh am Abend mit der Verabreichung der Beruhigungs- und Schlaftabletten an. Wir haben aber gerade gelernt, dass deren Wirkung nicht lange anhält. Folglich wurden die Patienten nachts wieder wach, und die zweite Runde wurde eingeläutet. Am Morgen hingen dann alle durch, immerhin hatten sie die doppelte Dosis bekommen. Mit der kommt keiner mehr morgenfrisch in den Tag! Die Folgen waren eine höhere Bettlägerigkeit auf der Station, noch mehr Unruhe, noch genervteres Personal, daraus resultierend höhere Dosen und mehr Umsatz für die Pharmaindustrie.

Wie ich mittlerweile herausgefunden habe, sind Altersheime ohne Psychopharmaka die absolute Ausnahme. Über Medikamentenabhängigkeit brauchen wir bei der Ausgangslage nicht mehr ernsthaft zu reden. Ist das nicht schlimm? Dabei ist die Lösung doch so einfach. Darauf kommen wir später aber noch einmal zurück.

Wir halten an dieser Stelle fest, dass der Missbrauch von Psychopharmaka ein riesiges Problem, auch in unserem Land, darstellt. Ich möchte ausdrücklich betonen, dass alle Medikamente mit Wirkung auf Psyche und Gehirn im Zusammenhang mit Alkohol und anderen Rauschmitteln eine überaus bedrohliche Wirkung haben können. Von diesem gemeingefährlichen Cocktail kann ich nur abraten, solange keine ausführliche professionelle Beratung erfolgt ist.

Opioide

Zu den Opioiden gehören Heroin, Morphium und Konsorten. Mir ist bewusst, dass die meisten dieser Namen blankes Entsetzen und Abscheu auslösen, doch ich möchte eine Lanze für die Substanzen als solche brechen. Denn mehrere Vertreter aus der Sippe der Opioide sind aus der medizinischen Behandlung nicht mehr wegzudenken. Ein Blick auf diese Gruppe lohnt also allemal. Die sogenannten Opioide sind hochwertige Schmerzmittel und Hustenstiller. In der medizinischen Anwendung sind sie ein Segen, als Rauschmittel (gespritzt, geschluckt oder geraucht) jedoch wahres Teufelszeug.

Durch die chemische Modifikation des Morphium-Moleküls gelang der Firma Bayer die Herstellung von Heroin. Gleich ein halbes Dutzend Anwendungsgebiete versprach man im überschwänglichen Enthusiasmus, darunter die Schmerzstillung und Hustenlinderung, und letztendlich waren die Prognosen richtig. Bei Bayer war man jedoch davon überzeugt, dass Heroin weniger abhängig machen würde als Morphium und auch sonst weniger Nebenwirkungen hätte. Heute wissen wir, dass dem nicht so ist, im Gegenteil.

Tatsächlich wurde hier der Teufel mit dem Beelzebub ausgetrieben, denn Heroin macht deutlich schneller süchtig als Morphium. Doch diese Erkenntnis kam zu spät. Da war der Verbreitungsgrad des Heroins schon hoch und die Schäden unüberschaubar. Immerhin war damit klar, dass das Heroin wieder vom Markt verschwinden musste. Nach der Verdammung führte es ein Schattendasein in der Illegalität, bis es nach dem Zweiten Weltkrieg wieder herausgekramt wurde.

Den nächsten Höhenflug erlebte das Heroin im Vietnamkrieg mit erschreckender Verbreitung unter den Soldaten. Ein Faktor des »Erfolgs« von Heroin ist, dass der Wirkstoff ausgesprochen angstreduzierend wirkt. Die Konsumenten fühlen sich wie in Watte gehüllt, jeder Stress fällt von ihnen ab. Darüber hinaus löst es als besonderen Kick (allerdings nur anfänglich) Euphorie aus – noch ein Grund, aus dem es bei seinen Anhängern so beliebt ist. Wir haben schon besprochen, dass potente Drogen bei kriegerischen Auseinandersetzungen als Motivatoren eine nicht zu unterschätzende Rolle spiel(t)en.

Nun war der Vietnamkrieg aber vorbei, und Heroin kam außer in den USA wieder auf die Reservebank. Erst Anfang der 1980er-Jahre geriet die Substanz durch den Film und das Buch *Christiane F. – Wir Kinder vom Bahnhof Zoo* erneut in den Fokus der Öffentlichkeit. Dort wird der Weg einer 14-jährigen Berlinerin in die Abhängigkeit und Prostitution geschildert. Der Plot ist aus heutiger Sicht hoch umstritten, da er Klischees bedient und Hintergründe des Verhaltens der Protagonisten ausblendet, die elementar für das Verstehen von Sucht sind. Trotzdem prägte das Buch nicht zuletzt als Pflichtlektüre in der Schule Generationen und manifestierte Klischees bis in die heutige Zeit.

Danach ließ der nächste Höhenflug des Heroins nicht lange auf sich warten. Wieder war ein Pharmaunternehmen daran beteiligt, diesmal jedoch nur mittelbar, aber mit nie da gewesenen Folgen. Ausgangspunkt der folgenreichen Entwicklung in den USA war 1996 das Schmerzmittel Oxycontin (Wirkstoff Oxycodon) von Purdue Pharma. Es handelt sich um ein Opioid mit schmerzstillender Wirkung, und wieder einmal (der Mensch lernt einfach nichts dazu) fielen die Verschreiber und die Konsumenten auf die Pharmaversprechen herein. Natürlich – was auch sonst! – sollte das Präparat nicht süchtig machen und tat es doch. (Diesem Märchen würden Sie als Leser spätestens jetzt nicht mehr auf den Leim gehen.)

Kaum ein anderes medizinisches Präparat verkauft sich so gut wie Schmerzmittel. Kopf-, Rücken- oder Verletzungsschmerzen hat jeder irgendwann mal, egal ob in einem körperlich fordernden Job oder nicht. Folglich wurde das Präparat exzessiv beworben und millionenfach verschrieben. Aber dann kam das böse Erwachen. Glaubt man einem Artikel des »Spiegel«,[57] wurden 76 Milliarden (!) Tabletten von 2006 bis 2012 ausgeliefert. Unvorstellbar. Nicht vergessen, wir sprechen immer noch von einem Opioid! Ich brauche keine besondere Fantasie, um mir vorzustellen, wie locker der Stift über den Rezeptblock glitt.

Dem Ganzen zugrunde liegt eine regelrechte Industrie, in der unglaubliche Provisionen gezahlt und Behörden geschmiert werden. Es gibt dazu eine hervorragend recherchierte Dokumentation, *Süchtig nach Schmerzmitteln – Die Opioid-Krise in den USA*[58], darin wird von einem Kaff namens Kermit (kein Witz) mit vierhundert Einwohnern in West Virginia berichtet. In diesem Ort hat die lokale Apotheke doch tatsächlich mal in zehn Monaten drei Millionen Oxycontin-Tabletten vertickt. Ist das nicht völlig unglaublich? Ich kann mir kaum vorstellen, wie groß das Problem tatsächlich sein muss – im Schnitt müsste jeder Einwohner Kermits in weniger als einem Jahr 7.500 Tabletten in sich reingestopft haben. Das entspräche etwa 25 Pillen am Tag. Und das alles nur, weil sich rumgesprochen hatte, dass die örtliche Apotheke die Ausgabe der Schmerzmittel eher lax dokumentierte. Die Leute rannten den Inhabern die Bude ein. Und den Behörden fiel es nicht auf! Unvorstellbar.

Man kann das Zeug, wie fast alle Opioide, schlucken, inhalieren, spritzen, kurzum, in fast alle Löcher kippen, die der Mensch so hat. Die schnelle und heftige Anflutung im Gehirn wiederum schafft ideale Voraussetzungen zur Suchtentwicklung. Leider ist Oxycontin richtig teuer, in der Dokumentation wurde ein Schwarzmarkt-Preis von bis zu 120 Dollar für eine 120-mg-Pille genannt. Und da kam Heroin ins Spiel. Das ist nämlich billig. Mit dieser unglücklichen Konstellation ging das Drama dann erst richtig los: Die Massen stiegen um. Denn sie waren abhängig, brauchten die nächste Dosis, konnten sich jedoch den Nachschub nicht leisten. Und schon kündigte sich das nächste Problem an.

Unglücklicherweise haben nämlich alle Verwandten des Morphiums eine verheerende Nebenwirkung: Mit steigender Dosis tritt Atemlähmung ein. Außerdem wird Heroin häufig gestreckt und damit verunreinigt. Hinzu kommt, dass die Konsumenten keinerlei Erfahrung im Umgang mit Rauschmitteln in dieser Liga haben. Das kann zu massiven Vergiftungen führen, wenn man gepanschtes Zeug gewohnt ist, aber plötzlich an reinen Stoff gerät, denn die Rauschdosis liegt so nah bei der tödlichen Dosis, dass Lebensgefahr vorprogrammiert ist.

Fast die Hälfte aller Todesfälle durch illegale Drogen gehen in Deutschland auf das Konto von Heroin und dessen Verwandten. In der fortgeschrittenen Phase der Abhängigkeit wird der Stoff gespritzt, häufig auch geraucht, sei es in der Anfangszeit oder später, weil sich durch den häufigen Spritzengebrauch keine Venen mehr finden lassen. Die Substanz hat ein solches Abhängigkeitspotenzial, dass mitunter lebenslang mit Ersatzstoffen substituiert werden muss, da eine Entwöhnung von dem Opioid schlicht und ergreifend nicht möglich ist.

Für die schiere Masse von Süchtigen in den USA gäbe es ohnehin nicht genug Therapieplätze. Ganz zu schweigen von der mangelhaften Krankenversorgung dort. Deshalb spricht man in den Staaten mittlerweile von einer Opioid-Epidemie nationalen Ausmaßes. Die Gesundheitsbehörde CDC zählte in diesem Zuge 75.670 Tote im Jahr 2021, die den Folgen des Medikamenten- und Heroinmissbrauchs zum Opfer fielen.[59] Das sind über 200 Tote am Tag![60] Und zwar aus allen Bevölkerungsschichten, bei zunehmend jüngeren Abhängigen.

Zum Vergleich: In Deutschland sterben an Opioiden oder an ihren Folgen circa 600 Menschen im ganzen Jahr.[61] Warum sind das bei uns vergleichsweise wenig? Die Antwort ist einfach: wegen des Betäubungsmittelgesetzes. Das verlangt, typisch deutsch, eine extrem komplizierte Verfahrensweise mit Tresorverwahrung, Dokumentation, Kontrollen und, und, und. Außerdem halten sich Ärzte hierzulande in der Regel an ein von der WHO vorgegebenes Schmerzschema, das erst einmal sämtliche Nicht-Opioide ausschöpft, bevor auf die Kanonen zurückgegriffen wird. Und das ist auch gut so!

Natürlich gibt es noch andere relevante Opioide. Aufgrund der erwähnten exzellenten Wirkung gegen Schmerzen werden die Substanzen dieser Gruppe häufig verschrieben. Das ist insbesondere bei sehr schmerzhaften Erkrankungen oder Verletzungen der Fall. Patienten, die über Wochen und Monate an Frakturen oder Unfallverletzungen leiden, hätten ohne Opioide überhaupt keine Chance, einigermaßen schmerzfrei über die Runden zu kommen. Allein schon deshalb sind solche Präparate unverzichtbar. Auch größere chirurgische Eingriffe mit ausgedehnten Operationen sind überhaupt erst durch den Einsatz von Opioiden möglich, die mittlerweile die tausendfache Wirkung von Morphium haben. Sie sind ein absoluter Segen für die Medizin. Auch die ältere Dame mit Atemnot aus unserem Seniorenheimeinsatz spürte deutliche Linderung nach einer kleinen Dosis Morphium. Dadurch wird im Akutfall aber keine Abhängigkeit ausgelöst.

Legen behandelnder Arzt und Patient jedoch kein besonderes Augenmerk auf die Länge der Einnahme, ist es durchaus möglich, dass sich Abhängigkeiten entwickeln. Dann sind die Folgen ausgesprochen schwerwiegend. Doch wie so oft gibt es auch ein paar Ausnahmen, die an dieser Stelle angesprochen werden sollen. Opioide werden nämlich oft bei chronischen und sich nicht im Verlauf bessernden Krankheiten sowie am Lebensende eingesetzt. Dann entstehen durchaus Abhängigkeiten, sind aber von untergeordneter Bedeutung, da das Nichtbesserwerden ja der Grund der Verabreichung ist. Ein Entzug ist damit, na ja, obsolet.

Cannabinoide

Die Hanfpflanze ist ein robustes, schnell wachsendes und anspruchsloses Gewächs, das zudem auch noch leicht kultivierbar ist. In vielen Regionen der Erde ist Hanf problemlos anbaubar. Die Fasern sind ausgesprochen widerstandsfähig und halten sich trotz Witterungseinflüssen unter günstigen Bedingungen Hunderte von Jahren. Aus der Pflanze können Öle gewonnen, außerdem vielerlei weitere Produkte wie Papier, Kleidung oder Seile hergestellt werden. Dazu kommt eine Spitzenökobilanz durch das schnelle Wachstum und die Fähigkeit der Pflanze, extrem viel CO_2 zu binden.

Diesbezüglich sieht gegen den Hanf jeder Baum blass aus. Nur aus den beiden Hanfarten Cannabis sativa (echter Hanf) und Cannabis indica (indischer Hanf) sowie deren Kreuzungen gewinnt man psychoaktive Stoffe. Dabei nennt man die Blüten und Blätter Marihuana (umgangssprachlich »Gras«) und das Harz Haschisch (auch »dope« oder »shit« von engl. Scheiße, wovon womöglich auch die Sprachwendung »Geiler Scheiß!« für alle möglichen tollen Dinge des täglichen Lebens herrührt). Die Pflanze selbst enthält zahlreiche Cannabinoide. Der Wortteil »-oide« steht für eine Gruppe von Substanzen, die eng miteinander verwandt sind. Um im Bild von vorhin zu bleiben: Es sind ähnliche Schlüssel. Der psychisch wirksamste Stoff hiervon ist das Delta-9-Tetrahydrocannabinol, an dem Sie sich gern die Zunge brechen können, abgekürzt Δ9-THC, noch kürzer THC. Nur die weibliche Pflanze ist in der Lage, diesen Stoff in ausreichender Menge zu produzieren, um einen Rauschzustand hervorzurufen.

Wegen ebendieser berauschenden Wirkung ist der Anbau von Cannabis in Deutschland verboten, es sei denn, man besitzt eine Sondergenehmigung und baut nur Pflanzen mit einem THC-Gehalt von höchstens 0,2 Prozent an. Konsumiert wird Cannabis durch Rauchen (Joint), in Wasserpfeifen (Bong), in Tee oder auch im Backwerk (Space Cakes oder Hasch-Brownies). Immer wieder kommt es dabei zu Zwischenfällen, bei denen das Backwerk mit Haschischöl oder Shit-Krümeln versetzt und unter unwissende Gäste gebracht wird. Das führt zu amüsanten Familien- und Firmenfeiern, aber auch dazu, dass die unfreiwilligen Konsumenten mit Schwindel, Übelkeit und allgemeinem Unwohlsein ins Krankenhaus eingeliefert werden – immerhin haben sie keine Ahnung, dass sie gerade illegale Rauschmittel konsumiert haben. So berichtete die Tageszeitung »Merkur« am 18. September 2016, dass ein 42-Jähriger in Vorpommern seinen Gästen einen Kuchen mit Cannabisöl servierte, was dazu führte, dass sechs Personen mit gesundheitlichen Problemen in zwei umliegende Krankenhäuser eingewiesen werden mussten.[62] Des Missetäters wurde man schnell habhaft, und ich bin mir sicher, seine Strafe war nicht von schlechten Eltern. Denn nicht nur der Besitz und die Verteilung von Cannabis sind strafbar. Wenn man anderen heimlich Drogen unterjubelt, handelt es sich um den Tatbestand der Körperverletzung. Dass der Übeltäter die Geheimzutat selbst nicht gut vertrug, minderte das Strafmaß sicherlich nur marginal: »Während der Befragung bei der Polizei musste auch er sich übergeben.«[63]

In ähnlicher Konstellation wurde lustigerweise in derselben Region auch mal eine Begräbnisfeier abrupt beendet, weil eine Mutter die Hasch-Brownies ihrer Tochter versehentlich für die Feier eingepackt hatte und beim Leichenschmaus verteilte. In den Vereinigten Staaten, die sich technologisch gern als führend verstehen, entwickeln sich in den letzten Jahren zwar viele Dinge zurück (so scheint es zumindest, denken Sie nur mal an das neue Abtreibungsverbot), doch was die Nutzung von Cannabis angeht, sind die Amerikaner weit vorn dabei. Es gibt dort mittlerweile sogar Restaurants, die Haschischöl bei der Speisenzubereitung verwenden! Sollte man sich einen Burger mit Käse, Zwiebeln, Speck und einer Extraportion Haschischöl genehmigt haben, empfiehlt es sich aber, danach nicht selbst mit dem Auto nach Hause zu fahren. Oral aufgenommen entfaltet Cannabis seine Wirkung nämlich meist erst nach etwa dreißig Minuten, und die hält mehrere Stunden an.

Übrigens: besser in ein Restaurant gehen, als das Ganze auf eigene Faust zubereiten. Die Aufnahme in Kombination mit Speisen führt nicht selten zu Überdosierungen, da unerfahrene Konsumenten durch die Zeitverzögerung dazu neigen, vorschnell eine Dosis nachzulegen und am Ende breit wie eine achtspurige Autobahn zu sein.

Bei der Inhalation tritt die Wirkung hingegen sehr schnell ein. Die Cannabinoide erreichen umgehend das Gehirn und docken dort an eigens dafür vorgesehene Rezeptoren an. Die Substanz wirkt entspannend und geht häufig mit einer gelassenen Euphorie einher. Außerdem ist vom THC bekannt, dass es ausgesprochen appetitanregend ist. Diesen Umstand macht man sich deshalb auch bei Krebs und anderen Erkrankungen zunutze, bei denen der Patient körperlich ausgezehrt ist, denn die Appetitanregung unterstützt den Gesundungsprozess. Gerade recht kommt dabei, dass die Substanz auch gegen Erbrechen wirkt. Das ist eine sehr gute Kombination bei Patienten, die eine Chemotherapie machen und häufig unter Übelkeit leiden.

Ich habe weiter vorn von einem Einsatz im Seniorenheim berichtet. Da wurden Schlafpillen wie Smarties verteilt, übrigens auf Krankenkassenkosten, also auf unsere. Und nun stellen wir uns einmal etwas vor: In diesem Seniorenheim sitzt ein Achtzigjähriger neben einer adretten Seniorin aus dem dritten Stock auf der Veranda im Licht des Sonnenuntergangs. Abwechselnd ziehen sie an einem kleinen Joint und lassen den Tag ausklingen. Als sich der Appetit meldet, ordert die anwesende Pflegekraft Pizza beim Bringdienst. Danach schlafen beide durch. Ist das nicht eine schöne Vorstellung? Das Beste: Diese beiden alten Leutchen freuen sich sogar auf morgen!

Wie? Sie meinen, die Senioren werden abhängig? Ich bitte Sie, das werden die doch sowieso! Dafür sorgt in der Realität die Pharmaindustrie. Auch der Einwand, dass man das Ganze erst mal wissenschaftlich untersuchen und Daten erheben müsse, greift nicht. Wir brauchen keine ausschweifende Forschung, wir brauchen erst einmal gesunden Menschenverstand. Man beforscht nichts, was offensichtlich ist! Ich muss ja auch nicht beweisen, dass ein Fallschirm funktioniert. Oder ist schon mal jemand auf die Idee gekommen, mit zwanzig Probanden in die Luft zu gehen, in 5.000 Meter Höhe zehn mit Fallschirm und zehn ohne rauszuwerfen, um dann unten zu zählen, wer noch lebendig ist? Sehen Sie! Bei Offensichtlichem ist das vollkommen entbehrlich.

Da braucht es bei mehreren Tausend Jahren Konsumverhalten keinen Beweis mehr.

Cannabis ist ein regeneratives, kontemplatives Rauschmittel. Die Droge fällt damit in den Bereich der sogenannten Downer, beruhigend wirkende Substanzen. Es versteht sich von selbst, dass es wenig sinnvoll ist, diese Substanzen mit dem eher antreibenden Alkohol oder mit anderen anregenden Substanzen zu kombinieren. Andererseits ist es auch wenig sinnvoll, Cannabis zusammen mit weiteren Beruhigungsmitteln zu konsumieren, da sich die Wirkung bedrohlich potenzieren kann.

Doch so schön und harmlos die Substanz auf den ersten Blick auch wirkt, ist Cannabis (wie alle anderen Psychomodulatoren) ein Risikofaktor für Psychosen. Wenn der Konsument vorher bereits an psychischen Störungen litt oder Vorzeichen dafür zeigt, ist äußerste Vorsicht geboten.[64] Wohlgemerkt allerdings nur ein Risikofaktor; Cannabis selbst ist in der Regel kein Verursacher. Auch ist die Substanz bei entsprechendem Risikoprofil und Konsumverhalten in der Lage, zu Abhängigkeit zu führen, und natürlich, das liegt in der Natur der Dinge, greift sie in die Vernetzung von Nervenzellen ein. Das ist vor allem bei Teenagern ein Problem, da diese Vernetzung im jugendlichen Alter noch nicht abgeschlossen ist. So entstehen kognitive Defizite, die mit Teilnahmslosigkeit, Lerndefiziten und damit deutlich schlechteren Berufschancen einhergehen. Bereits an dieser Stelle dürfte klar sein, dass die Substanz trotz aller Legalisierungsbemühungen nicht in die Hände von unter 21-Jährigen gehört.

Fakt ist allerdings auch, dass Cannabis ausgesprochen ungiftig ist. Es ist schlichtweg unmöglich, so viel natürliches Cannabis zu konsumieren, dass man daran stirbt – im Gegensatz zu einer legal erhältlichen Flasche Wodka aus dem Supermarkt, die dem ungeübten Trinker eine Alkoholvergiftung einhandelt und ihn damit in null Komma nichts ins Jenseits befördert. Das sieht bei den künstlichen Cannabinoiden anders aus. Designer-Cannabinoide – also künstlich hergestellte Verwandte des Cannabis-Moleküls, in denen es durch An-, Ab- oder Umbau modifiziert wurde – erreichen am Rezeptor der Gehirnzellen eine bis zu 20-fache Wirkung und können zum Tod führen. Bei allen Zubereitungen, in denen künstliche Cannabinoide versteckt sein können, ist also Vorsicht geboten, dazu zählen auch die medial bekannten und frei verkäuflichen Kräutermischungen oder Badezusätze. Der Trick besteht darin, dem künstlichen Cannabinoid ein buntes Potpourri von beispielsweise Wiesenkräutern unterzumischen. Sind genug Kräuter beigemischt, weil einmal mit dem Rasenmäher durch den Klostergarten gefahren wurde, brauchen selbst erfahrene Labore mehrere Monate für die Analyse, da Kräuter über so viele Inhaltsstoffe verfügen, dass diese erst einmal einzeln identifiziert und aus dem Gemenge entfernt werden müssen, bis nur noch das Unbekannte übrig bleibt. Derweil kann der Verkauf des Produkts als sogenanntes Legal High oder Tarnkappendroge ungebremst weitergehen. Ist die Mischung dann untersucht, braucht es weitere Zeit, um sie strafrechtlich zu verfolgen, wenn sie bis dahin nicht schon durch die nächste ersetzt worden ist. Währenddessen kann das Produkt straffrei vertrieben werden und sein Unheil anrichten.

Stimulanzien

Kokain, Amphetamin, dessen Derivate (also chemische Abkömmlinge, beispielsweise Methamphetamin, aber auch Koffein) und noch ein paar andere Substanzen, die den Organismus antreiben, werden unter dem Begriff Stimulanzien oder Upper zusammengefasst. Auch wenn sie chemisch nicht miteinander verwandt sind, sorgen sie im Wesentlichen alle dafür, dass der Organismus »besser« funktioniert, wenn er in Stress gerät. Ein paar davon wollen wir uns näher ansehen.

Bekanntester und weltweit am meisten konsumierter Vertreter ist das Alkaloid Koffein im Kaffee, Tee (nannte man früher Teein, ist aber Koffein) und geringfügig auch im Kakao. Koffein ist der Menschheit schon sehr lange bekannt. Weniger bekannt ist Friedlieb Ferdinand Runge (1794–1867), ein genialer Chemiker, der es erstmals isolierte. Kurios ist dabei, dass eigentlich ein noch schlauerer Kopf auf die Idee kam, nämlich Johann Wolfgang von Goethe. Der war neugierig, was in der Kaffeebohne drin ist, und schlug seinem Spezi Friedlieb vor, das mit Destillation herauszubekommen. Der alte Goethe ist damit, ob er es wollte oder nicht, der mentale Vorbereiter von Cola, Mate und sämtlichen Energydrinks, die heute im Supermarktregal stehen.

Koffein wird gern anderen Drogenzubereitungen beigemischt und gibt damit noch ein wenig mehr »Vortrieb«. An sich ist Koffein kein Rauschmittel, aber aufgrund seines Effekts ziemlich beliebt in der Drogenküche. Im Bekanntheitsgrad kommt danach Kokain, in der Fachsprache Benzoylecgoninmethylester, das aus Ecgonin des Coca-Strauches (Erythroxylum coca) hergestellt wird. Vom Coca-Blatt ist schon sehr lange bekannt, dass es zerkaut oder mit Tee aufgebrüht vielerlei dienliche Eigenschaften hat. Es vertreibt Hunger, Durst, Erschöpfung und Kältegefühl, beinhaltet Vitamine, Eisen, Calcium und soll gegen Höhenkrankheit helfen. Kurzum: krasses Zeug.

Man kam darauf, weil die südamerikanischen Bauern ständig auf diesen Blättern rumkauten und die Kolonialherren aus der alten Welt das bemerkten. Dann fiel auf: In Minen eingesetzte

Indios konnten schuften, bis sie im wahrsten Sinne des Wortes umfielen, meist länger als 24 Stunden am Stück. Klang in den Augen der Ausbeuter gut, und so zog das Kraut um die Welt. Mitte des 19. Jahrhunderts wurde dann Kokain in Reinform hergestellt. Schnell war klar, dass die Substanz Schmerzen ausschaltete, indem sie die Funktion von Nervenzellen in der Haut vorübergehend unterband, womit man prima kleinere Operationen durchführen konnte: Die Lokalanästhesie war geboren. Weil das auch mit Rückenmarksnervenzellen ging, kam damit auch gleich noch die Spinalanästhesie auf. Die heutige Medizin mit ihrer geburtserleichternden Periduralanästhesie verdankt dem Kokain geschichtlich somit viel. Der Siegeszug war ab da unaufhaltbar. Sigmund Freud war vollends begeistert. Coca-Cola kennt ja sowieso jeder.[65] Der Apotheker John Stith Pemberton (1831–1888) stellte dieses Getränk am 8. Mai 1886 aus einem wüsten Sirup von Coca-Blättern her. Seine Intention war die Entwicklung eines Kopfschmerzmittels. Das Bemerkenswerte an der Geschichte ist eine der größten jemals begangenen geschäftlichen Fehlentscheidungen. Pemberton war nämlich morphiumsüchtig. Deshalb geriet der Coca-Strauch schnell in seinen Fokus, denn der Apotheker wollte damit seine Sucht in den Griff bekommen. Zu diesem Zeitpunkt war ihm natürlich nicht klar, welche Abhängigkeit Kokain nach sich zieht und dass er mit dem neuen Stoff vom Regen in die Traufe geriet. Er experimentierte so lange rum, bis die Rezeptur seinen Vorstellungen entsprach. Sein Ziel war also kein ehrenhaftes, denn er verkloppte die Zusammensetzung an den nächstbesten Unternehmer für 2.300 Dollar (das war damals ein Batzen Geld) zur Finanzierung seiner Sucht. Zwei Jahre später starb er an Krebs. Sein einziger Sohn segnete übrigens auch früh das Zeitliche: Er krepierte an einer Überdosis Rohopium, das er mit der Erbschaft finanzierte. Man kann also mit Fug und Recht behaupten, dass die Rezeptur von Coca-Cola dem Erfinder und seinem Erben kein Glück gebracht hat.

Heute enthält die klassische Coca-Cola kein Kokain mehr, sondern nur noch einen kleinen Extrakt aus dem Coca-Strauch, Koffein und verschiedene Zuckervarianten oder dessen Ersatzstoffe. Und halten wir das für die nächste Dinnerparty fest: Das Imperium mit derzeit 700.000 Mitarbeitern und über 30 Milliarden Dollar Jahresumsatz verdankt seine Existenz der Morphiumsucht eines einzelnen Mannes.

Zurück zum Kokain. Wie schnell das Zeug abhängig macht, wurde den meisten bald bewusst. Aber die lokalanästhetische Wirkung, also die örtliche Betäubung, fand man klasse. Deshalb experimentierten die Forscher weiter mit dem Stoff und entwickelten unter anderem eine Substanz namens Lidocain. Die betäubt nur die regionalen Nerven und macht nicht süchtig, weshalb sie bis heute gern eingesetzt wird. Und Lidocain hat einen tollen Nebeneffekt: Weil es kurzfristig Nervenfunktionen stilllegt, kann man es bei Herzkammerflimmern intravenös einsetzen, wenn Elektroschocks keinen Erfolg bringen. Dazu ist Lidocain ausgesprochen billig und deswegen sehr verbreitet. Sogar im Drogenhandel. Denn wie Kokain betäubt es lokal, beispielsweise die Zunge, wenn man dran leckt. Gängiges Klischee ist die Fingerprobe des Dealers, ob das Koks tatsächlich rein ist. Das geht ungefähr so: Man trifft sich in einer Lagerhalle, schwer bewaffnet, großer Tisch, viele Packungen gefüllt mit »Schnee«. Der Käufer zückt ein Messer, schneidet in ein bis zwei Pakete und leckt den Finger ab. Wird die Zunge taub, handelt es sich um reinen Stoff. Schmeckt es süß, ist in den Paketen Puderzucker. Alle ballern wild rum, die Handelspartner flüchten, oder der Verkäufer wird erschossen. Schon unzählige Male wurde die Kostprobe so in den

Medien dargestellt. Allein: Heute sind die Schnelltests deutlich eleganter und werden in der Regel auch diskreter durchgeführt. Was aber der Realität entspricht, ist die Taubheit der Zunge, wenn man an reinem Kokain leckt.

Da der Stoff so teuer ist, wird er immer wieder gestreckt, idealerweise mit etwas, das ähnlich aussieht. Puderzucker ist zu süß und hygroskopisch, zieht also Wasser aus der Umgebungsluft, was Klumpen oder Breimasse bedeutet. Lidocain indes hat dieselbe Konsistenz wie Kokain und verursacht ebenfalls eine taube Zunge. Damit bewährt es sich in dem beliebten Test zur Überprüfung, ob es auch tatsächlich Kokain ist. Kennt man eben aus zahlreichen Spielfilmen.

Ein wirklich bedauerlicher Nebeneffekt dieser Gemengelage: Wird der Nervenblocker Lidocain mit Kokain geschluckt, durch die Nase gerüsselt oder intravenös gespritzt, gerät er ins Blut, und die Pumpe bleibt stehen. Ich erinnere mich an einen Patienten, der auf der Couch zu Hause Kokain spritzte, direkt danach aufsprang, laut »Auuuuua!« schrie und mit Herzstillstand umfiel. Wir konnten ihn glücklicherweise erfolgreich und ohne bleibende Schäden wiederbeleben, aber so was geht nicht immer gut.

Coca-Paste und die freie Base von Kokain (eine chemische Modifikation) werden übrigens geraucht. Ebenso Crack, ein bitterböses Zeug mit einem der höchsten Suchtpotenziale auf dem Globus, das man herstellt, indem man Kokain mit Natriumhydrogencarbonat aufbereitet. Das knistert (engl. »crackle«) beim Verbrennungsprozess und gibt dem Stoff seinen Namen. Crack geht beim Rauchen sofort ins Hirn und zündet voll durch. Nicht selten genügt eine einzige Ladung, und der Konsument kommt nicht mehr davon los.

Generell sorgt Kokain für Stimmungsaufhellung und Euphorie und steigert das Selbstbewusstsein in einem bisweilen für das (meist) unkundige soziale Umfeld unerträglichen Maß. Leicht nachvollziehbar, dass die Droge in der Medienwelt, Politik und Wirtschaft gern genommen wird. Im Grunde können auch nur die sich die teure Aufwertung des Selbstwertgefühls regelmäßig leisten. Böse Zungen behaupten, manche hochrangige Entscheidung ginge in ihrer Kaltschnäuzigkeit auf Koks zurück. In dieser Umgebung fällt auch der Rededrang (Laberflash) nicht unbedingt auf.

Und doch enden viele Abhängigkeiten mit dem Absturz (Crash), dem tiefen Loch nach dem Konsum, das oft ein tragisches Ende bedeutet. Da erfolgreiche Konsumenten von sich selbst überzeugt sind, schließlich gibt der Erfolg ihnen ja recht, wird die Abhängigkeit erst spät entdeckt oder bewusst ignoriert. Manche Konsumenten sind ausgesprochen dreist. Erinnern Sie sich an Christoph Daum, den bekannten Fußballtrainer? Der hatte öffentlich bestritten, Kokain zu konsumieren, und dann allen Ernstes einen Haartest bei sich durchführen lassen, weil er völlig überzeugt davon war, clean zu sein. War dann nicht so, wie wir alle wissen. Aber passt zum Koks wie der Ball zum Tor.

Nebenbei bemerkt ist die Droge in einem ausgesprochen stressigen Umfeld verbreitet, in dem Leistungsdruck stets präsent ist. Kein Wunder, dass hier auch der Handel mit potenzsteigernden Mitteln blüht. Die wiederum haben den Nachteil, bei schwachem Herz nach dem letzten Glück das Licht auszupusten. Und damit sind wir wieder beim Kokain. Dieses hat nämlich die böse Eigenschaft, bisweilen Hirn- und Herzinfarkte auszulösen, weil es Gefäßkrämpfe hervorrufen kann. Alles eher suboptimale Bedingungen, die besser nicht aufeinandertreffen, weshalb es sich empfiehlt, lieber ganz die Finger davon zu lassen. Da ist Amphetamin, besser als Speed oder Pep bekannt, deutlich harmloser. Es reicht nicht an Kokain heran, hat aber ähnliche Grundwirkungen.

Es wird bei ADHS und Narkolepsie eingesetzt, was nahelegt, dass sich das Risiko in Grenzen hält.

Metamphetamin gibt es seit 1919. In den 1920er-Jahren konnten amphetaminhaltige Schokoladen als sogenannte Hausfrauenpralinen in Apotheken gekauft werden. Später gab es derlei Substanzen als sogenannte Stuka-Pillen, Panzerschokoladen oder Hermann-Göring-Pillen im Krieg.[66] Auch die Nationale Volksarmee (NVA) der DDR legte seinerzeit große Bestände an. In einem unserer Notfallkurse für Seefahrer an der Universität erzählte mal ein Kapitän, man habe ihnen in der Ausbildung bei einer Übung Zuckerpillen gegeben, und danach seien er und seine Kumpels zwei Tage lang wach geblieben. Zuckerpillen? Dass ich nicht lache! Was bitte soll das denn für ein Zucker gewesen sein? Popeye-Zucker? Angeblich hatte die NVA einen Vorrat von 58 Millionen Pillen. Kurioserweise waren aber alle nach der Wende verschwunden.

Über die nächste Substanz, besser unter den Namen Crystal Meth oder Ice bekannt, ranken sich unzählige Geschichten, die jeden Rahmen sprengen würden, und die Liste der Konsumenten liest sich wie das Who's Who der Weltgeschichte: Kennedy, Adenauer und Hitler sind nur ein paar von ihnen, wegen Letzterem wird das Zeug auch gern Nazi-Speed genannt. Fast die gesamte Weltkriegsszene hatte es für die Soldaten im Einsatz.

Methamphetamin hatte demnach einen unglaublich hohen Verbreitungsgrad und ist sehr gut untersucht. Das heißt auch, dass zahlreiche Nebenwirkungen dokumentiert sind. Daher weiß man, dass es sich mit vielen Medikamenten nicht verträgt und sehr schnell abhängig macht, auch wenn zahlreiche Partygänger drauf schwören.

Der letzte Vertreter, den wir an dieser Stelle besprechen, ist 3,4-Methylendioxy-N-ethylamphetamin, MDMA. Das kennen

Sie selbstverständlich. Nicht? Doch, nämlich Ecstasy, vorzugsweise kleine, bunte Pillen mit lustigen Motiven. XTC (das ist die Kurzschreibweise) ist derzeit die am weitesten verbreitete Partydroge. Man kann sogar sagen: keine Großparty ohne die Pille. Der extrem hohe Verbreitungsgrad und die niedrigen Komplikations- und Todesraten legen eine hohe Konsumsicherheit nahe, insbesondere wenn die Milligrammgewichte der jeweiligen Pillen bekannt sind. Der Substanz wird auch hohes therapeutisches Potenzial bei psychiatrischen Erkrankungen wie beispielsweise der posttraumatischen Belastungsstörung nachgesagt. Durch das Verbot war die Forschung daran allerdings lange Zeit nicht möglich. Das Suchtpotenzial ist als niedrig anzusehen.

In jüngster Zeit drängen Produkte unter dem Namen Ecstasy auf den Markt, die verunreinigt sind oder überhaupt kein MDMA enthalten. Deshalb geht der Trend zur kristallinen Form, die al-

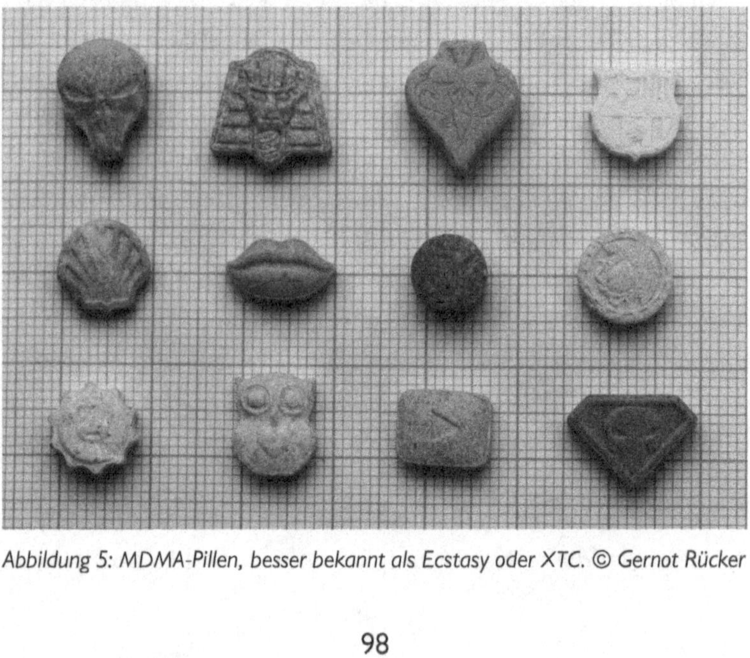

Abbildung 5: MDMA-Pillen, besser bekannt als Ecstasy oder XTC. © Gernot Rücker

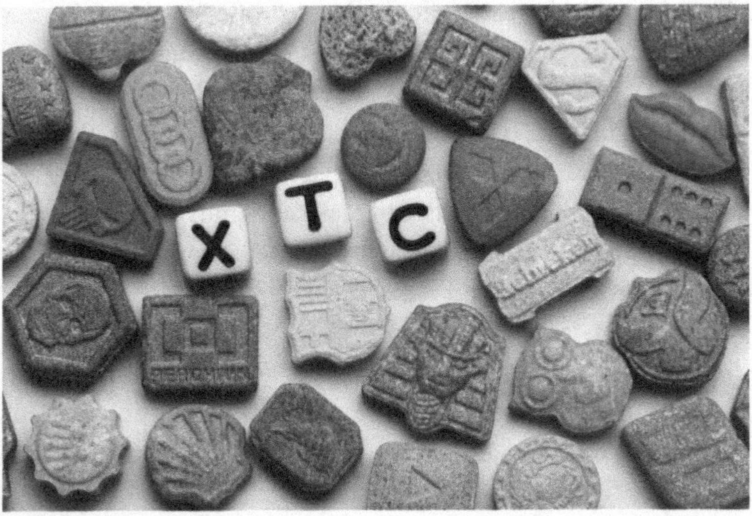

Abbildung 6: Es sind zahllose Formen, Prägungen und Farben im Umlauf. Mittlerweile enthalten die Pillen zunehmend auch Beimischungen wie Koffein oder Kokain. Die Pillen können mit modernen Drug-Checking-Geräten schnell und zuverlässig untersucht werden. © Gernot Rücker

lerdings rein optisch nicht von Methamphetamin-Kristallen zu unterscheiden ist.

Es gibt noch viele andere Vertreter der Amphetamin-Verwandten. Sie alle steigern die Leistungs- und Konzentrationsfähigkeit, die Wachheit nimmt zu, Hunger und Durst werden reduziert. Dabei, und das ist das Besondere, nehmen sie kaum Einfluss auf die Kognition, heißt: Sie berauschen im eigentlichen Sinn auch wenig. Unschwer nachzuvollziehen ist, dass es sich dabei um beste Eigenschaften handelt, um Menschen unter dem Einfluss von Stimulanzien in den Krieg zu schicken. Da sie Hunger und Durst stillen, sind sie ideale Begleiter, wenn der Verpflegungsnachschub hakt. Außerdem brauchen die Konsumenten weniger Pinkelpausen. Dank der Leistungssteigerung erreichen sie hohe Vormarschgeschwindigkeit, legen große Flugdistanzen zurück und absolvieren lange Einzelkampfhandlungen ohne Müdigkeit. Das alles bei höchster Konzentration, eben ohne Rausch und Halluzinationen. Wäre auch blöd, wenn der Pilot plötzlich mit einem 50-Millionen-Dollar-Flieger Loopings fliegen, die Panzercrew nach Angriffsbefehl erst mal Kettenmuster in den Sandboden pflügen und dann die halbe Mannschaft versuchen würde, durch das Kanonenrohr den Panzer aufzublasen.

Es liegt auf der Hand, dass man da schnell auf die Idee kommt, diese kleinen Helferlein auch im stressigen Alltag einzusetzen. Die euphorisierende Wirkung setzt häufig erst mit höherer Dosierung ein, während die Leistungssteigerung schon im niedrigen Dosisbereich auftritt.

Sie können die Wirkung der Substanzen mit einem 100-Meter-Lauf vergleichen. Wir führen das Experiment mal mit einem gedanklichen Staffellauf durch. Gehen Sie zum Startblock. Damit es nach Teamwork aussieht, bekommen Sie einen Kochlöffel als Staffelstab in die Hand gedrückt. Sie stehen am Startblock, der Schuss fällt, Sie laufen los. Nach einer bestimmten Zeit, meist deutlich über zehn Sekunden, erreichen Sie die 100-Meter-Marke. Das war Versuch Nummer eins. Für Versuch Nummer zwei tauschen wir den Kochlöffel durch eine Rolle Salami aus. Sie stehen am Startblock. Gleich fällt der Schuss. Ein kleines Detail hab ich vergessen: An einer Leine halte ich jetzt Hasso, einen netten Dobermann mit einer Schwäche für Salami. Die hab ich ihm versprochen. Und was man seinem Hund verspricht, hält man auch.

Der Schuss fällt, Sie spurten los. Auf der Hälfte der Strecke rufe ich: »Vorsicht, der Hund ist los!« Meinen Nachruf (»Der tut nix!«) hören Sie schon gar nicht mehr. Sie gehen ab wie eine Silvesterrakete, in Bestzeit über die Ziellinie, über die Absperrung, hinter den Zaun. Geschafft! Der Hund steht vorm Zaun, wedelt mit dem Schwanz und will die Salami.

Ich denke, Sie haben verstanden: In dieser Liga spielen Stimulanzien.

Evolutionsbiologisch ist dieses Herauskitzeln von Restleistung Ihr Booster, der genutzt wird, wenn sich Ihr Organismus in einer bedrohlichen Situation befindet. Dann mobilisiert er die gesamte Reserve, um Sie vor der Bedrohung fliehen zu lassen (»flight«) oder in den Kampf zu schicken (»fight«). Dieser Booster ist darüber hinaus während sportlicher Höchstleistung von Vorteil oder wenn es darum geht, eine körperlich anstrengende Party über mehrere Tage durchzustehen. Genauso helfen Stimulanzien in Prüfungssituationen oder besonders stressigen Momenten auf der Arbeit, wenn Sie mit vielen Projekten gleichzeitig jonglieren und sich wünschen, der Tag hätte zwanzig Stunden mehr. Deshalb ist die Einnahme von Amphetaminen unter gesellschaftlichen Leistungsträgern und in Berufen mit hohem Stressfaktor keine Seltenheit. Von Interesse ist dabei nicht die Flucht vor der Realität, sondern vielmehr die verlockende Steigerung der Leistungsfähigkeit.

Häufig findet man diese Art von Drogen aus diesem Grund auch bei alleinerziehenden Eltern. Stress auf der Arbeit, ein langer Tag, anschließend Kinder abholen, Abendessen machen, Hausaufgaben kontrollieren, Wäsche waschen, aufräumen usw. – der Tag ist einfach zu kurz. Es sind genau diese Momente der Überforderung, in denen Normalbürger zu Präparaten greifen, die sie psychisch und physisch boostern. Meist durch Zufall, die magischen Pillen oder Pulvertütchen wurden auf einer Party oder sonst wo verteilt. Und plötzlich haben Sie nachts um drei das Gefühl, dass der Tag gerade erst anfängt und Sie Bäume ausreißen könnten. Netter Nebeneffekt: Da Stimulanzien Hunger und

Durst stillen, sind sie ein beliebtes Mittel, um Gewicht zu verlieren. Abnehmen ist immer auch ein Schönheitsthema und zudem Stressor, hier wird der Gewichtsverlust quasi umsonst mitgeliefert. Was will man mehr? Perfekt! Oder?

Es gibt ein schönes Sprichwort, das auch auf die Stimulanzien zutrifft: Wenn etwas zu schön klingt, um wahr zu sein, dann ist es das in der Regel auch. So auch hier. Denn die Pille verlangt dem Organismus alles ab und greift auf alle Reserven zu, die sie anzapfen kann. Das ist der Zweck, der evolutionsbiologische Sinn des Systems im Überlebenskampf. Auf Dauerbetrieb ist das nicht ausgelegt. Und die Natur hat auch nicht damit gerechnet, dass solche Helferlein auf die Bühne treten, quasi als Turboschlüssel. Man weiß heute, dass die gelegentliche Einnahme keine ernsthaften Schäden bei Erwachsenen verursacht, sofern die Dosis im Rahmen bleibt. Man kann ja auch auf der Autobahn mal ein paar Kilometer lang Vollgas fahren. Es dürfte aber keine Neuigkeit sein, dass Stimulanzien nicht nur abhängig machen, sondern auch keine Probleme lösen. Der Tag wird durch die Einnahme von Stimulanzien nicht länger, denn der Physik sind die Tabletten egal. Substanzen wie diese stellen nur massenweise Energie bereit, ohne Rücksicht auf Verluste – und diese Energie fehlt dann an anderer Stelle. Denn wie bei allem, das man bis zum letzten Punkt ausreizt, kommt die Rechnung am Schluss: Ab einem gewissen Punkt hat der Körper keine Regenerationsfähigkeit mehr und bricht vollkommen zusammen, eben wie bei einem Auto, das andauernd mit Vollgas gefahren wird. Besonders tückisch ist, dass die Kognition, wie eingangs schon erwähnt, kaum unter der Einnahme leidet. Deshalb bemerkt das Umfeld des Konsumenten dessen Abhängigkeit meist erst sehr spät.

Wenn dann auch noch Alkohol dazukommt, wird es richtig ernst, da sich die Substanzen im spezifischen Dosisbereich in ihrer Wirkung verstärken. Bei geringer Alkoholdosis lassen Stimulanzien mehr Ausdauer zu, mit Erhöhung der Dosis schlägt die Wirkung jedoch in Aggression um. Sie können sich leicht vorstellen, dass der Einwurf einer Energiepille bei einem Aggressionsschub das Ausmaß deutlich dramatisiert. Die Kombinationen Alkohol und Amphetamine oder Alkohol und Kokain gelten als äußerst gefährliche, aggressionsfördernde Drogencocktails. Sämtliche Türsteher vor Diskotheken können ein Lied davon singen. Ich wage zu behaupten, dass es heute keine Disko, keine Open-Air-Party und kein Musikevent ohne bunte Pillen mehr gibt. Bei Untersuchungen solcher Veranstaltungen rund um den Erdball fiel auf, dass es in den letzten Jahren zu deutlichen Dosissteigerungen bei Amphetaminen und deren Verwandten gekommen ist, teilweise um das Zwei- bis Dreifache von dem, was noch vor zwanzig Jahren üblich war. Und ebendiese hohen Konzentrationen können für (Anfänger-)Konsumenten lebensbedrohlich sein. In einigen Ländern wurde deshalb das Drug-Checking eingeführt. Dabei geben Konsumenten ihre Pillen zur chemischen Analyse ab, und mit verschiedenen technischen Verfahren kann der Inhalt bestimmt werden.

Einfachstes Verfahren ist dabei die Infrarotspektroskopie. Klingt kompliziert, ist aber simpel. Das Gerät ist so groß wie ein Schuhkarton. Vorn befindet sich eine kleine Platte, darüber ein Arm. Ein winziger Teil der Pille wird abgeschabt, zermahlen und zwischen Arm und Platte eingespannt. Dann fällt ein Infrarot-Lichtstrahl auf das Pulver und wird dadurch spezifisch verändert. Unter dem Pulver befindet sich ein Sensor, der den Lichtstrahl auffängt. In knapp einer Minute ist klar, was in der Pille drin ist.

Als besonderer Service des Hauses wird die Tablette von den Drug-Checkern gewogen, vermessen und abfotografiert. Das Er-

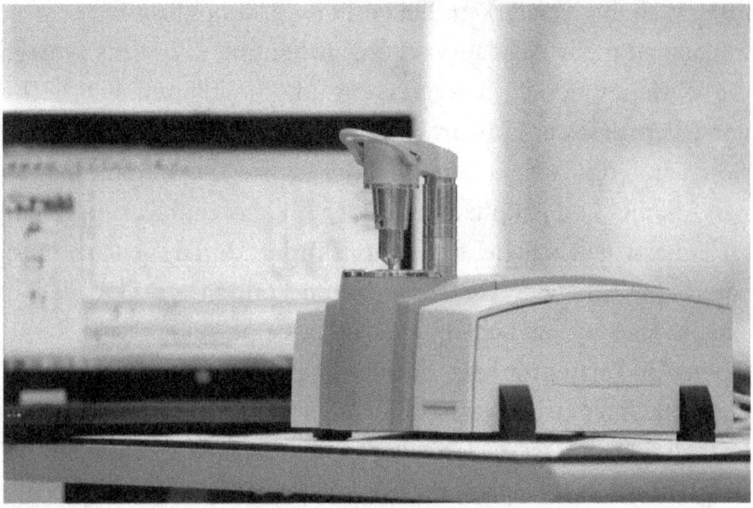

Abbildung 7: Mobiles Drug-Checking-Gerät. Es hat die Größe eines kleinen Schuhkartons, allerdings benötigt die Bedienung Spezialisten, damit es nicht zu Fehlmessungen und -interpretationen kommt. Es wird nur ein winziger Bruchteil der Pille zur Analyse benötigt, innerhalb kürzester Zeit liegt das Ergebnis vor. © Gernot Rücker

gebnis hängen sie anschließend auf der Party aus oder stellen es ins Netz. So kann jeder sehen, wie viel von was in der Pille drin ist.

Gegner des Verfahrens führen häufig an, dass mit dem Drug-Checking auch der Verkäufer erfahre, was seine Produkte beinhalten, und die Drug-Checker quasi die Qualitätskontrolle des Hinterhofherstellers übernehmen. Dazu kann ich nur sagen: Das ist ja der ganze Witz an der Sache! Die Pillen sind sowieso im Umlauf, zu Hunderten Millionen. Aber die wenigsten Konsumenten wissen, woraus ihre Pille überhaupt besteht – und sie würden das Zeug auch ohne dieses Wissen nehmen. Ist es da nicht besser, wenn man ihnen sagt, was sie einwerfen? Und vor allem: in welcher Dosis? Das erhöht die Einnahmesicherheit, und alle sind gewarnt, beispielsweise auch, wenn plötzlich und heimlich die Dosen erhöht werden.

Die Ursachen für diese weltweite Dosissteigerung sind vielfältig. Häufig ist die Erwartungshaltung an die bunten Pillen sehr hoch, andererseits wird sogar in der Partyszene eine höhere Leistungsbereitschaft abgerufen. Wurde vor Jahren »nur« eine Nacht lang gefeiert, so gehen heutige Festivals meist über mehrere Tage. Allein die Länge dieser Events erfordert eine grundlegende Kondition, die mancher aufgrund seines Bürojobs kaum mitbringt. Zudem sorgen niedrigere Preise ab drei Euro pro Pille und ausgefeilte Vertriebswege für eine unbegrenzte Verfügbarkeit.

Es gibt in großen Metropolen sogar Chemsex-Partys, bei denen die lustig geprägten Partypillen zusammen mit den Eintrittskarten verteilt werden. Bei diesen Veranstaltungen treffen sich Menschen mit dem erklärten Ziel, unter Drogeneinfluss möglichst intensiven Sex zu haben. Es liegt nahe, dass sich der eine oder andere Teilnehmer, sagen wir mal, unter Druck gesetzt fühlt und befürchtet, dass das Pensum jenseits seiner Möglichkeiten liegt. Deswegen ist die Einnahme von Potenzmitteln bei regelhaftem Konsum von Stimulanzien nichts Ungewöhnliches. Dass das bisweilen (je nach Praktik) Geschlechtskrankheiten nach sich zieht, liegt auf der Hand. Auch wenn man es kaum glauben mag: Medizinisch gesehen ist im Grunde nur dieser Aspekt, wenn man das so sagen will, »gefährlich«. Alkoholische Exzesse sind bei solchen Partys eher Ausnahmen, da jeder wissen dürfte, dass man bei hohem Alkoholspiegel zwar viel will, aber wenig kann. Da bleibt man doch besser beim Reinheitsgebot. (Die Vokabel passt hier auch noch in anderem Sinn.)

Halluzinogene

Unter dem Begriff »Halluzinogene« werden Substanzen verschiedenster Art zusammengefasst, denen eigentümlich ist, in erheblichem Maß in die Sinneswelt einzugreifen: LSD, Dimethyltryptamin (DMT), Meskalin, Ketamin, 2C-X und weitere.

Natürlich vorkommende Halluzinogene wie die in verschiedenen Pilzarten werden schon seit der Frühzeit der Menschheit angewendet, von zahlreichen indigenen Völkern ist dieses Verhalten gut belegt. Eine der in diesem Kontext bekanntesten Pilzsorten ist der Fliegenpilz, von dem ich im ersten Kapitel bereits schrieb. Der darin enthaltene Wirkstoff Muscimol ist für die berauschende Wirkung verantwortlich. Der Name des Fliegenpilzes soll von seiner Fähigkeit herrühren, mit in einer Schüssel Milch eingelegten Pilzstücken Fliegen anzulocken und diese dann durch Ertränken zu töten.

Was der Fliegenpilz kann, fand man – wie so oft – durch Zufall heraus. Im hohen Norden, Finnland und Sibirien, gibt es zahlreiche Rentierherden. Wenn die unterwegs sind, tapsen die Tiere häufig brav hintereinanderher. Nun bemerkte ein aufmerksamer Mensch, vielleicht ein Schamane, dass einzelne Tiere bei schneebedeckter Oberfläche im wahrsten Sinne des Wortes aus der Reihe tanzten und die Kolonne verließen, um etwas zum Fressen aufzuspüren – und zwar zielgenau. Bei näherer Inspektion fiel der Fliegenpilz als Opfer ihrer Begierde ins Auge. Weil die Niere ein Entgiftungsorgan ist, reichert sich dort das Muscimol an, das sich im Fliegenpilz findet und für Halluzinationen sorgt. Ich kann (und will) mir nicht vorstellen, wie unsere Vorfahren auf die Idee kamen, von der Rentierpisse zu trinken, um dabei zufällig auf die Wirkung des Fliegenpilzes zu stoßen. Fakt ist: Was beim Rentier funktionierte, klappte beim Menschen ebenfalls ganz hervorragend. Es handelt sich dabei um einfache Biochemie: Die hoch dosierten Wirkstoffe des Pilzes werden über den Urin sehr konzentriert aus dem Körper des Rentiers oder eben Erstkonsumenten des Fliegenpilzes ausgeschieden (weshalb viele Drogen besonders gut im Urin nachgewiesen werden können), dabei verringert sich allerdings auch die Wirkung des Giftes. Das Faszinierende (und ja, auch Eklige) dabei: Das Prozedere lässt sich drei- bis viermal wiederholen, bis die Wirkung vollends nachlässt. (Ich gebe zu, mir gefallen in diesem Zusammenhang die modernen Methoden, Wirkungsdosen zu variieren, etwas besser.)

Fliegenpilze spielen außer bei diesen regionalen Ethnien aber kaum mehr eine Rolle. Derzeit kommerziell verwendete Rauschpilze enthalten meist Psilocybin, was in Kahlköpfen (Psilocybe spec.) in Amerika (»Mexikaner«) und Mitteleuropa vorkommt. Der Vollständigkeit halber möchte ich an der Stelle noch das Meskalin des amerikanischen Peyote-Kaktus erwähnen, der im rituellen Kontext ebenfalls eine lange Tradition hat und derzeit eine Renaissance erlebt.

Falls Ihnen das mit den Pilzen oder anderen Gewächsen des heimischen Gartens (zum Beispiel Engelstrompete oder Stechapfel) zu gefährlich oder die Urinprobe zu eklig sein sollte, könnten Sie es alternativ auch mit der Aga-Kröte (Bufo marinus) versuchen. Wenn Sie an der lecken, wird Sie der Wirkstoff DMT, der sich im Hautsekret und in den Hinterohrdrüsen der Kröte befindet, ebenfalls in andere Sphären katapultieren. Es kann dabei nicht ausgeschlossen werden, dass sich die Kröte kurzfristig in einen Prinzen verwandelt. Der Zustand ist aber nicht von Dauer.

Und falls Ihnen das Lecken nicht geheuer ist: Das Sekret lässt sich auch dem Haschisch beimischen und rauchen. Allerdings sind aus der Praxis einige Todesfälle nach dem Konsum des Krötensekrets bekannt, weil das noch mehr ziemlich giftiges Zeug

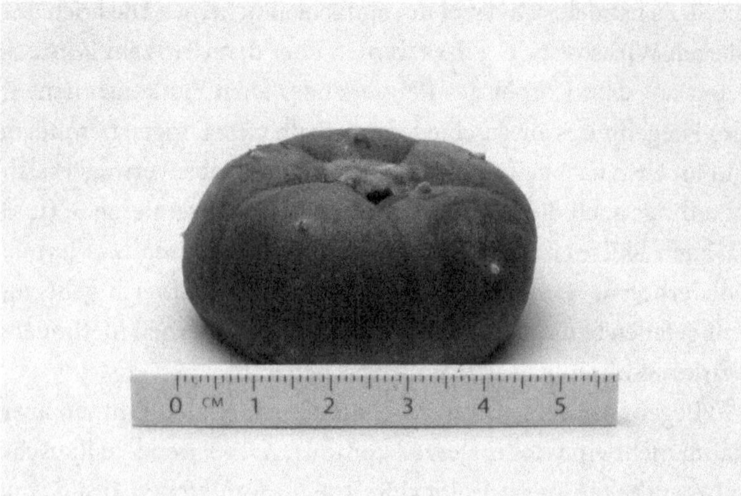

Abbildung 8: Peyote-Kaktus (Lophophora williamsii). Pflanzen aus dem Reich der Ethnobotanik sind für zahlreiche psychotrope Substanzen bekannt, in diesem Fall das ausgesprochen psychoaktive Meskalin. Sie werden häufig getrocknet und/oder frisch konsumiert. Wie bei allen Pflanzen ist auch hier Vorsicht geboten, da der Anteil der Wirkstoffe stark variieren kann.
© Gernot Rücker

enthält, weshalb die Unke im besten Wortsinn mit Vorsicht zu genießen ist. Es starben auch schon Hunde, die das Tier apportierten – und Menschen, die die Kröte oder deren Laich verspeisten.

Der weitaus bekannteste Vertreter der Gruppe der Halluzinogene dürfte das Lysergsäurediethylamid (LSD) sein. Die Substanz wurde vom Schweizer Albert Hofmann bei seinen Versuchen mit Mutterkorn entwickelt. Das ist eine Form des Mutterkornpilzes, der auf Getreide wächst. Die schwärzliche Austreibung des Ährenstandes, die ein wenig an eine verschrumpelte Minibanane erinnert, ist für Mensch und Tier hochgiftig, da die enthaltenen Alkaloide für ein Zusammenziehen der arteriellen Blutgefäße sorgen. Außerdem regen sie Wehen an. Früher wurden diese Pilze deswegen auch als (illegales) Abtreibungsmittel benutzt, was nicht selten tödlich endete. Albert Hofmann hatte es in seinen Experimenten auf den Kreislauf abgesehen und wollte ein Medikament gegen niedrigen Blutdruck entwickeln. Und so fuhrwerkte der Wissenschaftler also lustig mit dem Mutterkorn herum. Was er (noch) nicht wusste: Selbst kleinste Dosen genügen, um den Konsumenten in andere Sphären zu katapultieren, denn das Zeug geht durch die Haut.

Das war an einem deswegen ziemlich kurzen Labortag für ihn unübersehbar – im wahrsten Sinne des Wortes, denn er musste seine Arbeit abbrechen und nach Hause fahren, wo er für ein paar Stunden Farbmuster sah und Visionen hatte. Weil ein guter Wissenschaftler jedoch vor nichts zurückschreckt, probierte Hofmann kurz darauf erneut eine Prise von seiner Entdeckung (diesmal ganz bewusst) und fuhr anschließend mehr schlecht als recht mit dem Drahtesel nach Hause. Eine schlechte Idee, zumal er deutlich überdosiert hatte. Laut seinen Aufzeichnungen soll sich sogar die Nachbarin kurzfristig in eine »bösartige, heimtückische Hexe« verwandelt haben.

Dieses Ereignis, die Fahrradfahrt, gilt als Entdeckungsmoment der LSD-Wirkung. Im Gedenken an seinen Erfinder wird der Tag der Fahrradfahrt (Bicycle Day), der 19. April 1943, bei bekennenden Konsumenten als »Feiertag« begangen, was Krankenhaus- und Rettungsdienstpersonal in den meisten Ländern bekannt ist. Treffen entsprechende Mitarbeiter am 19. April auf einen Radler, der versucht, seinen Namen mit Orangensaft auf eine vierspurige Fahrbahn zu schreiben, nun ja, dann wissen die meisten schon, wie der Hase läuft. Oder eher: radelt.

LSD erfreut sich in jüngster Zeit größter Beliebtheit bei Konsumenten, die diese Art des Rausches bevorzugen. Dazu beigetra-

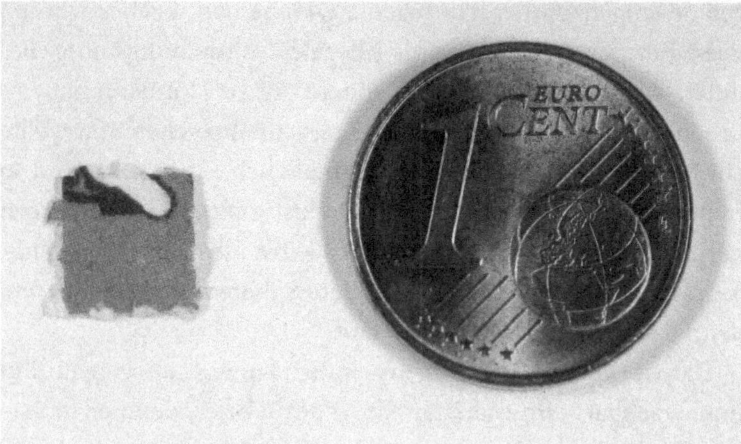

Abbildung 9: LSD-Plättchen, auch Pappe oder Blotter (von engl. Löschpapier) genannt. © Gernot Rücker

gen hat die Tatsache, dass LSD ausgesprochen ungiftig ist – es ist nahezu unmöglich, durch Vergiftung an LSD zu sterben. Durch Unfug unter LSD-Einfluss aber schon. Man geht außerdem davon aus, dass die Substanz keine körperliche oder psychische Abhängigkeit erzeugt. Das wissen wir, da der menschliche Organismus nach zwei bis drei Wochen täglichen Konsums eine Toleranz entwickelt und die Wirkung des LSDs dermaßen nachlässt, dass es als Rauschmittel für eine gewisse Zeit unbrauchbar ist.

Auf den ersten Blick hört sich das vielversprechend an, allerdings liegt der Teufel im Detail, genauer gesagt in der Anwendung. Da der LSD-Rausch die Sinne dermaßen durcheinanderwirbelt, kommt es häufig vor, dass Konsumenten sich einbilden, sie wären Gegenstände oder Tiere wie Vögel oder Insekten. In diesem Zustand der völligen Ich-Auflösung können Unfälle passieren, die bisweilen tödlich enden, da die Anwender in der Überzeugung, dass sie fliegen können, von Gebäuden oder aus Fens-

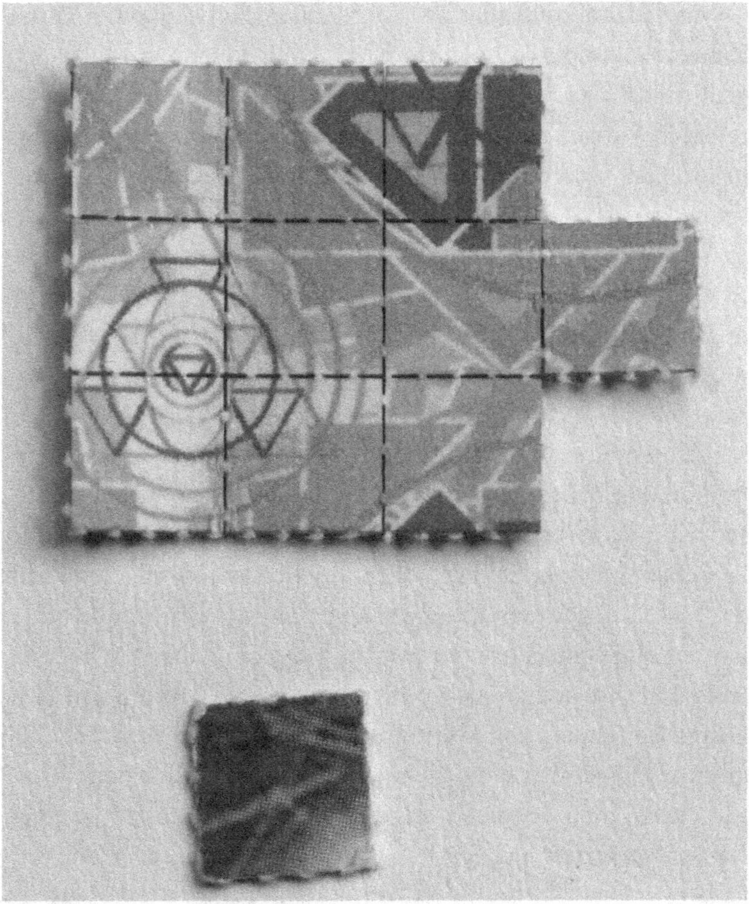

Abbildung 10: Flüssiges LSD wird auf bunte Blätterbogen aufgebracht und dann portionsweise zerteilt. Es reagiert jedoch mit Luftsauerstoff, sodass das aufgeträufelte LSD nur wenige Wochen bis Monate wirksam ist. Im Umgang ist Vorsicht geboten, da LSD durch die Haut und Schleimhäute gut resorbiert wird. © Gernot Rücker

tern stürzen. (Erinnern Sie sich an die Geschichte aus New York: Halluzinogene nur im Erdgeschoss konsumieren!)

Mit Alkohol sollte man LSD übrigens auch nicht kombinieren. Zum einen, weil Alkohol unsere Kritikfähigkeit mindert, das Aggressionspotenzial erhöht und damit den Tripsitter vor große Herausforderungen stellt, wenn er auf seinen Schützling aufpassen muss. Zum anderen, weil Alkohol in höherer Dosierung durch seine dämpfende Wirkung das Rauscherlebnis schmälert. Es ist also nicht nur dumm, bunte Cocktails zusammen mit bunten Pillen oder exotischen Pilzen einzunehmen – es ist sogar kontraproduktiv für das Rauscherlebnis.

Aber fehlt da nicht noch was? Was ist denn mit Krieg? Da gab es bei den anderen Rauschmitteln doch auch immer etwas zu berichten. Sie haben recht – auch Halluzinogene wurden in diesem Kontext zweckentfremdet. Klar ist allerdings, dass man derlei Substanzen bei Soldaten nicht verwenden kann. Wenn sich das Maschinengewehr zu einer Sonnenblume verbiegt und bunte Farben aus dem Patronenmagazin ploppen, wird es schwierig. Aber LSD ist unglaublich potent. Für einen Trip braucht man Dosen im Bereich von Mikrogramm, also ein Tausendstel Milligramm. Das sind unvorstellbar kleine Mengen. Mit einem Eimer LSD kann man demnach theoretisch ein ganzes Land in einen Rausch versetzen. Da liegt es nahe, es als chemische Waffe einzusetzen. Die Idee dahinter: Mind Control. Kipp das Zeug ins Grundwasser und in alle verfügbaren Brunnen, warte einen Tag und marschiere dann widerstandslos ein. Bis der Gegner wieder bei Sinnen ist, ist die ganze Chose gelaufen, und alle wichtigen Posten sind besetzt. Klingt einfach, könnte klappen. Tut es aber nicht. Denn einerseits trinkt nicht jeder Wasser, und andererseits bekommt nicht jeder Halluzinationen. In den 1950er-Jahren wurden in den USA sogar Menschenversuche mit LSD in Wasserspendern in einer Behörde durchgeführt, ohne dass die Probanden etwas davon wussten, und es passierte … nichts. Allerdings gab es auch ein Projekt der CIA mit dem Namen MKULTRA an ahnungslosen Krankenhauspatienten und Insassen in Gefängnissen, das mit desaströsen Schäden endete. Mehrere Menschen fanden dabei sogar den Tod.[67]

Erinnern Sie sich: Halluzinogene benötigen ein gutes Set und ein Setting, sonst wird einem nur schwindelig und schlecht. Das Ganze funktioniert natürlich auch umgekehrt. Es gibt Experimente, bei denen man Probanden vorgaukelt, dass sie eine Droge bekämen, in Wahrheit kriegen sie aber nur eine wirkungslose Pille. Ein Teil der Teilnehmenden dreht erwartungsgemäß hoch und »bemerkt« sofort eine Wirkung, die es in Wahrheit gar nicht gibt. Das ist der altbekannte Placeboeffekt.

In der experimentellen Pharmakologie macht man sich genau diesen Placeboeffekt auch zunutze. Bevor ein Medikament in den Verkauf kommt, muss es mehrere Phasen von Tier- und Menschenversuchen mit Placebos durchlaufen. Nur so kann man die Wirksamkeit schlüssig beurteilen. Damit man nun Wirkung und Unerwünschtes früh im Entwicklungsprozess feststellen kann, gibt man neuerdings manchmal vorab schon mal ein Hundertstel der regulären Dosis in einer gesonderten Versuchsreihe. Das genügt, um Schlüsse zu ziehen, ohne gleich voll einzusteigen, da es mittlerweile so extrem feine Nachweismethoden gibt. Bisweilen können dadurch sogar Tierversuche vermieden werden. Man bezeichnet das als Mikrodosierung, engl. »microdosing«.

Von LSD ist bekannt, dass es kreative Urgewalten freisetzen kann. Das bekam schon Albert Hofmans Chef im Selbstversuch zu spüren, als er einem Assistenten auftrug, seine Sinneswahrnehmungen im Rausch zu protokollieren, der Arme aber bei der schnellen Abfolge der Visionen nicht annähernd hinterherkam.

Damals wurde noch mit sehr kleinen Dosen experimentiert und diesen bisweilen eine Wirkung zugesprochen.

Was in der experimentellen Pharmakologie funktioniert, könnte auch bei den Halluzinogenen klappen, dachte man sich irgendwann im Silicon Valley, wo seit den 1990er-Jahren die innovativsten Ideen der aktuellen Zeit entstehen. Leistungsdruck, geistige Erschöpfung und zunehmender Psychopharmakakonsum brachten findige Geister auf die Idee, Microdosing erneut zu probieren. Wie wir oben schon festgestellt haben, werden LSD und Psilocybin nicht nur angstlösende therapeutische Wirkungen zugeschrieben. Um die Kreativität und die Konzentration der klugen Köpfe zu steigern, beschlossen einige Kreative in den USA also, sehr geringe Mengen LSD zu konsumieren.[68] Die Idee dabei ist, eine so geringe Dosis zu wählen, dass positive Effekte auf den Geist entstehen, die Halluzinationen jedoch ausbleiben. Microdosing beruht demnach auf der Vorstellung der (Wieder-) Erweckung genialer Kreativität durch Chemie.

Allein: Nicht jeder hat hinreichendes Talent. Insofern sind der Methode in der breiten Anwendung von vornherein schon Grenzen gesetzt.

Drei Varianten stehen dabei zur Auswahl: Bei der ersten wird eine sehr niedrige Dosis zwischendurch verabreicht, wenn dem Mitarbeiter danach ist.(Wir erinnern uns: Es braucht Pausen wegen der außerordentlichen Toleranzentwicklung.) Bei der zweiten Variante gibt's ein paarmal pro Woche sehr niedrige Dosen. Und bei der dritten wird eine so niedrige Dosis ausgeteilt, dass der Konsument es gerade so merkt, meist ist das ein Zehntel der Normaldosis. Hier spricht man eher von Minidosing statt von Microdosing.

Wenn Sie mich fragen: Ich glaube nicht, dass die Varianten 1 und 2 etwas Messbares bewirken. Das zeigt eher den Placeboeffekt. Es gibt zwar zahlreiche positive Nutzerberichte, der streng wissenschaftliche Beweis steht im Gegensatz zu den Wirkungen der Normaldosis aber noch aus. Vielleicht wird er auch nie erbracht werden. Wir lassen uns da überraschen. Um das festzustellen, bräuchte es groß angelegte Studien mit einer immensen Anzahl an Probanden und geeignete Verfahren, zumal LSD und Psilocybin dem BtMG unterliegen und damit verboten sind. Überhaupt, wie soll man eine mögliche Kreativitätszunahme messen? Für mich ist das etwa so wie Wasser mit einem Hauch Apfelgeschmack. Man trinkt und denkt: Irgendwie gesund, weiß aber ganz genau, dass da im Grunde außer Wasser nichts Wertvolles drin ist. Medizinisch gesehen ist Microdosing zumindest aber unbedenklich, insofern der Konsument nicht (psychisch) vorerkrankt ist. Es sollte jedem klar sein, dass bei psychischen Erkrankungen besonders durch die Einnahme von Halluzinogenen die Hölle im Kopf losgetreten werden kann. Aber das gilt ohnehin für alle Rauschmittel. Des Weiteren können persistierende Wahrnehmungsstörungen – das sind plötzlich auftretende Wiedererlebensphänomene, bisweilen unpräzise als Flashbacks bezeichnet – immer mal wieder auftreten. Auch hier besteht das Risiko für alle Rauschmittel, im Positiven wie im eher Negativen.

K.-o.-Tropfen

Als K.-o.-Tropfen (engl.: »knock-out«, am ehesten übersetzt mit »Licht ausgeknipst«) wird eine bunt gemischte Gruppe von Substanzen bezeichnet, die benutzt werden können, um ein potenzielles Opfer widerstandslos zu machen. Ich benutze hier bewusst das Verb »können«, da das Gefügsammachen eben nicht immer die direkte Absicht ist. Bevor wir uns aber mit den Einsatzmöglichkeiten der K.-o.-Tropfen beschäftigen, werfen wir einen Blick auf die Chemie. Unter den Begriff fällt im engeren Sinn die Substanz Gamma-Hydroxy-Buttersäure (GHB), die dem im menschlichen Körper vorkommenden Neurotransmitter Gamma-Amino-Buttersäure (GABA) ähnlich ist. GHB wird als Medikament bei bestimmten Erkrankungen und als Beruhigungsmittel auf Intensivstationen angewandt, wo es unter kontrollierten Bedingungen (zum Beispiel Entwöhnung bei Langzeitbeatmeten) eingesetzt wird.

Ein Verwandter des GHB, das Gamma-Butyrolacton (GBL), findet seinen Einsatz beispielsweise in der Herstellung von Lösungsmitteln und kann vom menschlichen Körper in GHB umgewandelt werden. Wegen der großtechnischen Herstellung von beispielsweise Klebe- und Lösungsmitteln kann GBL nicht im Betäubungsmittelgesetz erfasst werden – und genau das stellt ein Problem dar.

Im Wissenschaftssprachgebrauch wird zusammenfassend meist die feste Abkürzungskombination GBL/GHB gebraucht. Weil die Substanzen aus längerkettigen Kohlenstoffmolekülen bestehen, gelangen sie schnell ins Gehirn, genau wie andere Lösungsmittel auch. In diesem Zusammenhang seien die Schnüffelstoffe erwähnt, die in zahlreichen Klebern und auch Benzin vorkommen und in berauschender Absicht inhaliert werden. Sie zählen zu den Downern, also Substanzen, die vorwiegend der Beruhigung dienen. Als GBL/GHB als Rauschmittel in den Umlauf kamen, ließen sich die Drogenhändler nach ersten Absatzschwierigkeiten den Begriff »Liquid Ecstasy« einfallen – das klingt nach weniger Chemie und mehr Spaß. Mit Ecstasy haben GBL/GHB allerdings nichts zu tun. Trotzdem werden noch immer Jugendliche damit geködert, die glauben, es handele sich um die flüssige Form vom »echten« Ecstasy.

GBL/GHB sind flüssig, farblos sowie (fast) geschmack- und geruchlos. Das macht sie als K.-o.-Tropfen überaus interessant. Praktisch ist außerdem, dass man nur wenige Milliliter für einen Rausch benötigt. Die Menge ist so gering, dass sie, gemixt mit Cocktails oder Drinks, nicht auffällt. Die Wirkung setzt nach zehn bis zwanzig Minuten ein und hält mehrere Stunden an.

Aus diesen Gründen werden GBL/GHB häufig in räuberischer oder sexualverbrecherischer Absicht eingesetzt. Für bereits wenige Euro ist der Rausch zu haben, der anfangs mit Euphorie verbunden ist, später jedoch, vor allem in höherer Dosierung oder bei unerfahrenen Konsumenten, Bewusstseinsstörungen hervorruft. Aus diesem Grund ist die Substanz immer lebensbedrohlich und ein Fall für die Intensivstation, da der Wirkstoff eine sehr geringe Dosierungsbreite hat. Anders ausgedrückt: Überdosierungen führen schnell zur Vergiftung. GBL/GHB spielen, was die Giftigkeit angeht, somit in einer ähnlichen Liga wie das Heroin.

Wer Opfer von K.-o.-Tropfen wurde, kann sich in der Regel an nichts erinnern, was während des Rausches geschehen ist, weil die Droge zunächst willenlos macht, bevor sie in höherer Dosierung Bewusstlosigkeit hervorruft. Genau das machen sich beispielsweise Sexualstraftäter zunutze. Zu allem Überfluss baut der Körper GBL/GHB und ihre Stoffwechselprodukte relativ schnell und unspezifisch ab. Heißt, sobald die Opfer aufklaren und aus dem Rausch »erwachen«, ist von der Substanz im Organismus praktisch nichts mehr nachweisbar. Aus diesem Grund ist Mamas Ratschlag, beim Feiern das eigene Getränk niemals unbeobachtet zu lassen, kein Unsinn, sondern darf von allen, Männlein wie Weiblein, befolgt werden, wenn sie auf unangenehme Erfahrungen verzichten wollen.

Neben dem Einsatz als K.-o.-Tropfen ist die Droge als »einfaches« Rauschmittel im Umlauf, da sie in niedriger Dosierung

Euphorie auslöst und eben billig ist. Das macht sie aber trotzdem nicht ungefährlich. In Verbindung mit Alkohol entwickeln sich schnell lebensbedrohliche Bewusstseinsstörungen, die schneller den Notarzt auf den Plan rufen, als man Gamma-Hydroxy-Buttersäure sagen kann. Es kommt vor, dass sich innerhalb einer halben Stunde eine Bewusstlosigkeit in einem solchen Ausmaß entwickelt, dass der gesamte Körper erschlafft, womit auch die Zunge zurückfällt und die Betroffenen ersticken können.

Die Droge ist in der Suchtmedizin gefürchtet, denn sie macht bisweilen körperlich abhängig und gilt als eine der am schwersten zu entziehenden Drogen überhaupt.

Sind das nicht alles wilde und spannende Geschichten? Das ist ja auch ein dichter Dschungel, den wir in diesem Kapitel in groben Zügen mit der Machete in der Hand durchquert haben.

Aber ist Ihnen etwas aufgefallen? Ich habe Ihnen auf den vergangenen Seiten alle möglichen Substanzen präsentiert, die Rauschzustände auslösen können. Doch einer fehlt. Natürlich, unser alter Freund, der Alkohol. Weil er weniger gefährlich oder giftig ist, vermuten Sie? Oder ein paarmal beiläufig erwähnt wurde und das womöglich schon genug ist? Keineswegs. Er bekommt ein eigenes Kapitel, weil er sich nur schwer in die Grundrichtungen »Runterkommen«, »Gas geben« oder »Völlig wegdriften« einordnen lässt. Das liegt daran, dass er sich dosisabhängig und individuell völlig unterschiedlich verhält, und das wiederum macht ihn so unberechenbar und gefährlich. Um das zu verstehen, müssen wir uns aber vorher mit der Physiologie des Rausches und den Grundzügen der Sucht befassen. Also schnallen Sie sich besser an!

3
Anatomie des Rausches

Was passiert eigentlich im Oberstübchen, wenn wir in einen Rauschzustand kommen? Welche Gehirnteile werden aktiv – und welche fahren herunter? In diesem Kapitel beschäftigen wir uns mit allen Prozessen, die in unserem Hirn im Rausch ablaufen, und erfahren, welche Aufgabe das Belohnungszentrum hat.

Reine Nervensache

Was ist der Mensch? Eine wunderbar philosophische Frage, auf die es zahllose Antworten gibt. Konzentrieren wir uns auf eine rein physiologische: Im Grunde ist der Mensch eine Ansammlung spezialisierter, miteinander vernetzter Zellverbände, die mit der Umgebung des Organismus in Verbindung treten. (Ich weiß, diese Antwort ist für die Romantiker unter uns ein wenig niederschmetternd.) Ebenjene Verbindung zur Umwelt ist nötig, um den Stoffwechsel aufrechtzuerhalten und damit das Überleben zu gewährleisten. Dass der Mensch sich nicht gerade clever verhält, indem er seine Lebensgrundlage zerstört und sich permanent im Kriegszustand mit irgendjemandem befindet, steht auf einem anderen Blatt. Klar ist jedoch, und das eint alle Organismen, dass der Fortbestand der jeweiligen Art ihr erklärtes Lebensziel ist.

Grundlegende Prozesse, um einen Organismus am Leben zu erhalten, sind die Aufnahme von Nahrungsmitteln zur Energiegewinnung und die Fortpflanzung zur Weitergabe des Erbguts. Stirbt der Organismus, bevor er zellproduktiv war, ist das ausgesprochen nachteilig für die Population. Der Organismus muss sich also mit seiner Umgebung auseinandersetzen. Und wie macht er das? Mit der Aufnahme und Weiterverarbeitung von Reizen, die in eine Handlung münden. Ohne Reize käme es zu keiner Handlung. Wie gesagt brauchen wir aber Handlung, um uns fortzupflanzen. Und demnach auch Reize.

Nicht jeder Reiz führt zur selben Handlung. Wenn mir kalt ist, bringt mir das Stillen meines Durstes wenig. Verspüre ich einen Hustenreiz, ist Weglaufen nicht sinnvoll. Und sollte ich mich in Lebensgefahr befinden, werde ich nicht dadurch gerettet, dass ich niese. Sie sehen: Reiz und Handlung stehen in einem bestimmten Zusammenhang. Das menschliche Nervensystem verfügt demnach über zahlreiche Schlösser, in die spezifische Schlüsselreize passen und damit die Tür zu einer passenden Handlung öffnen.

Eine der grundlegenden notwendigen Handlungen, um den Organismus nicht sofort eingehen zu lassen, ist, wie bereits erwähnt, die Nahrungsaufnahme. Im Körper ist dafür das Schloss mit »Hunger« hinterlegt. Spüren wir Hunger, nehmen wir die Suche nach Nahrung auf. Dabei gilt: Je größer der Hunger, desto größer das potenzielle Risiko, das man auf sich nimmt, um an Nahrung zu gelangen, insofern sie nicht frei verfügbar ist. Der Hunger ist in diesem Fall also der Reiz, der zu einer chemischen Reaktion im menschlichen Organismus und dementsprechend zu einer Handlung führt: Der Magen knurrt, und wir machen uns auf zum Kühlschrank.

Was sich für uns völlig normal und bekannt anfühlt, findet in Wahrheit nur statt, weil in unseren grauen Zellen eine massive

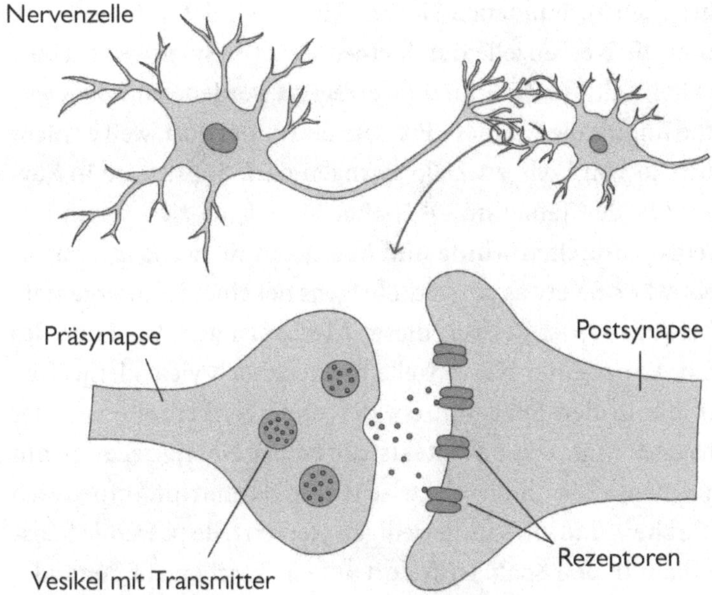

Abbildung II: Nervenzellen mit synaptischer Verbindung. © Saskia Goes

Kettenreaktion in Gang gesetzt wurde. Wir wollen das nicht allzu chemisch halten, aber im Grunde besteht das menschliche Gehirn aus einer Ansammlung von etwa 86 Milliarden Nervenzellen innerhalb eines Gesamtvolumens von etwa 1,2 Litern.[69] Diese Zellen sind mit Fortsätzen miteinander verbunden.

Damit Nervenzellen miteinander in Kontakt treten, gibt es zwei verschiedene Mechanismen zur Weiterleitung von Signalen: einen entlang der einzelnen Nervenzelle und einen zwischen den jeweiligen Nervenzellen. Entlang der Wand und den Fortsätzen der einzelnen Nervenzelle erfolgt die Leitung von Impulsen als elektrischer Strom, indem geladene Ionen für den Stromfluss sorgen, sozusagen wie im Stromkabel.

Zwischen verbundenen Nervenzellen befindet sich ein Spalt. Kommt die Nervenzelle durch einen Reiz (beispielsweise: Hunger! Pipi! Kalt!) in die Situation, erregt zu werden, läuft der elektrische Impuls bis zu einem Fortsatz und endet dort, weil er nicht einfach so von Zelle zu Zelle springen darf. Sonst wäre in kürzester Zeit der Teufel im Oberstübchen los, da sich Strom ungebremst ausbreiten würde und überhaupt nicht mehr kontrollierbar wäre. So etwas passiert übrigens bei einem Krampfanfall.

Viel präziser ist deshalb dieser Mechanismus: Am Ende des langen Armes einer Nervenzelle befinden sich viele kleine Türchen, die in den Spalt führen, der diese Nervenzelle von der nächsten trennt. Diese Kontaktstelle beider Nervenzellen nennt man Synapse. Wenn der elektrische Impuls eintrifft, öffnen sich die Türchen, und eine zur jeweiligen Nervenzelle passende Substanz fließt in den Spalt, trifft dort auf ein Türchen auf der anderen Seite und schließt das quasi auf. Weil die Wege so kurz sind, geht das ausgesprochen schnell. Stellen Sie sich das so vor, als ob Sie in ein Geschäft gehen und beim Öffnen der Tür ein Gong ertönt. Der Gong löst einen elektrischen Impuls in der Zelle aus, und der Strom saust los. Am anderen Ende der Zelle oder, wenn man so will, des Raumes befindet sich wieder eine Tür, die in ein weiteres Geschäft führt, ebenfalls mit einem Gong ausgestattet. So geht das immer weiter, das Prinzip ist klar. Das Ganze wiederholt sich mit der nächsten Nervenzelle beziehungsweise dem Geschäft, bis das Endziel erreicht ist und die Handlung einsetzt.

Schön. Nun wissen Sie also, wie neuronale Impulse funktionieren. Kommen wir endlich zum Wesentlichen: den Substanzen.

Ich hoffe, Sie erinnern sich an Kapitel 2, in dem ich erklärt habe, dass bestimmte Substanzen wie Schlüssel vorstellbar sind, die in unterschiedliche Schlösser passen und eine Tür öffnen können. Wenn wir also davon ausgehen, dass die Tür zu unserem

Geschäft nicht einfach so geöffnet, sondern erst aufgeschlossen werden muss, wird Ihnen klar werden, dass Sie bei Ihrem Gang durch die Geschäfte einen Schlüssel dabeihaben sollten. Ansonsten bleibt die Tür zu, und der elektrische Impuls kann nicht weiterfließen.

Von den Schlüsseln, ergo den Substanzen, die dafür sorgen, dass der elektrische Impuls ausgelöst und weitergegeben wird, gibt es gar nicht mal so viele. Das Wichtigste ist, dass manche Substanzen hemmend wirken und andere eine Aktion auslösen. Das ist ein wenig wie bei einem Elektroauto: Es gibt ein Gas- und ein Bremspedal. Bei den Substanzen handelt es sich im Großen und Ganzen um Moleküle, die zunächst einmal vom Körper selbst bereitgestellt werden. Man kann diese Substanzen jedoch auch substituieren, Medikamente funktionieren beispielsweise so.

Nehmen wir an, Sie haben Kopfschmerzen und nehmen eine Schmerztablette. Haben Sie sich schon einmal gefragt, woher die Tablette »weiß«, dass sie im Kopf wirken soll und nicht etwa im Fuß?

Vermutlich denken Sie sich nun: Rücker, versuchen Sie nicht, mich aufs Glatteis zu führen! Schmerzen entstehen doch nicht im jeweiligen Körperteil, sondern im Gehirn, und genau da wirkt die Tablette.

Das stimmt aber nur zur Hälfte. Schauen wir uns zunächst einmal die nichtopioiden Schmerzmittel an. Ibuprofen hemmt beispielsweise die Cyclooxygenasen I und II, die an der Bildung von Prostaglandin beteiligt sind, was wiederum für Schmerz- und Entzündungsreaktionen zuständig ist. Ohne Schmerzmittel bindet sich dieses Gewebshormon an die Schmerzrezeptoren der Nervenenden im betreffenden Körperteil oder Organ, dies löst ein spezielles Signal in der Nervenzelle aus und leitet es über das Rückenmark ans Gehirn weiter, wo es in »Schmerz« übersetzt wird. Mit Schmerzmitteln wird dieses Hormon gehemmt, also empfängt und übersetzt das Hirn auch keinen Schmerzimpuls.

Acetylsalicylsäure, besser bekannt unter der Abkürzung ASS oder dem Handelsnamen Aspirin, und Paracetamol wirken ähnlich, man geht jedoch davon aus, dass Letzteres auch im Gehirn und Rückenmark selbst aktiv wird – ja, genau, man geht davon aus, wissen tut man es nicht. Sie würden sich wundern, wie wenig wir über all die Präparate und Substanzen so wissen, die wir zum Teil tagtäglich einnehmen, zumindest auf Zellebene.

Nun zu den Opioiden, die bekannterweise zahlreich und häufig als Schmerzstiller eingesetzt werden und bisweilen eine hundertmal stärkere Wirkung haben als die nichtopioiden Mitspieler. Ihre Wirkstoffe binden sich an körpereigene Opioid-Rezeptoren an. Sie haben richtig gelesen: Der Körper hat eigene Rezeptoren für Opioide, die kreuz und quer im ganzen Körper verteilt sind. Ach, denken Sie nun vielleicht, und gleich erzählt uns der Rücker, dass der Körper die Rezeptoren braucht, weil er Morphium selbst produziert. Genau so ist es.

Nehmen wir einmal als Beispiel einen Jäger in den vielen Tausend zurückliegenden Jahren der Eiszeit. Die frühen Menschen haben sich bekanntermaßen zu Gemeinschaften zusammengeschlossen, um ihren Hunger durch Jagd zu stillen. Nehmen wir weiter an, dass sich ein Mitglied der Sippe durch widrige Umstände von der Gruppe abgesondert hat und auf einen Säbelzahntiger trifft. Es ist klar, dass diese Begegnung für die beiden beteiligten Parteien potenziell tödlich ausgehen kann. Für unseren Menschen geht es also um alles! Damit er Informationen über den Gegner erhält, braucht er seine Sinne. Seine Augen schicken über Nervenbahnen die Information an das zentrale Nervensystem, dass er sich in unmittelbarer Lebensgefahr befindet. Unser Mensch könnte sich nun seinem Schicksal ergeben, aber das wäre in Hinsicht auf die Erhaltung der Art keine gute Option, also wird er sich auf einen Kampf einstellen. Spätestens jetzt kommt die Neurophysiologie ins Spiel. In der Schaltzentrale muss nämlich sofort dafür gesorgt werden, dass der Organismus entweder in den Angriffs- oder in den Fluchtzustand versetzt wird. Welche von beiden Optionen gewählt wird, hängt von vielerlei Umständen, Konditionierungen und Erfahrungen ab. Bei beiden Optionen benötigt unser Mensch die Bereitstellung von Körpersystemen, die auf maximale Aktivität ausgelegt sind. Beispielsweise benötigt er Kraft, um wahlweise wegzurennen oder dem Säbelzahntiger auf die Nase zu hauen. Die Kraft setzt der Körper frei, indem er sauerstoffreiches Blut in die Muskeln pumpt. Zu diesem Zweck muss der Herzschlag erhöht werden, und die Lunge muss sozusagen als Durchlauferhitzer für Sauerstoff die maximale Bereitstellung dessen gewährleisten. Das kennen wir alle aus Prüfungssituationen, wenn uns das Herz bis zum Hals schlägt.

Wenig dienlich sind für diesen Zustand Organe, die der Regeneration dienen. So wäre ein voller Magen hinderlich, denn auch dieser benötigt zur Extraktion der Nährstoffe und zur Weiterleitung in das Gedärm eine gute Durchblutung. Alle Organe aber, die der Muskulaturdurchblutung durch Blutentzug Konkurrenz machen, setzen die plötzlich benötigte maximale Leistungsfähigkeit herab. Deshalb wird der Organismus versuchen, sich der Nahrung aus dem Bauch zu entledigen. Auch das ist Ihnen bekannt – vielleicht haben Sie selbst schon einmal erlebt, dass Ihnen in extremen Belastungssituationen schlecht wurde. In einer solchen Situation kommt übrigens auch Durchfall vor, eine Methode, mit der der Organismus bereits verdaute Nahrungsbestandteile schnell aus dem Darm loswerden will. Die Entleerung des Mageninhalts lässt ebendiese schnelle Steigerung der Körperaktivität zu.

Der Körper verfügt aber über noch ein anderes elementares System, das in dieser Situation ausgesprochen nützlich ist. Er produziert sogenannte Endorphine, dem Morphium ähnliche Substanzen, um im Fall einer Verletzung trotzdem die Leistungsfähigkeit durch körpereigene Schmerzreduktion zu garantieren. Nehmen wir einmal an, im Bruchteil einer Sekunde würde sich unser frühzeitlicher Mensch dazu entschließen, die Katze als Beute zu betrachten. Er hat also den Speer in der Hand, großes Geschrei soll zusätzlich beeindrucken. Die Katze faucht und fährt die Krallen aus – schon ist unser Mensch verletzt. Die Verletzung würde ihn hemmen und zur leichten Beute für die Katze werden lassen. Er kann sich ja kaum jammernd hinstellen, »Du böse, böse Katze!« rufen und auf Mitleid machen. Stattdessen wird unser Mensch jetzt richtig sauer, blendet alles um sich herum aus, dank der Endorphine auch den Schmerz, und schreitet hoch motiviert, ja siegessicher zum Todesstoß. Diese Euphorie ist den Opioiden eigentümlich ähnlich und evolutionär betrachtet durchaus sinnvoll. Wenn allerdings kein Schmerz im Spiel ist, setzen Opioide ein ungeheures Verlangen nach mehr Opioiden aus, weil wir das Gehirn damit chemisch überlisten. Nicht zuletzt auch, weil mit der Zufuhr von außen die Selbstproduktion des Körpers heruntergefahren wird. (Deshalb geht es einem im Entzug auch so mies, und er dauert mehrere Wochen, eben bis das körpereigene System wieder funktioniert.) Ebenso funktionieren auch viele andere Rauschmittel und Medikamente.

Das Belohnungszentrum als Antriebsmaschine

Unser Gehirn ist ein verdammtes Wunder. Es kann uns Orgasmen erleben lassen, auf schlaue Ideen kommen, erinnern, verknüpfen, imaginieren, halluzinieren, träumen, analysieren und vieles mehr und steuert im Prinzip den gesamten Laden. Auch und vor allem, wie Reize weitergegeben werden. Das Prinzip ist immer dasselbe:

Reiz → Nerv (N) → Substanz (S) → N → S → N → …
Nerv → Reaktion/Aktion

Auch Gefühle und Emotionen entstehen in unserem Gehirn – selbst wenn es sich oft so anfühlt, als würde sich Wut im Bauch, Trauer als Kloß im Hals oder Nervosität in wackligen Knien manifestieren. Das stimmt zwar als körperliche Empfindung, die von uns wahrgenommen wird, aber bevor es zu dieser kommt, muss erst mal die wichtigste Schaltzentrale den Reiz verarbeiten. Sehr, sehr vereinfacht gesagt, geht dabei Folgendes vor: Ein Reiz von außen oder innen (zum Beispiel ein Gedanke, eine Erinnerung oder eine Situation) löst einen elektrischen Impuls aus, der über Nervenbahnen in unser Gehirn, genauer gesagt das limbische System getragen wird. Dort verursacht er die Zusammenstellung eines bestimmten Cocktails aus Hormonen und Neurotransmittern (Botenstoffen), der sich für uns positiv oder negativ anfühlt und bestimmte körperliche Reaktionen (weiche Knie, flaues Gefühl im Magen, Herzklopfen und so weiter) bewirkt. Die Erinnerung an unsere erste große Liebe? Ah, war das schön, wat waren wir verliebt! Schwups, schon hat uns das Hirn mit entsprechenden Emotionen versorgt – und zwar in Form von Hormonen, die in unsere Blutbahn ausgeschüttet werden und für schnelleren Herzschlag, ein debiles Grinsen und retrograde Realitätsverzerrung sorgen.

Die große Liebe, eine Ausschüttung von chemischen Verbindungen. Zugegeben, das ist nicht sehr romantisch, aber physiologische Realität. Eine schöne Realität, die eine eigene Zentrale mit Vertriebsstruktur hat. Es gibt in Ihrem Gehirn nämlich ein bestimmtes Zentrum, das ausschließlich für gute Gefühle zuständig ist. Dieses Epizentrum der Freude, der wortwörtliche Punkt, an dem alle guten körpereigenen Hormone und Neurotransmitter produziert und ausgeschüttet werden (neuroanatomisch korrekt: das mesolimbische System), ist dafür zuständig, dass wir uns gut fühlen. Zu ihm gehört auch der Nucleus accumbens, eine am Boden des Großhirns gelegene Nervenzellansammlung. Er ist das, was ich die Belohnungszentrale des Oberstübchens nenne.

Das Belohnungszentrum wird von verschiedenen wunderbaren Substanzen stimuliert, unter anderem Endorphinen (die Säbelzahntigerverletzungsschmerzmittel), Serotonin, dem »Kuschelhormon« Oxytocin, Dopamin – Botenstoffe, von denen wir nicht genug bekommen können. Diese Stoffe werden in unterschiedlichen Regionen des Körpers produziert und gelangen zum Gehirn, präziser: zum mesolimbischen System, wo sie unser Belohnungszentrum triggern und wahre Feuerwerke in Gang setzen: Freudentaumel, Ekstase oder aber tiefe Entspannung. Besonders das Dopamin fühlt sich im Belohnungszentrum wohl – genauer gesagt, wir fühlen uns sehr wohl, wenn das Dopamin diese Hirnregion flutet. Beispielsweise beim Rausch.

Das menschliche Gehirn ist in etwa so gut erforscht wie die Tiefsee, also etwa zu fünf Prozent.[70] Deshalb wissen wir im Grunde nicht wirklich, was in und zwischen unseren grauen Zellen passiert, wir erahnen es maximal. Auch deshalb, weil wir zwar Probanden im MRT[71] Rauschmittel verabreichen und gucken

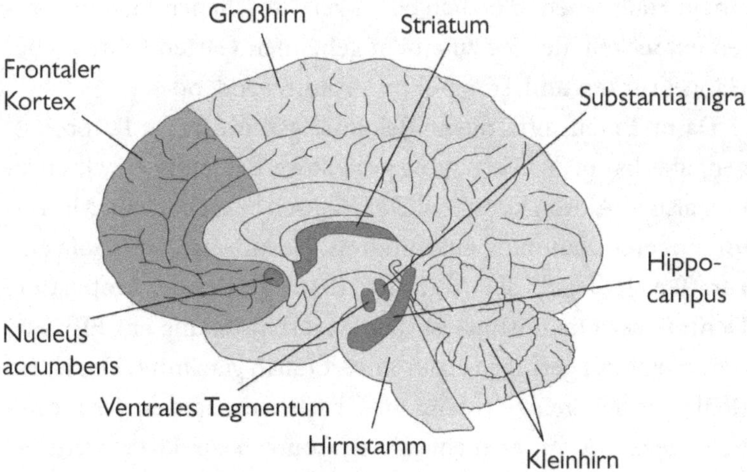

Abbildung 12: Das Gehirn und einige seiner wichtigen Abteilungen. © Saskia Goes

können, wie ihr Gehirn reagiert – mit unseren eingeschränkten technischen Mitteln sind wir aber nur in der Lage, aktive oder inaktive Hirnareale zu erkennen. Auf neuronaler Ebene tappen wir de facto im Dunkeln.

Immerhin sehen wir in dieser Finsternis manchmal ein paar Lichter aufflackern. Aufgrund der bisherigen Erkenntnisse vermuten Wissenschaftler, dass im Rausch beispielsweise Hirnareale kommunizieren, die normalerweise recht wenig miteinander zu tun haben, insbesondere bei der Einnahme von Halluzinogenen – und ebendas fühlt sich für uns so besonders an. Stellen Sie sich Wege vor, die so gut wie nie betreten werden. Den Trampelpfad ums Haus rum kennen Sie in- und auswendig, den könnten Sie besoffen und mit geschlossenen Augen laufen, genau wie Sie nachts im Halbschlaf das Badezimmer finden, wenn Sie mal müssen. Und nun stellen Sie sich vor, dass Sie nach Jahren, die Sie in einem Haus leben, plötzlich einen verwunschenen Pfad im Garten entdecken, der Sie zu einem geheimen Garten führt – über Hängebrücken und Trampoline … Aufregend, oder?

Damit Botenstoffe, die im Belohnungszentrum für Furore sorgen, überhaupt zur Verfügung gestellt werden, müssen wir etwas tun, also in Aktion kommen. Der Mensch braucht einen Motivator, um eine Handlung auszuführen – ja, um sich vom Sofa aufzuraffen. Je besser der Aktivator, desto größer die Motivation. Denn unser Organismus ist qua Werkseinstellung auf Effizienz und möglichst geringen Kalorienverbrauch getrimmt. Das ist ein Relikt aus der Steinzeit, denn die Überlebenschancen des Einzelnen stiegen, wenn er nicht alle Ressourcen direkt verbrauchte, sondern ein bisschen was für schlechte Zeiten aufsparte. Ohne das mesolimbische System, das uns mit geilen Gefühlen und heißem Scheiß versorgt, wäre unser Organismus und damit auch die Population also nicht besonders überlebensfähig.

Sehr deutlich sehen wir das bei der Nahrungsaufnahme. Wenn wir Hunger haben, verspüren wir ein bohrendes, unangenehmes Gefühl, sind oft missgelaunt (man spricht im Englischen sogar von »hangry«, der Mischung aus »hungry«, hungrig, und »angry«, verärgert) und damit wenig motiviert, irgendetwas zu tun. Säuglinge schreien, wenn sie Hunger haben, und signalisieren damit der Mutter, dass Handlungsbedarf besteht. Vereinfacht gesagt, empfindet sie das Schreien des Säuglings als unangenehm (negativ) und wird aktiv. Durch Stillen oder Nahrungsgabe behebt sie einerseits den Mangel des Kindes und verändert damit andererseits auch ihr eigenes Gefühl (positiv). Im Kern bedeutet dieses tief in uns verwurzelte Verhalten, dass wir einen negativen Einfluss, also Reiz, durch eine Handlung positiv beeinflussen können. Das wiederum aktiviert über komplexe hormonelle und nervale Mechanismen unser Belohnungssystem. Der Säugling hört auf zu schreien, die junge Mutter ist erleichtert, denn das Gebrüll hat ein Ende, alle sind froh.

Ich möchte Ihnen ein weiteres Beispiel geben, diesmal ist das Kind allerdings schon etwas älter. Stellen Sie sich einen warmen Sommertag und einen Eisstand vor. Mutti muss mit dem Fahrrad nach Hause und hat es eilig, ihr Kind sieht den Eisstand und will ein Eis. Sie hat keine Zeit, also erteilt sie dem Kind eine Absage. Selbiges fängt sofort an zu heulen. Der kleine, aber nicht unwesentliche Unterschied zum vorangegangenen Beispiel ist, dass das Kind das Weinen nutzt, wenn auch unbewusst, um sein Ziel (Eis) bei der Mutter durchzusetzen. Hält Mutti jetzt also an, hört das Kind auf zu weinen, bekommt das Eis und freut sich. Das Freuen, Sie ahnen es, kommt vom Eis. Genau genommen vom Zucker im Eis und vielleicht noch von ein paar Aromastoffen, aber vorwiegend vom Zucker.

Womit wir bei einem der allerersten Psychoaktivatoren in der menschlichen Entwicklung angelangt wären. Im vorangegangenen Kapitel habe ich Sie gefragt, was Ihrer Meinung nach die häufigste Einstiegsdroge wäre, wenn wir so unwissend wären, zu behaupten, es gäbe Einstiegsdrogen (was falsch ist). Na? Was haben Sie geraten? Hoffentlich: Zucker. Denn Zucker ist der erste substanzgebundene, willentlich auszulösende Psychoaktivator, mit dem wir im Laufe unseres Lebens in Berührung kommen. Wenn wir uns richtig erinnern: Unter einer Droge versteht man eine Substanz, die nach ihrer Einnahme eine Umwandlung des momentanen Gemütszustandes in einen emotionalen Wunschzustand bewirkt. Und? Haben Sie sich schon mal besser gefühlt, nachdem Sie eine halbe Tafel Schokolade verdrückt haben? Zucker ist per definitionem also eine Droge. In Form eines süßen Eises verwandelt er ein heulendes in ein lachendes Kind und erfüllt damit die Definitionskriterien einer psychoaktiven Substanz. Die

Moleküle dieser Substanzen sind demnach mittelbar in der Lage, direkt an die Nervenzellen unseres Belohnungszentrums anzudocken und dort für Konfettiregen zu sorgen. Es gibt also offensichtlich Stoffe, die Freude und Lust in uns auslösen – das Gefühl der Belohnung. Das ist im Grunde sehr schön, aber durchaus gefährlich, wie wir im nächsten Kapitel sehen werden.

Um zu begreifen, warum wir dem Rausch so gern verfallen, war es wichtig, Ihnen die Funktion und Bedeutung des Belohnungszentrums zu erklären. Ich sprach weiter vorn davon, dass wir die Nutzung von Rauschmitteln erlernen, uns an den Geschmack von Kaffee, Bier oder Wein, das Brennen der Zigarette oder die Nebenwirkungen eines Trips erst einmal gewöhnen müssen. Vermutlich haben Sie sich beim Lesen dieser Stelle gefragt: Warum sollte man das tun, um Himmels willen?! Denn selbst wenn man den Rausch so mag – der Kater am nächsten Morgen sollte uns eigentlich eine Lehre sein, oder?

Sie ahnen es schon: Das Belohnungszentrum ist an allem schuld, vor allem der Nucleus accumbens. Aus verschiedenen Studien weiß man, dass der bei allen Rauscharten involviert ist und im MRT wie ein Weihnachtsbaum blinkt, wenn Rauschmittel verabreicht werden. Heißt also: Im Rausch ist das Belohnungszentrum aktiviert, welches uns ins meist positive Gefühlschaos stürzt – und das ist der Grund, warum wir auch nach dem schlimmsten Kater wieder zur Pulle greifen, schlechte Trips nicht als Warnung verstehen oder eben süchtig werden.

Es gibt verschiedene Gründe und Motive für den Konsum von psychoaktiven Substanzen, doch die wichtigsten beiden sind: Man hat eine negative Empfindung und tut etwas, um sich besser zu fühlen. Oder man nimmt etwas in einer positiven Situation, damit man sich noch besser fühlt. Diese Muster bilden die beiden häufigsten Ausgangssituationen. Man muss verstehen, dass die Einnahme damit aus zwei Motivationslagen heraus erfolgt, die gegensätzlicher nicht sein können.

Wir wenden uns zunächst der positiven Ausgangslage zu. Im Prinzip geht es dabei um Spaßbeschleunigung. Die Wahrscheinlichkeit, im Rahmen dessen abhängig zu werden, ist gering, es ist aber nicht ausgeschlossen. Spätestens wenn die Party zu Ende ist, ergibt weiterer Konsum nur bedingt Sinn. Es gibt Ausnahmen, insbesondere in Branchen, in denen die Party (meist berufsbedingt oder wegen unbegrenzter finanzieller Mittel) nie zu Ende zu gehen scheint. Die Halluzinogene betrifft das nicht, da sie eh nix für eine Party sind. Aber spätestens hier und keinen Schritt weiter verläuft die Grenze.

Das sieht bei negativer Ausgangslage anders aus. Es gibt zahllose Stressoren, die jeder anders empfindet. Vordergründig geht es um die Bewältigung der Realität durch Flucht mittels der Droge. Der Stress kann viele Formen annehmen, angefangen bei Selbstoptimierung über Eintönigkeit, Perspektivlosigkeit und Gewalt bis hin zu Erkrankungen. Doch im Kern geht es immer um eine der beiden Ausgangslagen: Man möchte sich in einer vermeintlich negativen oder positiven Situation besser fühlen.

Dieses »Besserfühlen« ist Musik in den Ohren des Belohnungszentrums, welches hauptsächlich dafür verantwortlich ist, unseren Wohlfühlprozess voranzutreiben. Welches Verhalten oder welche Substanzen bei wem zu welchem Glücksgefühl führen, ist jedoch so unterschiedlich wie die Menge an Farben, die das menschliche Auge wahrnehmen kann. Stellen Sie sich selbst die Frage, was Sie glücklich macht.

Ein Sonnenuntergang? Eine Fahrt mit der Achterbahn? Ein Fallschirmsprung? Sex? 250 Stundenkilometer auf der Autobahn? Ein 300-g-Steak? Ein Abend mit Freunden oder eine Kiste Bier?

Ziel einer Drogeneinnahme

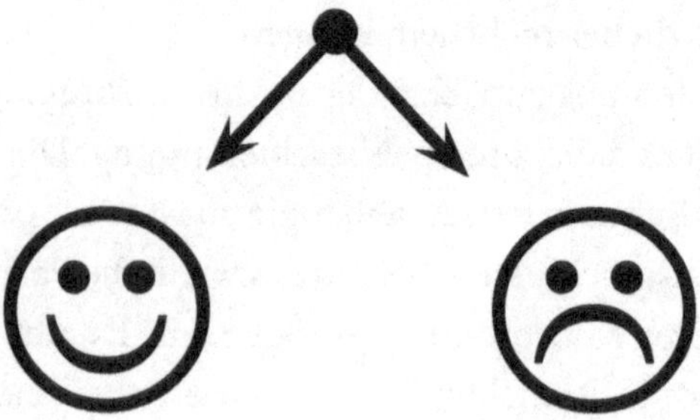

Intensivierung des Vergnügens

- Spaß
- Entspannung
- Bewusstseinserweiterung

Bewältigung der Realität

- Stress
- Leistungssteigerung
- Langeweile
- Vergessen
- Schmerzlinderung (psychisch und physisch)

Abbildung 13: Gründe, warum Menschen Rauschmittel konsumieren (Auswahl)

Schließen Sie die Augen und denken Sie kurz darüber nach. Soso. Ist ja interessant … Aber was bringt Ihnen diese Erkenntnis?

Nicht bei jedem Menschen lösen alle Stimuli in gleicher Weise Freude aus. Das hängt von sozioethischen, kulturellen und weiteren Faktoren ab. Nicht jeder rast gern über die Autobahn und erfreut sich an Adrenalinkicks. Es gibt Menschen, die finden Leistungssport, Tauchen oder Gummibärchen weitaus prickelnder. Und wieder andere würden für eine Tafel Schokolade, eine Flasche Wodka oder eine Prise Kokain töten. So hat jeder sein eigenes Belohnungsempfinden.

Und wenn wir schon dabei sind: Affinität zu einer speziellen Art von Belohnung zieht nicht automatisch eine Affinität zu einer anderen Art von Belohnung nach sich. Überspitzt gesagt: Wer Gummischnuller eines namhaften Gummitierherstellers mag, mag nicht automatisch Lakritz, nur weil sie in derselben Tüte sind. Obwohl es neurophysiologisch gesehen immer in derselben Zentrale landet, geht man manchen Anreizen nach, weil man sie spannend findet, und manchen eben nicht. Aus jenem Grund ergibt der Begriff »Einstiegsdroge« keinen Sinn.[72] Denn nur, weil Sie es vielleicht lieben, am Freitagabend auf Ihrer Terrasse gepflegt einen Joint durchzuziehen, laufen Sie nicht Gefahr, von Kokain abhängig zu werden. Wieso auch? Beide Drogen haben völlig unterschiedliche Wirkungen, die eine entspannt, die andere putscht auf. Sehr wohl verfügen chemisch ähnliche Stoffe jedoch über einen gleichsinnigen Anschlag des Belohnungssystems, beispielsweise Amphetaminabkömmlinge und andere Upper.

Rambazamba im Oberstübchen

Nicht nur das Belohnungszentrum ist während des Rausches aktiv – auch andere Hirnareale werden in diesem besonderen Zustand hoch- beziehungsweise heruntergefahren, und das kann sich sehr angenehm anfühlen. Ich schrieb bereits über den Stirn- oder Frontallappen, der während eines ordentlichen Rauschs auf stumm geschaltet wird. Während der Nucleus accumbens das Belohnungszentrum ist, liegt vorn im Neokortex die Zentrale für Bewertungen aller Art, da in diesem Logik und Verstand sitzen. Die helfen uns nicht nur, binomische Gleichungen zu lösen, sondern unterstützen uns vor allem beim Zurechtfinden in der Welt.

Der Neokortex ist ein vergleichsweise junges Hirnareal, das sich nur bei Säugetieren findet. Unser Zerebrum ist wie eine Zwiebel aufgebaut: In der Tiefe sitzen die ältesten Areale, die für

Instinkte, Emotionen und Reaktionen zuständig sind, beispielsweise das Stamm- oder Reptiliengehirn. Es regelt die überlebenswichtigen Funktionen wie Schlaf, Herz-Kreislauf-System, Appetit, Atmung und Verdauung und findet sich in jedem tierischen Lebewesen. Zu diesem Stammhirn gesellten sich im Laufe der Zeit weitere Hirnschichten hinzu, beispielsweise der Temporallappen für Hören, Sprechen und das Gedächtnis, das Kleinhirn, das die Feinmotorik steuert, der Hinterhauptlappen für das Sehen, der Scheitellappen (Sensorik, Lesen, Rechnen, räumliches Denken), die Hirnrinden oder eben der Frontallappen, Teil des Neokortex, in dem sich neben dem Bewertungszentrum auch unsere Persönlichkeit, unser Sozialverhalten und – und das ist für uns wichtig – die Impulskontrolle befinden.

Sozialverhalten. Impulskontrolle. Bewertungszentrum. Ganz schön geil, wenn das alles nicht mehr den Spaß verdirbt, sondern für die Dauer des Rausches gedimmt wird. So lässt es sich doch gleich viel besser leben – ohne Rücksicht auf Verluste! Das langweilige, sesselfurzende, kontrollierte Bewusstsein macht für ein paar Augenblicke Pause und überlässt dem Unterbewusstsein die Geschäftsführung. Das ist DIE Chance fürs limbische System, welches für unsere Emotionen und das Triebverhalten verantwortlich ist. Und weil es in diesem Zustand keine Bewertungen und Limitationen mehr gibt, entstehen so hübsche Redewendungen wie: Kinder und Besoffene sagen immer die Wahrheit.

Stimmt! Denn bei Kindern ist der Frontallappen noch nicht ausgeprägt, und bei Besoffenen ist er temporär auf stumm geschaltet. Stattdessen fühlen wir im Rausch – intensiv, irrational und hemmungslos. Das limbische System feuert aus allen Rohren, und wir geben uns dieser Fahrt in der Wilden Maus mit Freuden hin.

Weil dieser Zustand der Hemmungs- und Sorglosigkeit in der Intensität so dermaßen schön ist, kann es eben passieren, dass wir nicht mehr aus der Wilden Maus aussteigen wollen, insbesondere wenn wir aus einer negativen Ausgangslage gestartet sind. Dann entwickeln wir eine Abhängigkeit von diesem schönen Gefühl und dem Rauschmittel, das dieses in uns auslöst. Allerspätestens damit fangen aber die wirklich großen Probleme an.

Eine Dosis reicht nicht mehr

Stellen Sie sich vor, Sie sitzen an einem lauen Sommerabend am Sandstrand von Warnemünde und sehen sich den Sonnenuntergang über der Ostsee an. Vielleicht zu zweit, vielleicht mit einer Flasche Bier oder Wein. Ja, so lässt sich das aushalten! Am nächsten Tag machen Sie das Gleiche. Und am nächsten und am nächsten und am nächsten und auch am nächsten. Sie werden schnell feststellen, dass die Euphorie über den Sonnenuntergang nach spätestens vier Wochen nachlässt.

Das hat viele Gründe. Vielleicht gehen Ihnen die Gesprächsthemen aus, vielleicht haben Sie aber auch nach dem Sonnenuntergang etwas anderes, noch Schöneres vor. Zumindest nach dem zehnten Sonnenuntergang. Wir wollen die Gründe des Nachlassens der positiven Emotionen an dieser Stelle nicht weiter aufzählen, sondern das Augenmerk darauf legen, dass Ihr Belohnungssystem mit der steigenden Anzahl an Sonnenuntergängen deutlich weniger Begeisterung dafür zeigt. Dieses Gefühl wird sehr vielen Menschen bekannt sein. Zugegebenermaßen schränkt Sie das Sehen eines Sonnenuntergangs nicht sehr ein, und es setzt auch kein großes Maß an Motivation voraus, jeden Abend zum Strand zu fahren. Der Sonnenuntergang ist indes ein ziemlich schwacher Belohnungsreiz.

Wenn Sie allerdings nach dem Sonnenuntergang noch intensiven Sex haben, setzt dies Emotionen in einer ganz anderen Liga frei. Auch hier gilt, wie schon bei vielen Beispielen vorher, dass der Motivator für Sex zumindest aus evolutionärer Sicht die Fortpflanzung und damit die Erhaltung der Art ist. Als dementsprechend wichtig empfindet der Körper die Durchführung. Der Reiz und die einhergehende Hormonausschüttung aktivieren das Belohnungssystem in ganz außerordentlichem Maß. Aber auch hier gilt: Mit der Frequenz der sexuellen Interaktion nimmt die Reaktion des Belohnungssystems ab, und zwar dann, wenn Sie es übermäßig in Anspruch nehmen. Zumindest bei den meisten. Verstehen Sie mich nicht falsch, wohldosiert werden Sie bis ins hohe Alter hinein jede Menge Spaß an Sex haben können. Aber jeden Tag zwanghaft Sex haben zu müssen verleidet Ihnen wahrscheinlich das Vergnügen.

Bei ein paar Menschen jedoch nimmt der Reiz mit der Frequenz nicht ab, sondern sogar deutlich zu. Es gibt einige Spekulationen darüber, warum dies so ist. Fakt ist, dass die persönliche Disposition, aber besonders das soziale Umfeld einen erheblichen Einfluss auf dieses Verhalten zu haben scheinen. Wie auch immer: Wenn sich Ihr Belohnungssystem über die Zunahme der Frequenz freut, entsteht ein gewisser Druck hin zu einer weiteren Steigerung. Das geht natürlich nicht unbegrenzt. In der Natur der Sache liegend sind diesem (in unserem Beispiel sexuellen) Verhalten Grenzen gesetzt. Nicht jeder Partner kann mit einer steigenden Libido Schritt halten, und auch der Tagesrhythmus setzt Ihnen Grenzen.

Genau das Gleiche kann natürlich auch mit allen anderen Gelüsten passieren, besonders aber bei dem Gebrauch von Substanzen, die direkt auf Ihr Belohnungszentrum einwirken. Im Falle von Alkohol sind diesem jedoch ausgesprochen wenige Grenzen gesetzt. 24 Stunden am Tag verfügbar (zum Beispiel an Tankstellen), in kleiner und transportabler Form, kann Alkohol praktisch unbegrenzt erworben und der Konsum in gigantische Höhen gesteigert werden. Außerdem ist Alkohol sehr günstig, so eine Flasche Wodka oder ein Kasten Bier kosten ja nicht die Welt. Auch bei Heroin ist man mit 40 bis 50 Euro am Tag dabei. Kokain bildet da eine Ausnahme, das Fünffache der Summe ist keine Seltenheit bei regelmäßigem Konsum, und das läppert sich dann gern mal auf 100.000 Euro im Jahr. Die muss man erst mal haben – ein Grund, aus dem die Droge vor allem bei den Besserverdienern beliebt ist. Für die meisten anderen ist sie einfach unerschwinglich.

Sie haben nun also erfahren, warum unser Gehirn so ausgesprochen anfällig für Rauschzustände ist. Damit sind Sie bestens vorbereitet für das nachfolgende Kapitel, in dem wir uns exklusiv mit dem ältesten Rauschmittelfreund der Menschheitsgeschichte auseinandersetzen werden: dem Alkohol. Machen Sie es sich gemütlich, wir haben eine Menge zu besprechen.

4
Der Feind in meinem Bett: C_2H_5OH

Ich habe es schon mehrfach geschrieben: Alkohol ist hochproblematisch. Warum das so ist, wie er wirkt, was er mit uns macht und welche Konsequenzen der aktuelle Konsum für unsere Gesellschaft hat, klären wir in diesem Kapitel. Medien, Gesellschaft und Alltag vermitteln uns fortwährend, dass ein Gläschen in Ehren niemand verwehren kann. Ich sehe das ein wenig anders. Und vielleicht kann ich ja auch Sie dazu ermuntern, Ihren eigenen Alkoholkonsum oder den Ihres Umfelds zumindest einmal kritisch zu hinterfragen.

Denn diese Frage muss gestattet sein: Warum eigentlich ausgerechnet Alkohol?

Äpfel und Obstler

Der Hörsaal ist voll, das ist in solchen Zeiten ungewöhnlich. Zugegeben, das Thema ist spannend.

Ich beginne mit einem kleinen Experiment aus dem Alltag und lasse die Studierenden schätzen, wie viele verschiedene Apfelsorten ein Supermarkt mittlerer Größe im Angebot hat. Die »Gebote« nehme ich wie bei einer Versteigerung entgegen.

»Zwölf!«, ruft ein junger Mann aus der ersten Reihe.

»Acht«, meldet sich eine Studentin.

Sie können gern mitmachen. Also, wie viele Sorten Äpfel gibt es beispielsweise Anfang November in einem durchschnittlichen deutschen Supermarkt? Haben Sie eine Idee? Merken Sie sich die Zahl.

Zur nächsten Frage. Ein namhafter Hersteller von Gummibärchen hat noch allerhand anderes Süßzeug im Sortiment. Was denken Sie, wie viele verschiedene Tüten Naschwerk dieses Herstellers in demselben Supermarkt im Regal stehen?

Dann noch eine letzte Frage: Ein Getränkemarkt bietet unterschiedliche Wassersorten an. Es soll hier um Sorten gehen, die nicht aromatisiert sind, also nicht nach Äpfeln, Himbeeren oder irgendetwas anderem schmecken. Reines Wasser also – mit oder ohne Kohlensäure oder irgendetwas dazwischen. Haben Sie eine Vermutung?

Gut. Dann werden wir das jetzt mal auflösen. Die Studenten in meiner Vorlesung vermuten, es wären an die zehn Apfelsorten, tatsächlich sind es 15. Die verschiedenen Süßigkeiten eines Herstellers belaufen sich bereits auf 62. Das sind immerhin noch weniger als die 71 Wassersorten, die wir in einem Test gezählt haben. Wir stellen fest, dass es offensichtlich Bedarf an vielen Sorten nicht aromatisierten Wassers gibt. Am Geschmack kann es nicht liegen, die meisten Wassersorten schmecken relativ ähnlich. Wir brauchen trotzdem 71 Sorten, um unser Bedürfnis zu stillen. Es ist davon auszugehen, dass die 71 Sorten allesamt eingekauft werden, denn ein Supermarkt blockiert kein Regal mit Ladenhütern.

Und nun kommen wir zur Kernfrage: Wenn wir 71 Wassersorten zum Glücklichsein brauchen, wie viele Sorten Alkohol finden Sie in einem Supermarkt? Vielleicht überrasche ich Sie, wenn ich Ihnen nun erzähle, dass die Anzahl der verschiedenen Sorten in einem großen Supermarkt durchaus bei über 2.000 liegen kann.

Wir haben in einem der größten Supermärkte in Rostock sogar einmal 2.465 verschiedene Alkoholika gezählt.

Ich weiß, was Sie nun entgegnen wollen: Alkohol gibt es in verschiedenen Geschmacksrichtungen, da müsste man beim Vergleich mit dem Wasser ja die aromatisieren Sorten dazuzählen. Das stimmt natürlich. Aber selbst wenn wir das tun, bleibt die Unverhältnismäßigkeit bestehen: zwei Dutzend Apfelsorten, mehr als 60 Naschsachen eines Herstellers, mehr als 100 Wassersorten und Alkoholika im vierstelligen Bereich. Fällt Ihnen etwas auf?

In der Marktwirtschaft, wie wir sie kennen, sind wir es gewohnt, aus einer Vielzahl von Produkten auszuwählen – wir fordern es sogar ein. Es ist allerdings wenig nachvollziehbar, warum wir bei den Rauschmitteln nur unter Alkohol und Nikotin auswählen dürfen, wo die Welt der Drogen doch so vielfältig ist und Dutzende andere Substanzen im Umlauf sind. Hier kommt der Staat ins Spiel. Der hat das irgendwann einfach so bestimmt. Ist halt so. Basta!

Beispielsweise Cannabis. Hierzu möchte ich Ihnen eine launige Anekdote erzählen: In einer großen deutschen Stadt wurde in einer Parkanlage ein kleines Beet mit 15 Hanfpflanzen entdeckt. Ein besorgter Bürger meldete den Fund der Polizei, die daraufhin zur Einsatzstelle eilte und die vermeintliche »Plantage« absicherte, bis die Kriminalpolizei anrückte. Nach Abschluss der Spurensicherung und Befragung zufällig Anwesender wurde der Beschluss gefällt, die Pflanzen auszubuddeln und fachgerecht zu entsorgen. Zu diesem Zweck zog man die Feuerwehr hinzu, die sich nach erfolgreicher Ausgrabung mit dem ganzen Tross zum Recyclinghof begab und das tragische Ende der Bepflanzung herbeiführte. Wenn es um andere Drogen als Alkohol und Nikotin geht, werden schon mal Wohnungen aufgebrochen, Rabatten auf dem Balkon ausgeräumt und Anklage erhoben. Stellen Sie sich einmal vor, Sie säßen mit einem Bier auf der Terrasse, und vor der Haustür stünde auf einmal die Staatsanwaltschaft mit einem Durchsuchungsbefehl wegen der Bierkästen. Oder Sie würden nach einer Examensfeier mit Sekt anstoßen und sähen sich plötzlich von einem Sondereinsatzkommando umstellt.

»Also hören Sie mal, Herr Rücker«, entgegnen Sie nun entrüstet, »das ist doch völliger Blödsinn!« Möglicherweise finden Sie, dass nicht alle, sondern nur die gefährlichen Drogen derlei scharf überwacht werden sollten, oder?

Doch damit geht das Dilemma los. Die meisten Rauschmittel sind hierzulande verboten. Und weil die Gesetze so streng sind und kaum Spielraum lassen, ist es für Pilotprojekte schwer, im Bereich des Freizeitdrogenkonsums zu forschen. Das wiederum führt dazu, dass bewusster Drogenkonsum und kontrollierter Rausch in unserem Land kriminalisiert werden – wohlbemerkt aber nur die Substanzen, die von der Gesellschaft und dem Gesetzgeber für nicht »normal« gehalten werden. Das finde ich äußerst merkwürdig. Denn objektiv betrachtet ist Alkohol das gefährlichste Rauschmittel der Welt, wie wir später noch sehen werden.

Eine (fast) nüchterne chemische Betrachtung

Als Alkohol bezeichnet man umgangssprachlich Ethanol, synonym werden auch Ethylalkohol, Weingeist oder Spiritus verwendet. Spiritus ist vergälltes Ethanol. Da die Alkoholproduktion der Branntweinsteuer unterliegt, wird Alkohol, der nicht zum Konsum gedacht ist, mit schlecht schmeckenden Chemikalien versetzt. Diese Chemikalien weisen ähnliche Eigenschaften wie

Ethanol auf, sodass ein Bereinigungsprozess zu aufwendig wäre. Man bezeichnet diesen Prozess als Vergällung (hergeleitet von »Galle«), und glauben Sie mir, viel besser schmeckt vergällter Alkohol auch nicht.

Ethanol besteht aus den Grundelementen Kohlenstoff, Wasserstoff und Sauerstoff. Obwohl es 118 chemische Elemente im Periodensystem gibt, sind gerade einmal sechs von wirklicher Bedeutung, wenn es darum geht, Leben zu erschaffen.[73] Für unsere Betrachtung genügen uns sogar nur drei Elemente. Je nachdem, wie sich die Atome dieses Triumvirats zusammensetzen, entstehen sehr unterschiedliche Verbindungen: CH_3OH ist Methanol, H_2CO_3 ist Kohlensäure, und wenn sich zwei Kohlenstoff-, ein Sauerstoff- und sechs Wasserstoffatome zusammentun, bildet sich das unten abgebildete Alkoholmolekül (C_2H_6O).[74]

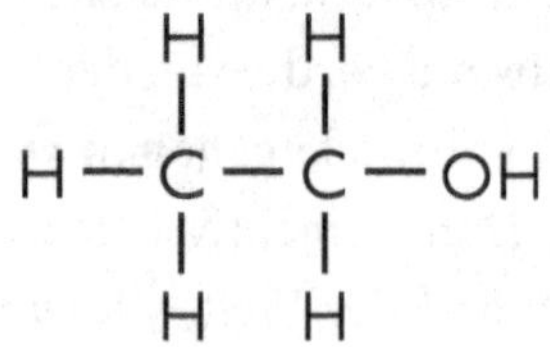

Abbildung 14: Alkoholverbindung

Die Substanz ist farblos, leicht entzündlich, hat einen typischen Geruch und hinterlässt in höherer Konzentration einen brennenden Geschmack. Der rechte Teil des Moleküls erinnert an das des Wassers (H_2O), was seine Flüssigkeit erklärt, auf der linken Seite des Alkoholmoleküls befinden sich zwei Kohlenstoffatome (C) mit Wasserstoffatomen (H), die den Fetten ähnlich sind und den Alkohol fettlöslich machen. Das gemeinsame Auftreten beider Eigenschaften, sowohl fett- als auch wasserlöslich zu sein, ist selten und macht die Substanz für zahlreiche Zwecke interessant. Durch sie wird Alkohol nämlich zu einem besonderen Träger für Aromen, die er auf eine Art und Weise bindet wie kein anderes (Lebens-)Mittel. Aus ebenjenem Grund, wegen der unglaublichen Vielfalt an Aromen, verfügt die Getränkeabteilung über die meisten Produkte im Supermarkt.

Es liegt auf der Hand, dass sich Alkohol wegen dieser hohen Bindungsfähigkeit (man könnte ihn auch als den Casanova unter den chemischen Verbindungen bezeichnen: erst sehr an Bindungen interessiert, später flüchtig) nicht nur für Ernährung eignet, sondern auch mit Kosmetika auf Tuchfühlung geht. Eine große Anzahl an Pflegeprodukten enthält den bindungsfreudigen, sich aber bald schon verdünnisierenden Alkohol, denn er hinterlässt nach Verdunstung den jeweiligen beabsichtigten Geruch. In höherer Konzentration (etwa 50 bis 80 Prozent) wird Alkohol in Desinfektions- und Reinigungsmitteln eingesetzt.

Hergestellt wird Alkohol durch die Vergärung von Zucker zu Ethanol. Wie wir in Kapitel 1 gelernt haben, brauchen wir dafür Früchte. Dem Prozess der natürlichen Gärung sind jedoch Grenzen gesetzt, denn ab etwa 15 Volumenprozent hemmt der Alkoholanteil das Wachstum der Hefen oder Bakterien, die für die Ethanolherstellung verantwortlich sind. Frühe Kulturen dürften damit wohl nicht sehr starke Alkoholika mittels Wildhefen produziert haben. Experimentierfreudig, wie der Mensch nun mal ist, kam er recht schnell auf den Trichter, wie man die Umdrehungen im Alkohol erhöhen kann, und verfeinerte die Methoden der Herstellung, beispielsweise durch Destillation. Damit legte er auch den Grundstein für die immense Masse an unterschiedlichen Geschmacksrichtungen und Sorten von Alkohol, die wir heute haben – und unseren unkontrollierten Konsum.

Die große Körperfabrik

In dem berühmten Sketch »Der menschliche Körper« von Otto Waalkes wird die Funktionsweise der Organe bei einem Kneipenbesuch beschrieben. Unter anderem kommt der legendäre Satz vor: »Leber an Großhirn! Wo bleibt denn der Alkohol? Ich krieg ja gar nichts mehr zu tun hier!« Ich gebe zu, ein bisschen komplizierter ist es schon, aber im Grunde ist der menschliche Organismus ein sehr gut verknüpfter Zellverband mit zahlreichen chemischen Kettenreaktionen, die sich in verschiedenen Organen kreuz und quer im Körper verteilt abspielen.

Fangen wir mit dem Naheliegendsten an. Bekanntermaßen wird durch Einsaugen des Sauerstoffs mit der Atemluft und durch Aufnahme der Nahrung die Körperfabrik am Laufen gehalten. Im Grunde braucht es nicht mehr als das. Denn damit gelangen alle benötigten Substanzen, seien sie fest, flüssig oder gasförmig, in den Körper und werden dort in die Prozesse integriert.

Beim Alkohol ist es dasselbe. Schon in der Mundhöhle beginnt die Resorption in die Blutbahn. Schleimhäute sind im Allgemeinen sehr gut durchblutet und neigen zur Aufnahme von Stoffen, die gut löslich sind. So können viele Drogen über die Nasen- und Mundschleimhaut aufgenommen werden, aber auch über die Rektal- und Vaginalschleimhaut.[75]

Deutlich länger dauert die Anflutung aus dem Speisetrakt. 20 Prozent des Alkoholanteils werden vom Magen aus in die Blutbahn resorbiert. Ein paar wenige Prozent gehen dabei verloren, sie werden direkt im Magen abgebaut, aber das ist wie gesagt nur ein ganz kleiner Anteil. Ist der Magen gefüllt, insbesondere mit fetthaltigen Speisen, hält sich der Alkohol länger im Magen auf als im nüchternen Zustand – so erklärt sich auch, warum viele Menschen vor dem geplanten Trinkgelage »Grundlagen« für den

Alkohol schaffen. Nüchtern knallt er dementsprechend mit deutlich mehr Vehemenz ins Blut, was sich auch im Trinkspruch äußert, dass es sich mit leerem Magen nicht gut säuft.

Vom Magen aus gelangt der Alkohol in den Dünndarm, in dem zwei Drittel des verbliebenen Alkohols resorbiert werden. Vom Dünndarm geht es dann ab in die Blutbahn. Dort wird der Alkohol in einer großen Vene, der sogenannten Pfortader, gesammelt und weiter zur Leber transportiert. Ist der Alkohol erst einmal im Blut, wird er relativ schnell im ganzen Körper verteilt und gelangt so auch ins Gehirn, wo er seine volle Wirkung entfaltet – und zwar als Nervengift. Denn anders als die übrigen Rauschmittel dockt Alkohol nicht an eigene Rezeptoren an, sondern manipuliert die Neurotransmitter. Die sorgen eigentlich für die Übertragung und Signalweitergabe zwischen den Nervenenden. Hat man getrunken, ist die Übertragung gestört oder fällt ganz aus. Das ist dann in etwa so, als wenn das Handy sich nicht mehr mit dem Funkmast verbindet, Sie stehen aber gerade mit rauchendem Motor irgendwo in der Pampa, und seit zwei Stunden ist kein anderes Auto mehr vorbeigefahren.

Nun ist es aber leider nicht so, dass diese Wirkung, ergo Vergiftung, linear verläuft, wie beispielsweise bei einem Beruhigungsmittel. Mit steigender Dosierung wird ein Konsument solcher Substanzen immer ruhiger, bei Aufputschmitteln aufgedrehter. Genau das ist beim Alkohol jedoch anders, und damit bildet er eine der großen Ausnahmen unter den psychoaktiven Wirkstoffen. Mit steigender Dosis wandelt sich die Wirkung nämlich von einer bestimmten Leichtigkeit am Anfang über eine Zunahme der Aktivität im Mittelteil bis hin zum Zustand der Bewusstlosigkeit am Ende. Genau das stellt das größte Problem des Alkohols dar: Er wirkt bei jedem anders – und sogar im Individuum sehr unterschiedlich, je nachdem, was gegessen wurde und wie die aktuelle Konstitution und die Gemütslage sind. Auch Umweltfaktoren spielen eine Rolle. Das alles kann sich positiv, aber auch ausgesprochen negativ auf die Verstoffwechslung des Alkohols auswirken. Das bedeutet, dass die Wirkung nicht vorhersehbar oder gar bestimmbar ist. Während einige Menschen selbst bei niedriger Promillekonzentration im Blut zügig wegschlafen, gibt es andere, die im höheren Dosisbereich völlig ausrasten. Ebendas macht den Alkohol so unerhört gefährlich.[76]

Es ist schwierig, die Promillegrenzen für bestimmte körperliche Reaktionen zu nennen, eben weil Alkohol bei jedem so unterschiedlich wirkt und auch der eigene »Trainingszustand« bezüglich des Trinkens von enormer Bedeutung ist. Die nachfolgende Auflistung versucht sich dennoch an einem Überblick über generelle Verhaltensänderungen mit zunehmender Promillekonzentration im Blut.

Promillewert	Übliche Wirkung bei normalem Konsumverhalten
0,3 Promille	Spüren der Wirkung des Alkohols
0,5 Promille	Wärmegefühl, Anheiterung
Ab 0,5 Promille	Eingeschränkte Reaktionsfähigkeit
Ab 0,8 Promille	Beginn von (Selbst-)Fehleinschätzung und Kontrollverlust
1,0 Promille	Konzentrations- und Koordinationsschwierigkeiten, Beeinträchtigung der Muskelkontrolle und des Gleichgewichts, erste Sprachstörungen
1,5 Promille	Starke Betrunkenheit
2,0 Promille	Unkontrolliertes Torkeln, Vollrausch, Erbrechen
2,5 Promille	Lebensgefahr möglich
3,0 Promille	Bewusstseinsverlust
4,0 Promille	Potenziell tödliche Dosis

Ich habe bereits angemerkt, dass das Gehirn ein komplexes Nervengeflecht ist, bei dem sich fortwährend neu ein Gleichgewicht zwischen erregenden und hemmenden Nervenzellen einstellt. Mit Blick auf die Tabelle oben wird schnell klar, dass Alkohol die Fähigkeit hat, dieses Gleichgewicht zu stören, denn es vergiftet im Prinzip den gesamten Organismus. Allein davon kann abgeleitet werden, dass es offensichtlich nicht nur eine Art der Einflussnahme gibt. Das Gift wirkt bei den einen Nervenzellen mehr, bei den anderen Nervenzellen weniger, denn wie das bei Vergiftungen eben so ist, sind einige Zellen dafür anfälliger als andere, was wiederum erklärt, warum Alkohol ein so unterschiedliches Wirkungspotenzial hat.

Der Abbau des Alkohols, also die Entgiftung, verläuft (im Vergleich zwischen Männern und Frauen, aber auch einzelnen Individuen) unterschiedlich schnell, dafür jedoch mit ziemlich großer Regelmäßigkeit über einen langen Zeitraum. Der Körper schafft durch die Entgiftungsleistung der Leber pro Stunde 0,1 bis 0,2 Promille. Sie können sich also ausrechnen, dass der Alkoholspiegel nach einem heftigen Trinkgelage am nächsten Morgen noch so hoch sein wird, dass verantwortungsvolle Tätigkeiten nicht zuverlässig durchgeführt werden können. Vor allem sollte man sich nicht ans Steuer setzen oder Maschinen bedienen. Tatsächlich hörte ich mal von einem Piloten, der schwerer Alkoholiker war, aber mithilfe einer App ausrechnete, wann er mit dem Saufen aufhören musste, um am kommenden Tag wieder im Cockpit zu sitzen. (Ich weiß, das schmälert die Vorfreude auf den nächsten Sommerurlaub.)

Der Abbauprozess selbst setzt in der Leber ein, die im Körper so etwas wie die hauseigene Müllverbrennungs- oder Kläranlage ist. Hier wird das Ethanol durch verschiedene Enzyme ab- und umgebaut, wobei Acetaldehyd entsteht, das neben einem Salzverlust durchs Pinkeln für den Kater verantwortlich gemacht wird. Der Abbauprozess selbst dient der Energiegewinnung des Organismus, und diese ist von hoher Bedeutung bei der fortgeschrittenen Alkoholkrankheit, auf die ich gleich zu sprechen komme. Neben dem in der Leber zu 90 Prozent abgebauten Alkohol werden übrigens ein paar wenige Prozent unverändert über die Atemluft (ca. fünf Prozent), Schweiß und Urin abgegeben. Das macht sich die Polizei zunutze, wenn sie am Samstagabend am Ortsausgang steht und Alkoholkontrollen durchführt.

Sie sehen also, der Körper ist voll und ganz mit dem Alkohol beschäftigt, wenn er erst einmal in die Blutbahn gekommen ist. Dass bei über- oder allzu regelmäßigem Konsum der eine oder andere Prozess ins Stocken gerät, liegt eigentlich auf der Hand. Wie genau der Alkohol unserem Organismus schadet, das schauen wir uns als Nächstes an.

Volle Pulle – wenn aus Trinken Saufen wird

Das Wichtigste vorab: Wenn Sie ab und an mit einem Glas Sekt anstoßen, sich ein Bierchen nach Feierabend gönnen oder bei ausgewählten Gelegenheiten einen über den Durst trinken, kann das der Körper relativ gut verstoffwechseln, und die unerwünschten Nebenwirkungen des Nervengiftes halten sich in Grenzen. Überschreitet jedoch die Trinkmenge eine allgemein anerkannte Grenze von zwölf Gramm Alkohol bei Frauen und 24 Gramm Alkohol bei Männern pro Tag bei mindestens zwei alkoholfreien Tagen pro Woche,[77] droht Gefahr.[78]

Das fängt schon damit an, dass der Alkohol, bekanntes Desinfektionsmittel seit Hunderten von Jahren, die Mundflora zerstört.

Die hat unser Körper nicht umsonst entwickelt (es gibt relativ wenige Systeme, Prozesse oder Organe im Körper, auf die man einfach so verzichten kann), denn sie schützt unsere Zähne vor Karies. Exzessive Alkoholkonsumenten verlieren dementsprechend zwei- bis dreimal so häufig die Zähne wie Nichtkonsumenten.

Der Alkohol muss danach die Speiseröhre passieren. Auch hier wird die Schleimhaut durch den Alkohol geschädigt, genau wie im Magen. Wie gesagt, diese Schleimhaut ist nicht aus kosmetischen Gründen da. Wenn sie fehlt, drohen Magenschleimhautentzündung (Gastritis) oder Magengeschwüre mit bedrohlichen Blutungen, die bis zum Tod reichen können. Die Schleimhaut schützt den Magen vor der Magensäure, da sich dieser sonst selbst verdauen würde. Und wenn sie weg ist, verätzt vom scharfen Alkohol … Tja. Nicht gut, so viel lässt sich sagen, denn die Säure macht sich dann über die Gefäße her, die den Magen umschließen. Die reißen auf, und der Inhalt ergießt sich in den Magen.

Häufig kommt es durch den Rückfluss der Magensäure in die Speiseröhre (den sogenannten Reflux) zu zusätzlichen Schädigungen. Gerade bei exzessiven Trinkern sieht man immer wieder, dass die Magensäure bis zum Mundraum aufsteigt, im tiefen (Alkohol-)Schlaf in die Lunge läuft und sie verätzt.

Aus dem Magen gelangt der Alkohol anschließend in den Zwölffingerdarm, in den auch die Bauchspeicheldrüse mündet. Warum sich die Bauchspeicheldrüse bei Alkoholikern so schnell ärgert, ist weitgehend ungeklärt, jedenfalls ist eine von Alkohol ausgelöste Bauchspeicheldrüsenentzündung (Pankreatitis) immer ein Fall für die Intensivstation mit potenziell unangenehmem, da tödlichem Ende.

Weiter geht es in den Dünndarm und darüber durch Resorption in die Blutbahn zur großen Pfortader, die den Alkohol als Nächstes in die Leber transportiert. Das Organ ist bei übermäßigem Alkoholge- und -missbrauch einer der Hauptentstehungsorte von Krankheiten, da 80 Prozent des Alkohols dort landen und abgebaut werden.

Bei diesem Umbauprozess entsteht Acetaldehyd. Dieser Stoff gilt zwar als krebserregend, wird aber zum Glück durch das Enzym Aldehyd-Dehydrogenase (ALDH) weiter abgebaut – zumindest unter normalen Bedingungen. Ist die Leber jedoch geschädigt, bringt sie die Stoffwechselleistung zum Abbau nicht mehr auf, und der Stoff häuft sich im Körper an. Damit ist klar, dass die Alkoholkrankheit als entscheidende Komponente ein großes Krebsrisiko birgt, insbesondere in Kombination mit Zigarettenkonsum. Die Anhäufung des Acetaldehyds sorgt außerdem dafür, dass die Leber zunehmend ihre Funktion einstellt und sich in einem Umbauprozess zur Fettleber entwickelt oder eine sogenannte Leberzirrhose ausbildet.

Die Leberzirrhose wiederum ist sozusagen eine Totalvernarbung der Leber, bei der das Organ noch weniger Abbauleistung erbringt. Ein Teufelskreis. Viele Hormonvorstufen (Sexualhormone, Cortisol und so weiter) werden ebenfalls unter dem Einfluss der Leber synthetisiert. Dazu gehören auch die Gerinnungsfaktoren, die dafür sorgen, dass sich bei kleineren Verletzungen die Blutung von selbst stillt. Gäbe es sie nicht, würden wir schon bei kleinsten Verletzungen verbluten. Wir haben ja bereits gehört, dass Blut vom Darm durch die Pfortader in die Leber fließt und von dort weiter in den Organismus abtransportiert wird. Die Pfortader ist ein riesiges Gefäß und lässt damit eine große Menge Blut durch. Wenn sich aber die Leber so weit umgebildet hat, dass nicht mehr ausreichend Blut hindurchfließen kann, weitet sich durch den Druck die Pfortader erheblich, und das Blut sucht sich einen anderen Weg. Unglücklicherweise führt dieser am Magen und an der Speiseröhre vorbei. Es liegt in der Natur der Sache, dass die kleinen, »schwachen« Venen dem Druck des Blutes nicht ernsthaft standhalten können und sich über die Zeit erheblich ausdehnen.

Und das ist ein Problem. Denn wenn Sie oben aufgepasst haben, erinnern Sie sich daran, dass die Schleimhaut der Speiseröhre und die des Magens durch den Alkohol bereits erheblich angegriffen wurden. Wenn nun solch geweitete Venen der Speiseröhre, die sogenannten Ösophagus-Varizen, durch den Angriff der Magensäure aufreißen, ergießt sich eine große Blutmenge mit viel Druck in den Magen. Der Magen wiederum reagiert sehr empfindlich auf freies Blut und wird versuchen, sich dessen zu entledigen. Das schwallartige Erbrechen dieser Menge Blut nennt man Blutsturz – ein lebensbedrohliches Zeichen. Denn da die Leber nicht mehr ausreichend Gerinnungsfaktoren bereitstellt, nimmt die Blutung zusätzlich Fahrt auf. Wenn nicht sofortige Abhilfe durch Stillung der Blutungsquelle im Krankenhaus erfolgt, stirbt der Patient meist eines entsetzlichen Todes.

Auf dem Weg durch den Körper werden noch andere Organe in Mitleidenschaft gezogen, allen voran das Nervensystem mit seiner Schaltzentrale, dem Gehirn. Kein Wunder, es ist ja schließlich der Wunschort der Wirkung. Dass das Nervengift seinem Namen hier alle Ehre macht, zeigt sich insbesondere bei Erkrankungen des zentralen Nervensystems, beispielsweise im Bewegungsablauf. Ist die Bewegung gestört, nimmt auch die Muskelmasse ab. Zudem lässt die Gedächtnisleistung nach, Nerven stellen die Funktion ein (auch die in der Peripherie, daher der staksige Gang), Verhaltensstörungen nehmen zu. Aus diesen Krankheitsprozessen leiten sich wiederum zahlreiche psychische Störungen ab, deren bekannteste die depressive Symptomatik und der kognitive Verfall sein dürften; letztendlich fallen aber auch die Fremd- und Eigengefährdung sowie der Suizid hierunter.

Um das Hirn durch Alkohol zu beeinträchtigen, muss man noch nicht einmal selbst zur Flasche gegriffen haben. Es reicht aus, wenn die Mutter es während der Schwangerschaft getan hat. Einige der schlimmsten Auswirkungen, die Alkohol hat, betreffen das ungeborene Kind, bei dem irreversible Schäden verursacht werden. Die Liste der Schäden, die beim sogenannten Fetalen Alkoholsyndrom (FAS) auftreten, ist seitenlang. Sie reicht von verringertem Geburtsgewicht über Fehlbildungen verschiedener Organsysteme und Intelligenzminderungen bis hin zu geistigen Behinderungen. Etwa 2.000 Kinder werden pro Jahr durch den Alkoholkonsum der schwangeren Mütter geschädigt – in Deutschland. Man muss von chemischer Kindesmisshandlung sprechen, wenn man an die Folgen denkt.

Zusammenfassend kann man sagen, dass sich der Störenfried Alkohol im Körper von seiner allerschlechtesten Seite zeigt. Er ist an der Entstehung von mindestens 200 Erkrankungen beteiligt, bei vielen stellt er sogar die alleinige Ursache dar. Mit den wissenschaftlichen Belegen hierzu könnte man vermutlich den Weg zum Mond pflastern. Es steht damit außer Frage, dass Alkohol aufgrund des Schadens, den er durch Kosten im Gesundheitssystem verursacht, eine der größten gesundheitswirtschaftlichen Herausforderungen des beginnenden 21. Jahrhunderts ist.

Und zwar nicht nur für diejenigen, die trinken. Denn Alkohol trägt erheblich dazu bei, dass viele Patienten mit anderen Erkrankungen wegen der immensen Zahl der an Alkoholkrankheiten Leidenden auf ihre Therapie warten müssen. Der Alkoholerkrankte schadet damit nicht nur sich selbst und der Gesellschaft, die seine Behandlungskosten aufbringen muss, sondern auch anderen Patienten, indem er deren Geldmittel und Ressourcen für seine Behandlung mit verbraucht. Damit man mal eine Vorstellung bekommt: Wenn jemand betrunken gegen die Tür läuft oder auf dem Gehweg stürzt und kurz aus Schreck – und weil betrunken – liegen bleibt, kommt der Rettungsdienst, also Notarzt und Rettungswagen. Notarzt untersucht kurz (Kopfplatzwunde), Patient muss ins Krankenhaus zum Nähen. Allein das kostet je nach Region in Deutschland locker an die 2.000 Euro.[79] Wenn der Notarzt mit dem Hubschrauber kommt, wird es noch mal um 1.000 Euro teurer. Nicht eingerechnet die Krankenhauskosten. Und wir reden nicht mal davon, dass der Notarzt in dieser Zeit für andere Einsätze blockiert ist, und auch nicht davon, dass er sich auf dem Weg mithilfe von Blaulicht und Horn mit zehnfachem Unfallrisiko durch den Verkehr kämpfen muss.

An dieser Stelle muss unterstrichen werden, dass es sich dabei um Behandlungskosten handelt, die jedem, ungeachtet der Ursache, zustehen. Darauf basiert unser Solidaritätsprinzip, und das ist auch gut so. Ich möchte jedoch das Bewusstsein dafür schaffen, dass Präventivmaßnahmen dazu beitragen könnten, Milliarden von Euro im Gesundheitssystem einzusparen, die an anderer Stelle dringender benötigt werden.

Mehr als genug

Aber ab wann spricht man eigentlich von einem übermäßigen Konsum? Wo hört das Trinken auf, und wo fängt das Saufen an? Gar nicht so leicht, diese Fragen zu beantworten. Denn viele Faktoren haben Einfluss darauf, ab wann der Konsum von Alkohol Schaden verursacht. Da wäre zum einen die Unterscheidung nach Geschlecht, zum anderen sind aber auch die Konstitution und das Alter Einflussgrößen, die eine individuelle Schwankungsbreite vorgeben. Ein 130-Kilo-Mann ist eben etwas anderes als ein 50-Kilo-Persönchen.

Im Allgemeinen unterscheidet man zwischen fünf Arten des Gebrauchs:

1. »normalem« Gebrauch
2. unerlaubtem Gebrauch (gesellschaftliches Verbot, zum Beispiel Cannabiskonsum)
3. riskantem Gebrauch (mit wahrscheinlich schädlichen Folgen, zum Beispiel das regelmäßige Rauchen von Zigaretten)
4. schädlichem Gebrauch (Schaden hat bereits eingesetzt, zum Beispiel Leberzirrhose)
5. gefährlichem Gebrauch (Komasaufen)

Zunächst einmal möchte ich festhalten, dass ich keine Ahnung habe, was ein »normaler« Gebrauch sein soll, deshalb steht der Begriff auch in Anführungszeichen. Einige Forscher und Experten haben sich an Gramm-Obergrenzen für die jeweiligen Gebrauchsstufen versucht, am einfachsten macht es sich aber die Weltgesundheitsorganisation WHO, indem sie alles ab 40 Gramm pro Tag bei Männern als riskant deklariert. Und wie Sie der Aufzählung oben entnehmen können, kommt nach »riskant« die Stufe »schädlich« … und danach »gefährlich«.

Nun sind Selbstreflexion und Selbsterkenntnis nicht gerade weitverbreitete Tugenden der Menschheit, schon gar nicht in diesem Problemfeld. Es ist also wenig hilfreich, wenn sich jemand selbst danach beurteilen soll, ob seine Trinkgewohnheiten »schädlich« oder lediglich »riskant« sind, zumal der Prozess schleichend vonstattengeht und vom Betroffenen häufig als unproblematisch wahrgenommen wird. Deswegen benötigt man Instrumente, mit denen diese Beurteilung besser möglich ist.

Sie kennen das wahrscheinlich von der Inspektion Ihres Autos. In regelmäßigen Intervallen muss das Fahrzeug in die Werkstatt, in der dann anhand einer Checkliste verschiedene Fahrzeugkomponenten geprüft werden. Ähnlich ist es auch hier. Es gibt Tests, mit denen sich überprüfen lässt, ob der Gebrauch einer Substanz schon ein schädliches Ausmaß erreicht hat. Im Falle des Alkohols hat sich international der »Alcohol Use Disorders Identification Test« (AUDIT) durchgesetzt. Der Test zielt darauf ab, das eigene Trinkverhalten zu analysieren und zu diesem Zweck Punkte zu vergeben. Es gibt eine kurze Version, den sogenannten AUDIT-C-Test (C steht für »Consumption«), der nur die ersten drei Fragen der ausführlichen Variante beinhaltet. Damit ist es möglich, innerhalb weniger Minuten eine Aussage darüber zu treffen, ob ein ernstes Problem vorliegt.

Und? Kribbelt es Ihnen schon in den Fingern? Wollen Sie wissen, ob Sie ein Alkoholproblem haben – zumindest nach den Richtlinien von AUDIT? Finden wir es heraus!

Beantworten Sie die folgenden drei Fragen – und bitte ehrlich. Natürlich können Sie sich auch in die eigene Tasche lügen, aber was haben Sie davon? Eben.

In diesem Test beträgt die Konsumeinheit für ein Glas Alkohol beim Bier 0,33 Liter, beim Wein 0,25 Liter und bei Spirituosen 0,02 Liter.

1. Wie oft nehmen Sie ein alkoholisches Getränk zu sich?

(0 Punkte)	(1 Punkt)	(2 Punkte)	(3 Punkte)	(4 Punkte)
O	O	O	O	O
Nie	1x im Monat oder weniger	2-4x im Monat	2-4x in der Woche	4x oder mehr die Woche

2. Wenn Sie alkoholische Getränke zu sich nehmen, wie viel trinken Sie dann typischerweise an einem Tag? (Ein alkoholisches Getränk ist zum Beispiel ein kleines Glas oder eine Flasche Bier, ein kleines Glas Wein oder Sekt, ein einfacher Schnaps oder ein Glas Likör.)

(0 Punkte)	(1 Punkt)	(2 Punkte)	(3 Punkte)	(4 Punkte)
O	O	O	O	O
1–2	3–4	5–6	7–9	10 oder mehr

3. Wie oft trinken Sie sechs oder mehr Gläser Alkohol bei einer Gelegenheit?

(0 Punkte)	(1 Punkt)	(2 Punkte)	(3 Punkte)	(4 Punkte)
O	O	O	O	O
Niemals	Seltener als 1x im Monat	1x im Monat	1x pro Woche	Täglich oder fast täglich

Zählen Sie die Punkte für die Auswertung zusammen. Ab einem Punktwert von 4 (für Männer) und 3 (für Frauen) besteht ein erhöhtes Risiko für alkoholbezogene Störungen. Ab einem Punktwert von 5 (für Männer) und 4 (für Frauen) liegt ein riskanter Alkoholkonsum vor.

Und? Geht es Ihnen jetzt besser? Oder haben Sie das Buch schon in den Papiermüll befördert? Auch wenn Ihnen die Wahrheit nicht gefällt, Selbsterkenntnis ist nun mal der erste Schritt zur Besserung. Und lieber erkennen Sie früh, dass Sie ein wenig zu oft das Glas heben, als wenn Ihre Leber schon über die Wupper gegangen ist und Ihr Atem nach Nagellackentferner riecht, oder?

Die Diagnose allein bringt einen Patienten selbstverständlich nicht in die Therapie. Es liegt in der Natur der Sache, dass Menschen versuchen, ihre Alkoholkrankheit bis zum Letzten zu leugnen; vor anderen, aber auch ein Stück weit vor sich selbst, obwohl es jedem im Grunde bewusst ist, wenn er zu viel trinkt.

Die Alkoholkrankheit mit all ihren Facetten zählt zu den chronischen Erkrankungen. Darunter werden Krankheitsverläufe verstanden, die über eine längere Periode oder lebenslang (je nach Erkrankung) bestehen bleiben. Diese Erkrankung, und das macht es schwierig, taucht nicht plötzlich aus dem Nichts heraus auf wie beispielsweise eine Blinddarmentzündung oder ein Herzinfarkt, sondern entwickelt sich langsam und schleichend. Fast unmerklich stiehlt sich der Alkohol in das Leben des Betroffenen und ergreift peu à peu von ihm Besitz. Eine solide finanzielle Ausgangslage verschleiert das Ausmaß häufig. Das sieht bei sozial Benachteiligten völlig anders aus. Nicht selten finden sich im Endstadium vermüllte Wohnungen und verwahrloste Personen.

Es gibt eine endlose Liste mit Gründen und Anlässen, aus denen Menschen zum Alkohol greifen. Dass dabei viel schiefgehen kann, ist mehr als offensichtlich. Einen der Hauptfaktoren stellt das soziale Umfeld dar. Es hat erheblichen Einfluss auf das Konsumverhalten, im Negativen wie im Positiven.

Unglücklicherweise ist die Droge Alkohol so universell verfügbar und in unserem Leben verankert, dass es schwerfällt, die Grenze zu ziehen. Das fällt insbesondere dann ins Gewicht, wenn Arbeitskollegen oder Familienangehörige nicht eingreifen, solange es noch geht. Wer will schon einen geschätzten Mitarbeiter anschwärzen? Die Petze sein? (Und wenn dann tatsächlich etwas passiert, sagt plötzlich jeder, dass er es schon hat kommen sehen.) Oder vor den Nachbarn zugeben, dass der eigene Mann ein »Säufer« ist? Das will doch keiner. Immerhin weiß jeder, dass Trinker kein gutes Ansehen genießen. (Derjenige weiß das natürlich auch.)

Das hat auch damit zu tun, dass zur Alkoholkrankheit zahlreiche Verhaltensauffälligkeiten gehören, angefangen von Verwahrlosung und Streitereien mit dem Umfeld bis hin zu Zwischenfällen, bei denen Rettungsdienst und Polizei zum Einsatz kommen.

Ich praktiziere im Grunde mein ganzes Berufsleben lang Notfallmedizin »on the frontline«, also draußen auf der Straße. Sie können mir glauben, dass ich im Notarztdienst schon mit so ziemlich allem bedroht wurde, was es gibt, angefangen von Gabeln, Scheren, Rasierklingen, Messern und Scherben bis hin zu Pistolen. Mir wurden schon Notfallkoffer hinterhergeworfen, und ich bin mehr als einmal in den Hausflur oder Garten geflüchtet. Übergriffe auf Rettungsdienst- oder Polizeipersonal sind an der Tagesordnung. Dabei ist wirklich jedem bei klarem Verstand – und Letzteres ist entscheidend – bewusst, dass die Tatütata-Mannschaft zum Helfen kommt und nichts Böses will. Das unbändige Ego des mesolimbischen Systems empfindet allerdings jeden Störenfried als Spaßverderber, wenn die Palastwache im Frontalhirn den Platz frei macht. Und reagiert mit Aggression. Völlig klar, das ist ja das Wesen der Droge. Deshalb kommt es oft zur Eskalation, in jüngster Zeit mit deutlichem Anstieg der Häufigkeit, zumindest nehmen das meine Kollegen und ich so wahr. Ob es wirklich mehr Zwischenfälle gibt oder wir uns die Eskalation bloß zunehmend nicht gefallen lassen, ist noch nicht abschließend geklärt. Jedenfalls kenne ich es seit fast drei Jahrzehnten nicht anders. Fakt ist, so hart das jetzt auch klingt, dass jeder gut gemeinte Appell in nüchternem Zustand bei der besoffenen Entgleisung mangels Frontalhirn-Kontrolle verpufft und man stets auf das Schlimmste gefasst sein sollte.

Das Gewaltpotenzial von Betrunkenen ist so hinreichend bekannt, dass das Umfeld, insbesondere die Familie, alles tut, um die mehr als offensichtliche Abhängigkeit ihres Mitgliedes (und gelegentliche Eskalationen) zu vertuschen, sei es aus Sorge, Hilflosigkeit, Angst oder Scham. Die wirklich von Grund auf gut gemeinte Hilfe und alle Bemühungen der Vertuschung tragen jedoch dazu bei, dass der Abhängige seiner Sucht noch exzessiver nachgehen kann. Dadurch kommt es zu einem Teufelskreis, der die Sucht weiter befeuert.

Wenig überraschend ist, dass die Familienmitglieder erheblich unter dem Suchtverhalten leiden. Ihre Verhaltensmuster zeigen mitunter sogar Ähnlichkeit zum Suchtverhalten des Abhängigen selbst, weshalb man dafür den Ausdruck der Co-Abhängigkeit benutzt.

Wenn sich die co-abhängigen Angehörigen der Situation bewusst werden, löst das äußerst widersprüchliche Emotionen aus. Zum einen sind sie mit der Unbelehrbarkeit des Süchtigen konfrontiert, zum anderen müssen sie sich eingestehen, dass sie sein Verhalten vielleicht zu lange toleriert haben. Es steht damit völlig außer Frage, dass sich die Co-Abhängigen mit in die Behandlung begeben und Strategien entwickeln müssen, schon allein aus Selbsterhalt. Eine Behandlung des Süchtigen ist damit immer auch eine Behandlung des unmittelbaren sozialen Umfeldes.

Gleichwohl muss sich der Abhängige bewusst werden, dass sein Problem in gewisser Weise auch das Problem anderer ist. Allein diese Erkenntnis trägt bisweilen erheblich dazu bei, dass derjenige schon aus Empathie für seine Angehörigen die Therapie einleitet. Ehrlichkeit im Sinne des Eingestehens des Abhängigkeitsverhaltens zahlt sich eben am Ende aus. Wie schwer es jedoch ist, sich dies alles überhaupt einzugestehen, und warum eine erfolgreiche Suchttherapie so überaus schwierig ist, darauf gehe ich im folgenden Kapitel ausführlich ein.

David Nutt oder: die Wahrheit, die keiner hören will

Vermutlich haben Sie noch nie etwas von David Nutt gehört. Das hat nicht nur den Grund, dass Sie nicht regelmäßig die wichtigste Fachzeitschrift der Medizin (»Lancet«) lesen, sondern liegt auch daran, dass seine Studien zu Ergebnissen gekommen sind, die die Öffentlichkeit nicht wahrhaben will.

Man kann David Nutt, ohne zu übertreiben, als den höchsten Hüter der Drogen in England und den weltbekanntesten Spezialisten in Bezug auf Rauschmittel bezeichnen. Außerdem ist er das, was die Briten einen »pain in the ass« nennen, eine Nervensäge, die andauernd Wahrheiten verkündet, die keiner hören will. Beispielsweise beschrieb Nutt im Jahr 2009 eine Droge mit dem Namen »Equasy«, von der Millionen Menschen, darunter auch Kinder, weltweit betroffen seien und die überaus abhängig mache. Die Folgen dieser Sucht: neurologische Beeinträchtigungen, Angstzustände, körperliche Versehrtheit und Persönlichkeitsveränderung. Nutt schrieb in seiner Studie, dass alles dafür spreche, dieses Equasy zur illegalen Droge zu erklären, denn die davon ausgehende Gefahr für das Individuum, aber vor allem für die Gesellschaft, sei einfach zu groß.

Schön und gut, dachte man sich in England. Aber was ist dieses Equasy, und wieso hat noch nie jemand davon gehört? Weil

Nutt den Begriff selbst erfunden hatte. Im Englischen beschreibt das Wort »equine« alles, was mit Pferdesport zu tun hat. Nutt definierte in seinem wissenschaftlichen Artikel das »Equine Addiction Syndrome«[80], auf Deutsch übersetzt das »Pferde-Abhängigkeits-Syndrom« - und verglich in seiner Arbeit den in England überaus beliebten Reitsport mit dem Konsum von Ecstasy. Wissenschaftlich völlig korrekt stellte er fest, dass es nur nach jeder 10.000sten Pille zu nachteiligen Auswirkungen, aber nach jedem 350. Ausritt zu Unfällen käme.[81]

Kam nicht so gut an im Vereinigten Königreich. Nur zwei Tage nach Erscheinen des Artikels bekam Nutt einen Anruf vom Innenminister, der ihn höflich fragte, ob er noch alle Schnapsgläser im Schrank habe. Nutt antwortete sachlich, dass ihn nur eines interessiere: die Widersprüche der Drogenpolitik aufzudecken und das Bewusstsein der Menschen zu erweitern. Seinen Job als Regierungsberater war er danach sehr schnell los. Das juckte Nutt jedoch kein bisschen, ganz im Gegenteil. Er gründete eine gemeinnützige Organisation, Drug Science, und legte im Jahr darauf eine weitere Studie vor, in welcher sein Team und er die Gefährlichkeit der in England gängigen Drogen untersuchten (Anmerkung: Der Reitsport war in dieser Studie nicht dabei).[82] Diese Gefährlichkeit bestimmte die Forschergruppe anhand von 16 Faktoren, darunter Sterblichkeit, soziale Auswirkungen, familiäre Auswirkungen, Beeinträchtigung des Straßenverkehrs, Kosten, die von der Allgemeinheit getragen werden, und so weiter. Und jetzt raten Sie mal, welches Rauschmittel auf dem ersten Platz landete. Crack? Nein. Cannabis? I wo! Kokain?

Es war der Alkohol. Mit sagenhaften 72 von maximal zu erreichenden 100 Punkten auf der Gefährlichkeitsskala lag er sogar weit vor Heroin (55 Punkte), Methamphetamin (33 Punkte) oder LSD (7 Punkte).

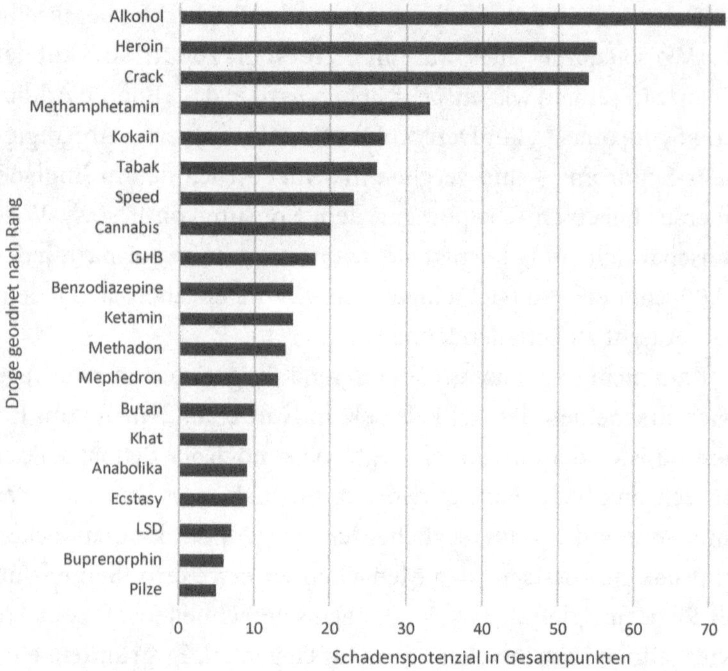

Abbildung 15: Gefährlichkeitsstudie nach Nutt, 2010

Ich bin mir sicher, dass nach diesem Ergebnis in nicht nur einem Pub die Zapfhähne vor Wut erzitterten. Die Alkohollobby jedenfalls war entrüstet, Nutts Buch *Drogen – ohne heiße Luft* wurde ein Ladenhüter. Und alles nur, um die Wahrheit zu verschleiern, die der kompetenteste Wissenschaftler des Fachgebiets und 40 seiner renommiertesten Kollegen herausgefunden hatten: Alkohol ist das gefährlichste Rauschmittel im Vereinigten Königreich.[83]

Und weil Alkohol weltweit ähnlich verbreitet ist, kann man mit Fug und Recht behaupten, dass er das gefährlichste Rauschmittel überhaupt ist.

Was uns die Statistik lehrt

David Nutt untersuchte in seiner Studie also 16 Faktoren, anhand derer er wissenschaftlich völlig korrekt die Gefährlichkeit von Rauschmitteln einschätzte. Man kann aber schon anhand von gerade einmal zwei Faktoren definieren, ob etwas für eine Gesellschaft schädlich ist oder nicht. Faktor eins ist die Gesundheit, auf die wir schon zu sprechen kamen. Anhand von Fallzahlen lässt sich das Ausmaß der Schädigung relativ exakt beschreiben. Ähnlich verhält es sich auch beim zweiten Faktor, nämlich dem Umstand, ob dieses Etwas beim Konsumenten selbst oder einem anderen Individuum finanziellen Schaden verursacht.

Damit sich die Menschen nicht wegen jeder kleinen Zankerei die Köpfe einschlagen, gibt es Regeln. Diese Regeln sind für gewöhnlich Gesetze, die Art und Weise des Umgangs miteinander normativ festlegen. Je nach Verstoß reicht die Bandbreite der Bestrafung von einer Ermahnung bis zum schlimmsten Fall, dem Freiheitsentzug, in manchen Kulturen sogar dem Tod. Die Regeln, an die sich die Bürger zu halten haben, sind in diesem Fall die Gesetze, für deren Einhaltung der Staat sorgt. Um das Ausmaß dieser Verstöße in Deutschland festzustellen (und entsprechend gegenzusteuern), erscheint regelmäßig die Polizeiliche Kriminalstatistik, die vom Bundesministerium des Innern und für Heimat herausgegeben wird.[84]

Die Daten dieses Berichts haben es Jahr für Jahr in sich. In Hunderten von Rubriken werden sämtliche Straftaten nach unterschiedlichsten Kriterien aufgeschlüsselt. So sind dort Art und Anzahl der erfassten Straftaten, Angaben wie Ort und Tatzeit, Opfer und Schäden, Aufklärungsergebnisse und andere personenbezogene Merkmale wie Alter, Geschlecht und Nationalität der Strafverdächtigen umfangreich aufgelistet und geben einen anschaulichen Überblick über alles, was in unserem Land so verbrochen wird.

Sehen wir einmal davon ab, dass nicht alle Straftaten aufgeklärt werden (was in unserem Fall nur geringe Rückschlüsse auf die Anteile der alkoholisierten Tatverdächtigen zulässt), und sehen wir auch davon ab, dass manche Bereiche nicht hinreichend gut abgebildet sind, da sie nicht zur Anzeige gebracht werden (sexuelle Gewalt in der Ehe beispielsweise), ist die Statistik dennoch das Maß aller Dinge, wenn es um die kriminelle Zustandsbeschreibung der Gesellschaft geht – und auch um den Zusammenhang mit Rauschmitteln. Denn viele der Taten, die jährlich, monatlich und täglich begangen werden, geschehen unter dem Einfluss von psychoaktiven Substanzen, insbesondere von Alkohol. Damit ist die Statistik auch so etwas wie ein Report des gesellschaftlichen Schadens, der durch Alkohol und andere Substanzen verursacht wird.

In der Bundesrepublik Deutschland wurden 2021 ca. 5,05 Millionen Straftaten verübt, wovon 2,96 Millionen aufgeklärt wurden, was einer Quote von 58,7 Prozent entspricht.[85] Betrachten wir nur die aufgeklärten Straftaten (2.963.643), wurden immerhin 252.019 von ihnen unter Alkoholeinfluss begangen, 264.446 unter dem Einfluss »harter« Drogen.[86] Obwohl der Alkohol nur eine Substanz darstellt, unter den »harten« Drogen jedoch alles Mögliche zusammengefasst wird, trägt er also in ähnlichem Ausmaß zur Gesamtzahl krimineller Handlungen bei, nämlich in etwa zu 8,5 Prozent. Zieht man von der Gesamtzahl nun auch noch die Delikte ab, die traditionell nicht zu den Gewaltverbrechen gehören und ohne Rauschmittelkonsum vonstattengehen (ich spreche von Wirtschaftskriminalität, Verstößen gegen das Vereinsgesetz, Luftverunreinigung, Datenhehlerei, das Einschleusen von Ausländern, das Erschleichen eines Aufenthaltstitels o. Ä.), erhöht sich der Prozentsatz signifikant. Heißt: Wenn es um körperliche Verletzungen, sexuelle Übergriffe, Raub und Diebstahl, Widerstand gegen Polizei und Staatsgewalt, Mord und Totschlag geht, ist Alkohol beteiligt, und zwar in erheblichem Maße, zwischen 20 und 45 Prozent. Man muss sich die Zahlen einmal langsam durch den Kopf gehen lassen: Pro Tag wurden 2021 in Deutschland 690 Taten unter Alkoholeinfluss begangen. Diese Zahlen belegen, dass Alkohol einen deutlichen Co-Faktor von Kriminalität darstellt.

Dabei ist es im Grunde unerheblich, ob für die Taten der Mut angesoffen wurde oder ob der Täter sie aus einer »Schnapslaune« heraus verübte. Sie werden mir vermutlich zustimmen, wenn ich sage, dass es eine ganz schlechte Idee ist, sich nach vier Bier und drei Schnaps mit der Polizei anzulegen. Es liegt aber in der Natur der Droge Alkohol, dass die Realitätsverzerrung zu völlig irrationalen Handlungen führt. Nur so ist zu erklären, dass der Widerstand gegen und der tätliche Angriff auf die Staatsgewalt mit 47,4 Prozent einen der Spitzenreiter der Taten unter Alkoholeinfluss darstellt. Über 18.000 solcher Fälle wurden im Jahr 2021 gezählt. Weiterhin wurde jede fünfte Körperverletzung unter Alkoholeinfluss verübt, am Ende des Jahres fast 90.000 Fälle. Hinzu kommen noch einmal über 60.000 Fälle von vorsätzlicher einfacher Körperverletzung, bei denen ein Fünftel der Täter unter Alkoholeinfluss stand. In der gleichen Liga spielen auch Sachbeschädigungen mit mehr als 25.000 oder Ladendiebstahl mit über 11.000 Fällen. Auch gefährliche und schwere Körperverletzungen auf Straßen und Wegen oder Plätzen schlagen mit fast 10.000 Fällen zu Buche.

Was man niemals vergessen sollte: Wo es Täter gibt, gibt es auch Opfer – und einen Schaden, der monetär, materiell, aber eben auch körperlich und seelisch sein kann. Interessanterweise gibt es beim Bundesinnenministerium zwar allerlei Tabellen und

Statistiken in Bezug auf die Täter zum Download, über die Opfer findet sich jedoch erstaunlich wenig. Sie können sich aber ausmalen, dass ein Täter in der Regel nicht nur ein einziges Opfer hat, dessen Leben er in welcher Intensität auch immer beeinflusst, sondern dass es schnell auch mehrere Menschen treffen kann.

Denken Sie mal an einen Tankstellenüberfall mit Todesfolge. Der Täter erschießt im Eifer des Gefechts vielleicht »nur« den Tankstellenwart, doch die beiden anwesenden Autofahrer, die gerade an der Kasse standen und bezahlen wollten, sind nachhaltig traumatisiert. Dazu kommen die Witwe des Tankstellenwarts, dessen Familie, aber auch die Angehörigen der Zeugen und vielleicht sogar des Täters … und schon zählen wir eben nicht mehr nur ein Individuum, das zum Opfer einer Tat wurde. Wenn wir dann noch davon ausgehen, dass nur ein Teil der Straftaten überhaupt zur Anzeige gebracht oder gar aufgeklärt wird, zeichnet sich gleich ein ganz anderes Bild.[87]

Man könnte einräumen, dass die Verbrechen von Nichtalkoholisierten überwiegen. Ich behaupte an dieser Stelle aber, dass ein riesiger Anteil an Straftaten gar nicht erst geschehen wäre, wenn der Täter auf Alkohol verzichtet hätte. Es sollte jedem klar sein, dass die mangelnde Kritikfähigkeit, das übersteigerte Selbstbewusstsein und die Realitätsverschiebung, die typisch für den Alkoholrausch sind, zu Straftaten motivieren. Und jeder, der schon einmal einen über den Durst getrunken hat, weiß: Alkohol senkt die Hemmschwelle und bringt einen auf ziemlich dumme Ideen. Die Frage muss deshalb erlaubt sein, ob das Strafmaß einer unter Alkoholeinfluss begangenen Straftat tatsächlich gemindert werden sollte. Ich kann jedes Opfer verstehen, das kein Verständnis für Gerichtsurteile hat, die strafmindernd ausfallen, weil der Täter (besonders) besoffen war – immerhin ist nicht davon auszugehen, dass er zum Konsum gezwungen wurde.

An dieser Stelle wollen wir ein kleines Gedankenexperiment wagen. Stellen Sie sich vor, Sie wären die Behörde, die neue Nahrungsmittel für den Verbraucher zulassen müsste. Und stellen Sie sich weiterhin vor, dass es noch keinen Alkohol gäbe, und Sie müssten nun entscheiden, ob Sie diesen für den allgemeinen Konsum freigeben. Wissenschaftliche Studien hätten ergeben, dass jeder fünfte Straftäter in bestimmten Bereichen unter Einfluss dieser Droge aktiv wurde. Hand aufs Herz: Würden Sie eine Zulassung erteilen? Natürlich nicht! Ich behaupte, dass heutzutage allein aufgrund dieser Zahlen eine Neueinführung des Alkohols in die Gesellschaft praktisch ausgeschlossen wäre.

Wenn einer will und eine nicht

Straftaten im sexuellen Kontext sind ein hochbrisantes Thema. Die Statistik weist für das Jahr 2021 etwas über 90.000 Straftaten gegen die sexuelle Selbstbestimmung auf, zu denen Vergewaltigung, sexuelle Übergriffe und Missbrauch gehören. Laut Statistik fanden 6,8 Prozent davon unter Alkoholeinfluss statt – wie wir jedoch wissen, ist die Dunkelziffer der tatsächlichen Taten gerade in diesem Bereich sehr viel höher, weshalb die Täter oft nicht verurteilt werden und demnach auch keine verlässlichen Zahlen vorhanden sind, die den Alkoholeinfluss belegen. Vertrauen wir den Zahlen jedoch, so erfahren wir, dass mehr als 6.000 Delikte sexueller Natur mit Alkohol in Verbindung gebracht wurden – und das sind mehr als sechs Fälle am Tag.[88]

Warum die Liaison zwischen Alkohol und Sex so überaus schwierig ist, erkennen wir bei genauerer Betrachtung. Alkohol ist ein gesellschaftlich legitimiertes Kontaktogen, die Droge dient also dazu, dass Menschen einfacher den Kontakt zueinander finden. Dabei zeigen Männer generell ein anderes Trinkverhalten als Frauen und erreichen regelhaft auch höhere Pegel. Allein daraus ergibt sich schon Konfliktpotenzial, um es mal vorsichtig auszudrücken. Hinzu kommt, dass sich mangelnde Kritikfähigkeit mit Aggressionspotenzial und Wahrnehmungsverlust katastrophal hochschaukeln kann.

Häufig handelt es sich bei den Tätern um eine Einzelperson. Vergewaltigungen durch Gruppen machen zwar nur einen kleinen Bruchteil der Fälle aus, finden jedoch häufig unter Alkoholeinfluss statt. Während Gruppenvergewaltigungen relativ schnell zur Anzeige gebracht werden, sieht es bei Einzeltäter-Vergewaltigungen anders aus. Der Einzeltäter befindet sich mit dem Opfer häufig in intimer Atmosphäre, beispielsweise dem familiären oder privaten Umfeld, also nicht in der Öffentlichkeit, was die Kriminalitätsstatistik nicht abbildet. Angst und Scham des Opfers spielen eine große Rolle, wenn es um das Nichtanzeigen der Übergriffe geht, weshalb so viele Fälle nicht verfolgt werden. Insbesondere bei Wiederholungstätern ist es schwierig für das Opfer, den Schritt zur Anzeige zu machen. Erschwerend kommt hinzu, dass das Opfer in der Beweispflicht ist, soll im Zweifel nicht Aussage gegen Aussage stehen. Eine katastrophale Situation für das Opfer, denn im deutschen Recht gilt: im Zweifel für den Angeklagten. Fast alle Opfer sind sich dessen bewusst. Genau dies führt zu der immensen Dunkelziffer, gerade auch bei Partnern.

2021 kam es laut Statistik zu 469 sexuellen Missbrauchsfällen von Kindern unter Alkoholeinfluss. Beinahe jeder dritte sexuelle Missbrauch von Widerstandsunfähigen fand unter Alkoholeinfluss statt. Pro Tag wurden in Deutschland mehr als acht Anzeigen wegen Beleidigungen auf sexueller Grundlage erstattet, immerhin jeder sechste der Täter war alkoholisiert. Das Straftatenregister unterscheidet über 40 Rubriken im sexuellen Kontext. Geht man die Zahlen dazu durch, wurde fast jede vierte Tat unter Alkoholeinfluss begangen. Die Summe dieser Fälle schlägt jedes Jahr mit einer fünfstelligen Opferzahl zu Buche, die Zahl der von physischer sexueller Gewalt Betroffenen geht in die Tausende. Die Erfahrung prägt das Leben der Opfer teils in katastrophalem, existenziellem Ausmaße.

Historisch hat sexuelle Gewalt durchaus Tradition, vor allem in kriegerischen Auseinandersetzungen. Man geht davon aus, dass betrunkene russische Invasoren, aber auch Mitglieder der alliierten Streitkräfte nach dem Ende des Zweiten Weltkrieges Hunderttausende von Frauen und Mädchen, Jungen und sogar Männer vergewaltigten. Ähnliches, wenn auch in kleinerer Dimension, geschah auch in Jugoslawien und findet aktuell in Kriegsgebieten wie der Republik Kongo oder der Ukraine statt, teilweise systematisch, um die gegnerische Partei moralisch zu schwächen. Der Krieg eignet sich als Bühne für sexualisierte Gewalt deshalb so gut, da er eine Extremsituation darstellt, »in der normalerweise vorhandene Hemmschwellen fallen und sich patriarchale Gewalt ungehindert Bahn bricht«[89]. Die wenigsten Übergriffe werden dabei angezeigt, weshalb die Opfer überhaupt nicht zu beziffern sind. Da Alkohol in fast jedem Land der Welt günstig und dazu legal ist, spielt er bei diesen Verbrechen eine beachtenswerte, wenn nicht sogar eine tragende Rolle. Kein anderes Rauschmittel, das auf diesem Planeten existiert, wird so freigiebig konsumiert wie der Alkohol, insbesondere in Kriegszeiten – und das, obwohl Drogen jedweder Art während dieser Art von Auseinandersetzungen relevant sind und waren. Doch kein Rauschmittel macht die Konsumenten derartig aggressiv, löst moralische Bedenken in

Luft auf und fungiert zudem, wie oben beschrieben, als Kontaktogen. Deshalb ist Alkohol mit Abstand, und zwar mit sehr, sehr großem Abstand, Vergewaltigungsdroge Nummer eins.

Betrachten wir dazu einmal eines der größten Besäufnisse der Welt, das Oktoberfest in München. Dort kommt es jährlich zu 50 bis 60 Sexualstraftaten, darunter im Schnitt zu einer bis zwei Vergewaltigungen.[90] Ein schmaler Grat, auf dem die Gesellschaft da wandelt. Wandert der Griff eines Volltrunkenen auf dem Oktoberfest nämlich zum Po der Bedienung, wird das gemeinhin belacht und mit dem alkoholisierten Zustand des Grabschers entschuldigt. Probiert man dasselbe im Supermarkt, sitzt man zehn Minuten später in Polizeiauto. Sagen Sie selbst, ist so etwas zu tolerieren? Nein, ist es nicht. Alkohol kann niemals eine Entschuldigung für ein gesellschaftlich nicht akzeptiertes, sogar kriminelles Verhalten sein – im Gegenteil. Jedem, der trinkt, muss bewusst sein, dass der Rausch enthemmt. Dass Täter, obwohl sie freiwillig getrunken haben, erwarten können, dass sowohl die Gesellschaft als auch Justitia bei der Bestrafung ihrer Vergehen ein Auge zudrücken, ist einfach absurd und eine schallende Ohrfeige für all diejenigen, die im Laufe ihres Lebens zum Opfer dieser sexuellen Gewalt werden.

Ich will Spaß, ich geb Gas

Wenn man das Trinkverhalten der Deutschen analysieren möchte, verschafft die Verkehrsunfallstatistik einen guten Überblick. Jedes Jahr gibt das Statistische Bundesamt ein Dokument mit dem Titel »Unfälle unter dem Einfluss von Alkohol oder anderen berauschenden Mitteln im Straßenverkehr« heraus.[91] Dass Alkoholkonsum zu Verkehrsunfällen führt, ist nichts Neues. Erstaunlich hingegen ist die Tatsache, dass man das Problem offensichtlich für so bedeutend hält, dass ihm gleich eine eigene Broschüre gewidmet wird. Es unterstreicht damit noch einmal die Bemühung, den Straßenverkehr sicherer zu machen.

Seit Jahrzehnten werden Milliarden in die Verkehrssicherheit investiert – man denke nur an die legendäre Kampagne zur Einführung der Gurtpflicht, die bei den meisten Westdeutschen zu hysterischen Anfällen führte, heute jedoch das Selbstverständlichste der Welt ist.[92] Im Jahr 1975, ein Jahr nach Einführung der Gurtpflicht, kamen noch 14.870 Personen auf deutschen Straßen ums Leben.[93] Nach der Wende stieg die Zahl der Verkehrstoten über eine Periode von drei Jahren um mehrere Tausend an, um dann wieder abzufallen. Ab 1991 gab es erstmals eine gemeinsame Statistik der wiedervereinigten Bundesländer, die in diesem Jahr noch 11.300 Tote auswies (der höchste Wert in der Wiedervereinigungsperiode).[94] Zum Glück erreichte die Statistik 2020 mit 2.719 Getöteten ihren historischen Tiefpunkt. Obwohl die Anzahl der Verkehrsunfälle im Verlauf der letzten 30 Jahre konstant geblieben ist (1991: 2,3 Millionen, aktuell: 2,2 Millionen), ging die Zahl der Unfälle mit Personenschäden um ein Drittel von 385.147 im Jahr 1991 auf 264.499 im Jahr 2020 zurück.[95] Eine ähnliche Entwicklung nahmen die dabei insgesamt Verunglückten, in Zahlen auf ca. 330.000. Hat das damit zu tun, dass die Deutschen besser Auto fahren denn je? Keineswegs. Aber die Fahrzeuge werden immer sicherer, die Assistenzsysteme besser, was sich daran zeigt, dass sich die Zahl der Schwerverletzten innerhalb von drei Dekaden halbiert hat und die Zahl der Getöteten von 11.300 auf fast ein Viertel des Wertes (2.719) gefallen ist. Wir halten also zunächst einmal fest, dass die Konzepte der Autobauer wie auch der Regierung in erheblichem Maße dazu beigetragen haben, die Sicherheit für die Verkehrsteilnehmer trotz Anstieg der zugelassenen Fahrzeuge (2020 immerhin fast 48 Millionen PKW[96], Tendenz steigend) zu erhöhen.

Schön. Obwohl es immer mehr Autos gibt, kommen weniger Menschen denn je bei Verkehrsunfällen zu Schaden oder gar ums Leben. Ist doch sehr erfreulich, wir können das Kapitel an dieser Stelle abschließen. Oder? Natürlich nicht. Denn auf deutschen Straßen sind nach wie vor tickende Zeitbomben unterwegs – als etwas anderes kann man Fahren unter Rauschmitteleinfluss nicht bezeichnen. Und wie wir wissen, ist Alkohol ein Rauschmittel.

Irritierenderweise ist es trotzdem erlaubt, mit Alkohol im Blut ein Fahrzeug zu lenken. Zwar hat der Gesetzgeber Promillegrenzen festgelegt, mit denen er versucht, des Problems Herr zu werden. Aber was bringen diese Grenzen, wenn ihre Übertretung stets Auslegungssache ist? Seit dem 01.05.1998 gelten neue Promillewerte. Werte unter 0,3 Promille gelten als unbedenklich. Obwohl bei Unfall oder Verkehrsgefährdung schon ab 0,3 Promille eine Verurteilung drohen kann, gilt Fahren erst ab 0,5 Promille laut § 24a StVG als Ordnungswidrigkeit, hier in der Tat als »0,5-Promille-Grenze« bezeichnet. Dabei muss bedacht werden, dass es im Bereich von 0,3 bis 1,1 Promille von wesentlicher Bedeutung ist, ob der Betroffene im Straßenverkehr auffällig geworden ist oder gar an einem Unfall beteiligt war.

Ich möchte an dieser Stelle noch einmal an die Wirkungstabelle des Alkohols erinnern, die etwas früher im Kapitel abgebildet ist. Ab 0,5 Promille sind folgende Reaktionen im an- oder sogar betrunkenen Individuum zu erwarten: eingeschränkte Reaktionsfähigkeit, Beginn der (Selbst-)Fehleinschätzung und Kontrollverlust, Konzentrations- und Koordinationsschwierigkeiten,

Beeinträchtigung der Muskelkontrolle und des Gleichgewichts, erste Sprachstörungen.

Autofahren ist ein hochkomplexer kognitiver Vorgang, der eine schnelle Reaktion und absolute Aufmerksamkeit erfordert. In Sekundenbruchteilen können sich gemütliche 80 Stundenkilometer auf der Landstraße in eine tödliche Geschwindigkeit verwandeln, beispielsweise wenn urplötzlich ein Reh aus dem Gebüsch springt, der Wagen in einer großen Pfütze ausbricht oder der Fahrer durch eine Winzigkeit abgelenkt wird. Ich glaube, dass jeder, der schon einmal Auto gefahren ist, weiß, wie einfach es geht, den Fokus auf die Fahrbahn zu stören. Je schneller dabei die Fahrt, desto verheerender die Auswirkungen auf Leib und Leben.

Umso unverständlicher ist es, dass der Fahrer erst ab einem Wert von 1,1 Promille als fahruntüchtig gilt.[97] Da frage ich mich: Was genau definiert denn die Fahrtüchtigkeit? Keine Schlangenlinien fahren? Brems- und Gaspedal nicht verwechseln? Denn: Nüchternheit kann es nicht sein – immerhin sind bis zu 0,5 Promille ja unbedenklich, glaubt man der deutschen Straßenverkehrsordnung.

Nur, wie präzise kann ich eigentlich trinken? Das Problem ist: gar nicht. Wie Sie wissen, hängen die Promille im Blut und die Trunkenheitserscheinungen ja nicht nur von der Physis und der seelischen Konstitution, sondern auch vom Mageninhalt ab. Deswegen haben zwei Gläser Wein als Begleitung zum Abendessen auch eine völlig andere Wirkung als zwei Gläser Wein auf nüchternen Magen.

Schauen wir uns trotzdem einmal an, wie Otto Normalverbraucher mit Alkohol im Blut am Steuer reagiert. Dafür gehen wir jetzt einmal von Max Mustermann aus, den jeder von Personalausweisvorlagen kennt. Dieser Max wiegt 70 Kilo und hat gerade ein köstliches Mahl verspeist, dazu hat er ein Glas Wein getrunken. Vermutlich hat er nun um die 0,4 bis 0,5 Promille im Blut. Für seine Frau Erika, die dasselbe gegessen und getrunken hat, gilt das übrigens nicht. Sie hat, weil sie einerseits weniger wiegt und Frauen andererseits Alkohol anders verstoffwechseln, schon 0,6 Promille im Blut.

Und damit fangen die Probleme an. Ab 0,5 Promille lässt die Reaktionszeit nämlich nach. Darüber hinaus steigt ab spätestens 0,8 Promille die Risikobereitschaft erheblich. Verminderte Reaktionszeit und erhöhte Risikobereitschaft sind zwei tödliche Faktoren – auch wenn Max und Erika sich beim Trinken eigentlich vornehm zurückgehalten haben.

Zugegeben: Die meisten Unfälle ereignen sich unter dem Alkoholeinfluss von 0,8 bis 1,5 Promille. Letzterer Wert mag sehr hoch erscheinen, ist aber auch der Tatsache geschuldet, dass sich Konsumenten mit hohen Alkoholmengen im täglichen Gebrauch offensichtlich noch in der Lage sehen, ein Fahrzeug bei höherer Promillezahl zu steuern, zumal langjährige, tagtägliche Alkoholkonsumenten an einen gewissen Pegel gewöhnt sind.

Wer beim Autofahren mit einem solch hohen Wert erwischt wird, gibt den Lappen in der Regel ab und kann sich auf eine Medizinisch-Psychologische Untersuchung (MPU) einstellen, wenn er den Führerschein wieder zurückhaben will. Das Verrückte ist aber, dass der Gesetzgeber bei der Beurteilung der Trunkenheit am Steuer unterscheidet, ob der Verkehrsteilnehmer »zufällig« aufgeflogen ist, beispielsweise während einer Routineverkehrskontrolle, oder aufgrund einer auffälligen Fahrweise oder bei der Beteiligung an einem Unfall. Heißt: Wer nicht erwischt wird, kann munter weiterpicheln, eben bis ein Unfall passiert. Dann jedoch wird er empfindlich bestraft. Und nun fragen Sie sich mal, wie oft Sie selbst schon in so eine routinemäßige Verkehrskontrolle geraten sind. Eben.

Gänzlich anders verhält es sich beim Cannabis- oder Amphetaminkonsum. Wenn der polizeiliche Test im Urin oder auf der Haut anschlägt, ist die Höhe des Wertes erst einmal völlig unerheblich, denn es genügt der bloße Nachweis, um zum Verlust des Führerscheines zu führen. Da moderne Tests selbst kleinste Mengen im Urin nachweisen können, genügt ein einziger Joint, um Ihnen für Wochen – zumindest theoretisch – den Führerschein zu entziehen, selbst wenn Sie nur ein einziges Mal Cannabis konsumiert haben und längst wieder so nüchtern sind, wie man es sich nur vorstellen kann. Das größte Problem dabei ist: Cannabis ist bis zu 80 Tage lang im Urin nachweisbar. Es gibt sogar vereinzelt Fälle, bei denen der Urintest noch nach Monaten positiv war, obwohl seitdem nicht mehr geraucht oder sonst wie konsumiert wurde. Der Polizei egal, der Lappen wird erst einmal einkassiert.

Erst der anschließende Bluttest erbringt dann die »echte« Konzentration. Mit diesem wird dann Wochen nach dem »Vorfall« entschieden, ob der Überprüfte den Führerschein zurückerhält. Denn, was kaum einer weiß und was auch gern verschwiegen wird, es existieren sehr wohl gerichtliche Grenzwerte für Cannabiskonsum bezüglich der Fähigkeit, ein Fahrzeug zu führen. Das aber wird geflissentlich ignoriert. Ist das nicht eine himmelschreiende Ungerechtigkeit? Nach zwei Glas Wein oder Bier passiert mir mit hoher Wahrscheinlichkeit gar nichts, aber wenn ich vor drei Wochen Cannabis konsumiert habe, darf ich zu Fuß nach Hause gehen, selbst wenn ich am Tag der Kontrolle völlig klar und nüchtern bin.

Natürlich könnte man die Nachweisgrenzen in den Tests für Cannabis hochsetzen, um die akut Bekifften von den Fahrtüchtigen zu unterscheiden. Dass das nicht gemacht wird, hat einen einfachen Grund: Die Tests sollen möglichst sicher anschlagen, also eine hohe Sensitivität haben. Der Test kann ja nur ja oder nein. Früher wurden solche Tests bisweilen bei Patienten im Ersatzdrogenprogramm (»Substitutionsprogramm«) zur Überwachung eingesetzt, um »gesundheitlich gefährdenden Beikonsum auszuschließen«. Sie weisen selbst kleinste Mengen nach, was einen ziemlich großen Konsumzeitraum abdeckt, damit man nicht ständig die teuren Tests machen muss. Solche niedrigschwelligen Tests sind zur Kontrolle der Fahrtüchtigkeit jedoch völliger Unfug. Statt den Verkehr sicherer zu machen, werden durch die derzeitige Rechtspraxis unnötigerweise Führerscheine entzogen – und zwar von Menschen, die absolut geeignet sind, am Verkehr teilzunehmen, weil ihr Konsum ausreichend lange zurücklag. (Es versteht sich von selbst, dass Fahren unter Rauschmitteleinfluss immer ein No-Go ist.) Vom bürokratischen Aufwand, der sich nach einem solchen »Delikt« über Wochen hinzieht, mal ganz abgesehen. Kommerzieller Nebeneffekt: Mit dieser überbordenden Einziehung legitimiert sich das Verfahren selbst, was die Anbieter dieser Tests natürlich freut und beflügelt, noch sensitivere Tests auf den Markt zu bringen.

Im Jahr 2018 konsumierten fast vier Millionen Menschen zwischen 18 und 64 mindestens einmal innerhalb der letzten zwölf Monate Cannabis, was etwa sieben Prozent der Bevölkerungsgruppe entspricht.[98] Demgegenüber stehen mindestens 35 Millionen Menschen (ohne Senioren über 65!), die innerhalb der letzten zwölf Monate Alkohol konsumiert haben.[99] Viele davon haben sich trotzdem hinters Steuer gesetzt – und sind ohne Konsequenzen davongekommen. 2021 wurden nach Auswertung des Kraftfahrt-Bundesamtes für dieses Buch (Datenlizenz Deutschland, Entziehung von Fahrerlaubnissen – Version 2.0) von den Gerichten in Flensburg 40.166 (Vorjahr: 46.974) Fahrerlaubnisse wegen Alkohol entzogen.[100] Das sind jeden Tag mehr als 110 einkassierte Führerscheine! Man mag gar nicht darüber nachdenken, wie hoch bei der allgemeinen Verkehrsdichte und der Verbreitung von Alkohol in der Gesellschaft die Dunkelziffer sein mag, wenn man davon ausgeht, dass nach Schätzungen vielleicht nur jedes sechshundertste solcher Vergehen aufgedeckt wird.[101] Für mehr Kontrollen steht schlicht und einfach nicht genug Personal zur Verfügung.[102]

Verkehrsunfälle mit Alkoholbeteiligung gibt es immer noch viel zu viele, genau genommen 31.540 im Jahr 2020.[103] Die traurige Bilanz sind 156 Getötete und 4.106 Schwerverletzte. Vergleicht man Unfälle ohne und mit Alkoholbeteiligung, so kommt man bei »nüchternen« Unfällen pro 1.000 Unfälle (im Jahr 2017) auf insgesamt elf Getötete und 220 Schwerverletzte, während es bei Alkoholunfällen 17 Getötete und 340 Schwerverletzte sind.[104] Diese Zahlen belegen unmissverständlich, dass Alkoholeinfluss in erheblichem Maße zur Gefährdung im Straßenverkehr beiträgt. Es ereignen sich natürlich auch Unfälle unter dem Einfluss anderer berauschender Mittel, nämlich immerhin 6.186 polizeilich erfasste Unfälle mit 37 Getöteten und 802 Schwerverletzten. »Andere«[105] berauschende Mittel liegen damit summenmäßig weit entfernt von den Werten des Alkohols, diese Zahlen wiegen aber nicht minder schwer.

Sehen wir einmal von einigen regionalen Unterschieden zwischen den einzelnen Bundesländern ab, lässt die Statistik auch Schlüsse auf das Konsumverhalten der Autofahrer zu. Die meisten Unfälle ereignen sich beispielsweise innerorts, in der Dunkelheit sowie an Samstagen und Sonntagen, vorwiegend in der Zeit von 16.00 bis 00.00 Uhr, in den Sommermonaten deutlich häufiger als in der dunklen Jahreszeit. Über 80 Prozent der alkoholisierten verkehrsteilnehmenden Unfallverursacher sind männlich und zwischen 25 und 55 Jahren.[106] Oberflächlich betrachtet könnte man zu dem Schluss kommen, dass die knapp über 150 Toten im Straßenverkehr unter Alkoholbeteiligung (im Jahr 2020) fast schon zu vernachlässigen sind im Vergleich zu über 70.000 Alkoholtoten durch Erkrankung. Dass die Bilanz des Kollateralschadens aber immens ist, werden wir im nächsten Kapitel sehen.

Was das mit uns allen macht

Schlagen wir die Tageszeitung auf, vor allem den Regionalteil, lesen wir fast jede Woche von tödlichen Autounfällen. Wir sehen Bilder von demolierten oder zerstörten Autos, auf dem Asphalt liegenden Blechteilen, verbogenen Leitplanken, Baumalleen, Feuerwehrfahrzeugen mit hydraulischen Scheren, Rettungswagen und was sonst noch so aufgefahren werden muss, wenn es zu einem solchen Unfall kam. Im Jahr 2020 sind 2.719 Menschen bei Verkehrsunfällen gestorben[107], und die Gründe sind fast immer dieselben: überhöhte Geschwindigkeit, Missachtung der Vorfahrt, psychoaktive Substanzen, Überholfehler. Insofern ist das für uns nichts Neues.

Ich will Ihnen eine kleine Geschichte dazu erzählen. Ich fahre einen Oldtimer, den mir mein Vater zum Doktortitel geschenkt hat. Meine Stamm-Tankstelle ist direkt um die Ecke. Da kennt man sich. Im Kassenbereich stehen jede Menge Kleinflaschen mit Alkoholika. Manchmal ist kein anderer Kunde da, dann ist Zeit für einen Plausch mit den Kassiererinnen. Die haben mir bei so einer Gelegenheit verraten, dass einer der Bestseller in der Tankstelle der Pfefferminzlikör ist. Und warum? Weil Pfefferminze den Alkoholgeruch überdeckt, zumindest sind die Damen von der Tankstelle davon überzeugt. Das Verrückteste ist, und da wird es interessant, dass die Flaschen das Tankstellengelände nicht verlassen. Das heißt, die kleinen Fläschchen werden direkt nach dem Verlassen des Verkaufsraums geext und in den Müllbehältnissen der Tankstelle entsorgt. Das führt zu Unbill unter dem Personal, weil das Glas einerseits nicht umweltgerecht entsorgt wird und andererseits beim Wegschmeißen auch schon mal zerbricht. Die Scherben zerschneiden die Mülltüten, beim Herausheben purzelt alles heraus – ärgerlich.

Das Beste kommt aber zum Schluss. Die Kunden sitzen in der Regel allesamt allein im Auto und tanken nur kleinste Mengen, was den eigentlichen Grund des Tankstellenbesuches nahelegt: Saufen. Schätzungen gehen übrigens davon aus, dass ca. 600 Autofahrten unter Alkoholeinfluss absolviert werden müssen, bis eine Alkoholfahrt entdeckt wird.

Was wir dabei unbedingt betrachten müssen, ist das, was allein ein einziger dieser insgesamt jährlich 264.000 Verkehrsunfälle mit »Personenschaden«, wie es so schön heißt, also mit Verletzten oder Toten, mit allen Betroffenen macht. Denn während unser Blick nur kurz über das Bild der zertrümmerten Autoteile in der Zeitung oder die Unfallstelle beim Vorbeifahren wandert, bleibt uns das besondere Schicksal der Betroffenen verborgen. Zu alltäglich und damit auch schnelllebig und austauschbar ist das Ereignis. Deswegen machen wir uns auch kaum Gedanken darüber, wer überhaupt betroffen ist – und wovon.

Anhand eines Beispiels möchte ich versuchen, Ihnen ein Bild davon zu machen. Doch ich muss Sie an dieser Stelle ausdrücklich warnen: Dieses Kapitel ist mit Abstand das schlimmste und widerlichste und wenig geeignet für zartbesaitete Leser. Sollten Sie selbst schon einmal einen Unfall erlebt haben und bis heute von den Folgen verfolgt werden, rate ich Ihnen von diesem Kapitel ab. In diesem Fall überspringen Sie einfach die nächsten Seiten, bis Sie zur Aufstellung der Personen kommen, die unmittelbar von dem Unfall betroffen sind. Ab dort können Sie gern weiterlesen, denn dann haben Sie das Schlimmste hinter sich.

In dem Fall, um den es hier geht, fahren in den frühen Morgenstunden eines Sommertages zwei junge Männer nach einer feuchtfröhlichen Party weiter auf ein Festival. Die Sonne geht gerade auf und schimmert durch das Blattwerk der Bäume, die links und rechts der Straße stehen. Die beiden Männer halten noch kurz an einer Tankstelle und fahren dann, so wird es später der Tankwart schildern, mit quietschenden Reifen vom Platz.

Circa drei Kilometer weiter windet sich die Straße durch lange Reihen von Eichen. Der Fahrer, der unter Alkoholeinfluss das Fahrzeug mit weit über 150 Stundenkilometern lenkt, verliert – man kann über die Gründe nur spekulieren, vielleicht wegen der tief stehenden Sonne, vielleicht auch wegen der unangemessen hohen Geschwindigkeit und des reduzierten Reaktionsvermögens – die Kontrolle über das Fahrzeug und fährt ungebremst gegen den Stamm einer dicken Eiche. Den Bruchteil einer Sekunde später liegt der Motorblock auf der Straße, auf dem Acker daneben der Wagen, der aussieht, als ob er direkt aus der Schrottpresse gekommen wäre.

Der Todeskampf der beiden Insassen, und das ist der humane Aspekt an der ganzen Sache, so schlimm das Ganze auch ist, dauert vielleicht 20 Sekunden. Das ist, gemessen an anderen Rohheitsdelikten, gerade auch unter Alkohol, eine sehr kurze Zeit. 20 Sekunden, in denen das Nervensystem bei der Schwere der Verletzung die Funktion einstellt. Beide Männer sterben.

Als Erster trifft ein Autofahrer auf dem Weg zur Arbeit an der Unfallstelle ein. Er kann nicht weiterfahren, weil ihm der Motorblock den Weg versperrt, daneben all die anderen Metallteile, über Dutzende Meter auf der Straße verteilt. Der Mann steigt aus dem Auto und will helfen, wie auch die Fahrer der folgenden zwei, drei Autos, die ebenfalls anhalten und ihre Fahrzeuge verlassen. Sie finden das Wrack schnell und begreifen, dass es kein Leben mehr zu retten gibt. Ein kurzer Blick auf die beiden Leichname genügt, um sich darüber klar zu werden. Es werden die ersten unmittelbar am Unfall Beteiligten sein, die, egal wann sie diese Strecke in ihrem Leben noch einmal befahren, diese Bilder nicht mehr aus dem Kopf bekommen werden. Sie sind damit auch die ersten Betroffenen, die, obwohl sie überhaupt nichts mit dem Unfall zu tun haben, darunter leiden werden. Und zwar bei jeder einzelnen Fahrt an diesem Schreckensort vorbei. Das menschliche Gehirn ist da brutal präzise: Es vergisst zwar allerlei Kleinigkeiten, erinnert sich bei traumatischen Ereignissen aber an jedes Detail.

Die nächsten Menschen, die an den Einsatzort kommen, sind die im Rettungswagen. Sie steigen aus, gehen die Unfallstelle ab und machen sich daran, die beiden Leichname in Augenschein zu nehmen. Dabei ist es unvermeidbar, dass sie den beiden Toten, die zerquetscht in dem Metallschrott hängen, ins Gesicht sehen müssen. Auch sie werden immer, wenn sie an jener Stelle vorbeikommen, diesen Unfall vor ihrem inneren Auge sehen, der sich ins Gedächtnis gebrannt hat. Danach treffen der Notarzt mit seinem Fahrer sowie ein weiterer Rettungswagen mit zwei Sanitätern ein. Damit ist das erste Dutzend Menschen unmittelbar von dem Unfall betroffen. Sie werden, wie alle anderen, die noch folgen, diese Bilder mit nach Hause nehmen.

Die Feuerwehr und die Polizei treffen ein. Die Polizei muss den Unfall aufnehmen und die Identität der beiden Toten feststellen.

Das kann nur gelingen, wenn die Körper aus dem Wrack befreit werden. Zwischen sechs und zehn Feuerwehrmänner versuchen in den kommenden ein bis zwei Stunden, das Blechknäuel so zu bearbeiten, dass die Leichenteile geborgen werden können. Die Feuerwehr hat bei alledem den mit Abstand schlimmsten Job, denn diese Menschen müssen aktiv eingreifen. Sie sehen nicht nur, sie riechen auch: Blut, Gedärm, Benzin, Erde, Gras. Dazu die Geräusche der Hydraulikgeräte, die sich Zentimeter für Zentimeter durch das Wrack fressen, um hier mal eine Hand, da mal einen Knochen freizulegen.

Ist das endlich geschafft, durchsucht die Polizei das Wrack und die Kleidung der Toten nach Ausweispapieren, um die Identität der beiden Insassen festzustellen. Auch hierfür ist eine Identifikation über das Gesicht unausweichlich. Erst dann kommt das Bestattungsunternehmen mit zwei Personen. Die sterblichen Überreste müssen in die Blechsärge verfrachtet werden, was in diesem Fall nur unter Mithilfe der Feuerwehr gelingt. Mit den sterblichen Überresten ist hier wirklich alles gemeint.

Schließlich kommen noch das Abschleppunternehmen und ein Unfallgutachter. Da zur Begutachtung möglichst alles im Originalzustand belassen werden soll, wird auch ihm der grausame Anblick nicht erspart bleiben.

Bis zu diesem Zeitpunkt wurden bereits über 20 Personen mit den Sinneseindrücken am Unfallort konfrontiert. Helfer, Zeugen, Rettungskräfte – Menschen mit Gefühlen, die sich genau jetzt um ihre Angehörigen sorgen, weil das Leben seine ganze Grausamkeit über ihnen ausgeschüttet hat, und die nie vergessen werden, was sie heute zu sehen bekommen haben.

Dann müssen die Angehörigen informiert werden. Zu diesem Zweck wird eine Polizeistreife, meist zusammen mit einem Seelsorger, zur Familie geschickt. Die Überbringung von Todesnachrichten zählt zu den Aufgaben, die den Helfern emotional wirklich alles abverlangen. Ich darf an dieser Stelle einen befreundeten Polizeiseelsorger zitieren, der das Wesen dieser Aufgabe sehr treffend mit einer Szene aus dem Film *Die Eiskönigin* umschreibt: Drinnen sitzt man vor dem Fernseher oder beim Essen. Kinder spielen. Normalität halt. Es klingelt an der Tür, man öffnet. Die Gesichter der Beamten, die nichts Gutes verheißen. Bestimmt ein Irrtum, falscher Name, falsche Hausnummer. Der Seelsorger stellt sich vor. Mit jedem gesprochenen Wort strömt der eiskalte Hauch des Todes ein und bringt alle Fröhlichkeit zum Erliegen. Ein Moment der Totenstille. Irgendwann sickert das Unvorstellbare ins Bewusstsein ein. Dann erfasst das Ausmaß der Katastrophe die ganze Familie. Jeder Glücksmoment, jede Emotion, alles wird für einen Moment eingefroren und erstarrt in unendlicher Trauer.

Man kann sich das nur sehr schwer vorstellen, aber Seelsorger und Polizeibeamte müssen in einer solchen Situation Eltern, Kindern, Geschwistern, Großeltern und Lebenspartnern erklären, dass ihr geliebter Angehöriger verstorben ist und nie wieder bei ihnen am Frühstückstisch sitzen, mit ihnen im Urlaub sein oder neben ihnen im Bett liegen wird. Mit allen, die dem Verunglückten nahestehen, kommen gut und gern 20 Menschen zusammen, häufig sogar mehr. Damit sind schon über 40 Personen vom Unfall betroffen – dabei ist das direkte Umfeld, also Schulkameraden, Arbeitskollegen, Vereinsfreunde und so weiter, nicht mitgezählt. Das Fehlen der Person, die verstorben ist, der unberührte Schreibtisch, der leere Platz am Esstisch, die verwaiste Seite im Bett – all das wird über lange, lange Zeit das unmittelbare Umfeld mit der Tragödie konfrontieren.

Wir haben auch noch nicht an all diejenigen gedacht, die sich darüber hinaus mit dem Unfall zu beschäftigen haben. Diejenigen, die den Leichnam herrichten müssen, die Sachbearbeiter der Versicherungen, die Gutachter, die den Unfall aufnehmende Polizeidienststelle und die Sachbearbeiter, die den Fall danach vielleicht an die Staatsanwaltschaft abgeben, der Pfarrer, der die Beerdigung mit all den Vorgesprächen vorbereiten muss …

Die Betroffenen eines einzigen Unfalls mit Todesfolge sind also keinesfalls nur die Angehörigen, sondern viele mehr. Menschen mit Emotionen, mit Gefühlen und Ängsten und vor allem aber mit Empathie. Sie alle können nicht wegsehen, sie alle sind direkt betroffen. Jeder Einzelne.

Schauen Sie sich die Liste genau an:

- Unfallhelfer (4)
- Rettungsdienst (6)
- Feuerwehr (10)
- Polizei (4)
- Gutachter und Abschleppunternehmen (2)
- Bestatter (2)
- Sportverein (14)
- Arbeitskollegen (12)
- Freunde/Nachbarn (14)
- Angehörige (20)
- Behörden/Gutachter/Staatsanwalt (6)

Haben Sie mitgezählt? 94! So viele Menschen sind von einem einzigen Todesfall (und in unserem Beispiel waren es zwei!) betroffen.

Über 200 Personen starben im Jahr 2020 durch Alkoholeinfluss im Straßenverkehr. 200-mal diese fast 100 Personen: Will man so etwas? Dabei haben wir noch nicht einmal die Tausenden Schwerverletzten betrachtet, die vielfach bleibende Schäden davontragen, egal ob Opfer oder Verursacher. Sind das nicht jede

Menge Gründe dafür, dass Alkohol im Straßenverkehr nichts zu suchen hat und die Null-Promille-Grenze mehr als überfällig ist?

Ein großes Verkehrserziehungsprojekt in England hat es sich zur Aufgabe gemacht, Schülern aufzuzeigen, wie Unfälle dieser Art nicht nur das Leben der Angehörigen, sondern auch der Helfer vor Ort beeinflussen. Mittlerweile haben die Bundesländer Nordrhein-Westfalen und Mecklenburg-Vorpommern ein ähnliches Projekt mit dem Namen »Crash-Kurs« initiiert. Darin wird Berufsschülern nach ausführlichem Vorbereitungsunterricht in Verkehrserziehung in einem anderthalbstündigen Vortrag von den Emotionen eines Polizisten, eines Feuerwehrmanns, eines Notarztes, eines Polizeiseelsorgers und eines Angehörigen erzählt, der sein Kind bei einem Verkehrsunfall verloren hat. Das Erstaunliche: Während die Vortragenden, die aus ihrem alltäglichen Leben berichten, ihren professionellen Schutzpanzer ablegen und von ihren Emotionen erzählen, ist es im Vortragssaal so still, dass man eine Stecknadel fallen hören könnte. Manche der Jugendlichen können diese Offenheit nur schwer ertragen und müssen den Vortragssaal sogar verlassen, so sehr nimmt sie die Veranstaltung mit. Genau das ist der Sinn: »Crash-Kurs« will erreichen, dass Jugendliche ein Bewusstsein dafür entwickeln, welche Auswirkungen eine Fahrt unter Alkoholeinfluss haben kann – nicht nur auf ihr Leben, sondern vor allem auf ihr unmittelbares Umfeld. Und dass die Katastrophe eben nicht nur Angehörige betrifft, sondern auch eine Vielzahl an Helfern, die damit an ihr emotionales Limit kommen.

Vermutlich überrasche ich Sie nicht, wenn ich Ihnen sage, dass ich noch einmal doppelt so viele Seiten über den Alkohol schreiben könnte. Ich bleibe meiner Überzeugung treu, dass er ein fürchterliches, viel zu billiges Gift ist, das wie die sprichwörtlichen Kamellen an Fastnacht unters Volk gebracht wird. Um zu verstehen, wie tragisch die Konsequenzen des Alkoholkonsums sein können, möchte ich mich im Folgenden mit dem Thema Abhängigkeit und Sucht beschäftigen. Nein, schön wird das nicht. Aber das ist, nüchtern betrachtet, ja so einiges nicht.

5
Des Rausches Untertan

Es gibt ein relativ simples Prinzip, nach dem unser Gehirn arbeitet: Wenn sich etwas gut anfühlt, möchte es mehr davon haben. Alle psychoaktiven Substanzen, aber auch substanzungebundene Rauscharten (wie Sex, Arbeit, Extremsport und so weiter) können dafür sorgen, dass der Körper nicht mehr ohne sie sein will.

Über eine lange Zeit waren sich Wissenschaftler sicher, dass es eine genetische Disposition gibt, die Suchtverhalten oder die Neigung zu Abhängigkeiten begünstigt. Mittlerweile wird diese Theorie kritisch hinterfragt. Das wäre ja auch nur zu »schön« gewesen: Wenn es irgendein Gen gäbe, das mutiert oder vererbt würde, wäre man fein raus, denn alles wäre entschuldigt. Ist man auch nicht persönlich verantwortlich. Dass es ein Gen für Abhängigkeit geben könnte, dachte man, weil in den Statistiken auffiel, dass es Familien gab, in denen Süchte vermehrt vorkamen. Daraus schlossen die Forscher: Der Apfel fällt nicht weit vom Stamm.

Oberflächlich betrachtet legt diese Beobachtung zwar den Schluss einer Vererbung nahe, dennoch konnte dafür bisher trotz vieler Studien kein eindeutiger wissenschaftlicher Beweis erbracht werden. Man geht heute davon aus, dass es kein Gen gibt, das diese Eigenschaft codiert hat.

Was aber sorgt dann dafür, dass Menschen auf der ganzen Welt und in allen Zeiten substanzgebunden oder substanzungebunden süchtig wurden – und es nach wie vor werden?

Wer Sorgen hat, hat auch Likör

Zunächst unternehmen wir einen weiteren Ausflug in die unendlichen Weiten unseres Oberstübchens. Eine der faszinierendsten Eigenschaften des Gehirns ist seine Neuroplastizität. Es ist in der Lage, seinen Aufbau und die damit verbundenen Funktionen fortwährend zu verändern, um auf Umwelteinflüsse und Herausforderungen zu reagieren. Das bedeutet: Das Hirn lernt und passt sich an, unentwegt. Deswegen kommen Sie beispielsweise über Liebeskummer hinweg, können Sprachen lernen und auch wieder vergessen, Ihre Persönlichkeit verändern (beispielsweise durch Krankheiten oder Erlebnisse) und vieles mehr. Das Ding in Ihrem Schädel ist also nicht in Stein gemeißelt. Es wächst quasi mit seinen Aufgaben, verknüpft neu, baut alte, ungenutzte Nervenverbindungen ab und fügt neue hinzu, solange der Organismus lebt.

Leider ereignen sich im Leben Dinge, mit denen man nur schwer klarkommt. Das können kleine Ereignisse sein, Details, wie ein Haarriss in einem Glas, das dann bei einer leichten, unvorsichtigen Berührung zerbricht. Wir mögen ein Ereignis von außen betrachtet bisweilen als trivial erachten, aber wenn es im ungünstigen Moment auf die Achillesferse trifft, kann das ungeahnte Folgen haben. Die Liste der Stressoren und Aggressoren ist unendlich, aber allen gemeinsam ist die negative emotionale Ausgangslage. Und je negativer diese ist, umso dankbarer sind das Gehirn und somit auch das Individuum für eine chemische Belohnung.

Ich versuche es anhand zweier erfundener Charaktere zu erklären. Stellen Sie sich zwei Menschen vor, Horst und Susanne. Horst liebt seinen Job. Seit seiner Kindheit ist er verrückt nach allem, was mit Zügen zu tun hat, deshalb ist er auch Zugbegleiter geworden und reist mit der Bahn durch ganz Deutschland. Nicht einmal Verspätungen, meckernde Reisende, Oberleitungsschäden und was sonst noch alles schiefgeht, können seiner Laune etwas anhaben. Denn Horst lebt für das Zugfahren. Immer wenn er vor Schichtbeginn an den Bahnhof kommt, erfüllt ihn ein aufgeregtes Kribbeln, und wenn er am Abend ins Bett sinkt, ist er glücklich.

Susanne hingegen ist notorisch unzufrieden. Sie arbeitet als Anwältin. Im Grunde wollte sie nie studieren. Viel lieber hätte sie morgens ihren kleinen Blumenladen aufgeschlossen und in einem Meer von Farben und Düften Kunden ein Lächeln ins Gesicht gezaubert. Aber Abitur war in ihrer Familie ein Muss, und man erwartete auch, dass sie wie die Generationen vor ihr Jura studierte. Irgendwie bestand sie das Staatsexamen, heuerte in einer Kanzlei an, lernte ihren Mann kennen. Sie heirateten, bekamen zwei Kinder, die Susanne de facto allein erzieht, weil ihr Gatte vorgibt, noch beschäftigter zu sein als sie. Sie mag ihren Beruf nicht besonders gern, weil er größtenteils darin besteht, mit Streit Geld zu verdienen. Trotzdem muss sie ins Büro gehen, denn die Raten für das große Haus drücken, und ein entsprechender Lebensstil will schließlich finanziert werden. Dazu kommen die Kosten für ihren maulfaulen Sohn in der Pubertät und ihre quengelige Tochter, die objektiv betrachtet in nicht zu rechtfertigendem Luxus schwimmen. Für Susanne ist jeder Tag ein Kampf. Und wenn sie abends nach unendlich vielen Streitereien auf der Arbeit und zu Hause endlich mit einer Flasche Rotwein auf das Sofa sinkt, will sie eigentlich nur noch vergessen, entspannen und runterkommen und das ständige Gezerre und Gezanke ausblenden. So geht das tagein, tagaus. Manchmal genügt eine Flasche nicht, aber das ist ihr egal.

Zwei Menschen, zwei sehr unterschiedliche Leben. Fragen Sie sich selbst, wer in größerer Gefahr schwebt, in eine Abhängigkeit zu geraten.

Nun ist Abhängigkeit (ich versuche das gleichsinnige Wort Sucht zu vermeiden, da es negativ belegt ist) ein komplexes Thema, über das es weltweit Hunderte Bücher und Zigtausend Fachartikel gibt. Wir wollen es hier jedoch einfach halten.

Zunächst einmal tragen Sozialisation und Erziehung dazu bei, ob man eines Tages von einer Substanz oder einem Verhalten abhängig wird – deswegen auch die familiär bedingte Häufung von Abhängigkeiten, wie man heute weiß, denn die Kinder »lernen« von ihren Eltern, wie Sucht geht. Leider auch die Kinder alkoholabhängiger Eltern, die sehr früh in Fremdbetreuung, Pflegefamilie oder zur Adoption kamen. Wenn in einem Haushalt gesoffen und wie eine Dampfmaschine geraucht wird, ist es schwer, sich dem zu entziehen.

Wichtiger aber ist die persönliche Lebenseinstellung. Sie hat unmittelbare Auswirkungen – und zwar nicht unerheblich. Empfinde ich mein Leben als angenehm, erlebe ich zahlreiche Momente des Vergnügens, der Erfüllung und der Selbstwirksamkeit, versetze ich meinen Körper immer wieder in positive Zustände, in denen Dopamin und Serotonin ausgeschüttet werden. Das kann passieren, wenn ich mit meiner Arbeit insgesamt zufrieden bin, meine Kollegen mich schätzen, ich einen Tag am Meer verbringe, mit meinen Kindern spiele, im Garten arbeite, mich von meinen Mitmenschen geliebt fühle, kurzum: ich mich pudelwohl und wertgeschätzt fühle. Wofür benötige ich dann noch Substanzen? Das Leben an sich bietet mir in diesem Fall zahlreiche Möglichkeiten, mich gut zu fühlen, und mein Belohnungssystem blubbert munter und zufrieden vor sich hin.

Wenn ich allerdings den Eindruck habe, dass mein Leben eine einzige Pflichtveranstaltung ist – mühselig, anstrengend, ermüdend –, sieht das schon anders aus. Dann erlebe ich positive Gefühlszustände sehr viel seltener, was dazu führt, dass ich weniger oft »glücklich« bin. Das ist eine ideale Voraussetzung für Abhängigkeit. Denn die schönen Neurotransmitter fallen auf einen sehr empfänglichen Boden, der vom vielen unangenehmen Lebensgefühl regelrecht ausgedörrt ist.

Es gibt unendlich viele Einflüsse in unserem komplexen Leben, und es wäre viel zu einfach, wenn ich sagen würde: Sei happy, dann wirst du nicht süchtig. Stimmt so auch nicht. Dennoch, Abhängigkeiten von was auch immer stopfen ein hormonelles Loch im Gefühlshaushalt – sie entschädigen und ersetzen, was sonst fehlt, und meistens sind das Bindungen oder das Gefühl von Zugehörigkeit. Wenn man also der Abhängigkeit vorbeugen möchte, beispielsweise auch bei den eigenen Kindern, kann ich nur raten, ein möglichst zufriedenes Leben, verbunden mit anderen Menschen, zu führen, in dem zahlreiche Genuss- und Glücksmomente vorhanden sind.

Tatsächlich gibt es jedoch auch Menschen, die mit weniger Dopaminrezeptoren als andere auf die Welt kommen. Man muss sich das so vorstellen wie beim Hundertmeterlauf: Ein paar ganz wenige sind sehr schnell, viele laufen mit durchschnittlicher Geschwindigkeit, und ein paar sind sehr langsam. Fast alles ist nach dieser Art verteilt, was man am Menschen in Zahlen messen kann. Man nennt das die Gauß'sche Normalverteilung. Menschen mit einer sehr niedrigen Zahl an Rezeptoren sind qua Biologie empfänglicher für Rauschmittel und damit einhergehende Abhängigkeiten, da der Organismus ausgesprochen erfreut auf den Ausgleich des hauseigenen Dopaminmangels reagiert.

Unglücklicherweise ist es nun aber so, dass massig freigesetztes Dopamin (durch konsumierte Substanzen wie Alkohol oder Kokain) dazu führt, dass der Körper auf längere Sicht die eigene Dopaminproduktion drosselt. Das hat der menschliche Körper in seinem Streben nach Effizienz so entschieden. Man wird also *noch* unglücklicher und muss die zugeführte Dopamindosis immer weiter steigern. Das ist nicht nur eine himmelschreiende Ungerechtigkeit, sondern auch extrem problematisch.

Traumata, Frust oder Stress können ebenfalls für eine gestörte Dopaminausschüttung sorgen. »Es ist ein Brauch von alters her: Wer Sorgen hat, hat auch Likör«, schrieb Wilhelm Busch einmal. Die Wissenschaft weiß mittlerweile, dass gerade bei Alkohol- und Kokainabhängigkeit die endogene Dopaminausschüttung heruntergeregelt wird. Dabei trinken und koksen die meisten Menschen doch gerade, *weil* sie sich besser fühlen wollen!

Zwangsläufig geht damit auch die Schwierigkeit einher, die Einnahme zu kontrollieren, was dazu führt, dass die Mengen immer größer werden müssen, bis die gewünschte Wirkung einsetzt (erinnern Sie sich an den Sonnenuntergang). Der Kopf und häufig auch der Körper rebellieren, wenn sie die Substanz oder das Verhalten nicht regelmäßig und in vielleicht steigender Dosis erhalten.

Es gibt international festgelegte Kriterien, um eine Abhängigkeit zu diagnostizieren. Laut Festlegung der WHO und gemäß ICD-10 sind das:[108]

- Wunsch oder Zwang zum Konsum
- mangelhafte Kontrolle des Beginns, des Endes oder der Menge
- Gebrauch zur Vermeidung von Entzug
- Entzugssymptome
- Erfordernis zur Mengenerhöhung (Toleranz)

- unangemessenes Konsumverhalten (zum Beispiel Konsum am Arbeitsplatz oder im Straßenverkehr)
- Interessensvernachlässigung zugunsten des Konsums
- Weiterkonsum trotz nachweislicher Schäden durch Konsum

Treffen mindestens drei der Kriterien innerhalb eines Jahres zu, kann die Diagnose Abhängigkeit gestellt werden. Damit ist es möglich, die Krankheit formal zu erkennen.

Aber warum werden wir überhaupt abhängig?

Von Ratten und Menschen

Die Forschung weiß heute, dass es für eine Sucht mehr braucht als nur die Möglichkeit, eines schönen Tages im Leben ein Rauschmittel auszuprobieren. Denn die Mehrzahl der Menschen, die irgendwann einmal mit psychoaktiven Substanzen in Kontakt kommen, wird eben nicht abhängig. Was läuft also schief?

Um das zu erklären, möchte ich Ihnen von den Ratten erzählen. Die Nager eignen sich gut für Experimente und Versuche, da wir 95 Prozent unseres Erbguts mit ihnen teilen und eine vergleichbare soziale Kompetenz haben. In den 1960er-Jahren probierten einige Forscher in den Vereinigten Staaten aus, was mit in Einzelkäfigen isolierten Ratten passierte, denen man zwei Sorten Wasser zum Trinken anbot: normales Wasser und mit Heroin versetztes. Nahezu alle Tiere konsumierten das Drogenwasser, darüber vergaßen sie das Fressen und das Trinken – und starben. Für die Forscher war klar: böses Heroin! Lässt kerngesunde Ratten binnen kürzester Zeit zu Junkies werden.[109]

Etwa zehn Jahre später, 1977, nahm man sich in Kanada erneut die Ratten vor. Diesmal allerdings ging man auch auf den Umstand ein, dass Ratten soziale Wesen sind. Die Forscher bauten einen sogenannten Rattenpark, einen großen Käfig, in dem die Tiere alles fanden, was ihr Herz begehrte: Auslauf, Gras, Nahrung, Spielzeug und jede Menge Kumpels. Wie beim Experiment aus den 1960ern bot man den Tieren zwei Sorten Wasser an. Und siehe da: Die Ratten probierten das Heroinwasser, einige zeigten auch erste Suchtanzeichen. In der Summe starb jedoch kein einziges Tier aufgrund unkontrollierten Konsums.

Um das Experiment auf sichere Beine zu stellen, untersuchte die Forschergruppe nicht nur die Tiere im Rattenpark, sondern isolierte auch einige Ratten in Einzelkäfigen, genau wie in der Versuchsanordnung aus den 1960er-Jahren. Auch diesen Ratten bot man zwei Sorten Wasser an – und siehe da: Die isolierten Ratten konsumierten 19-mal mehr Drogenwasser als die Artgenossen im Rattenpark und starben größtenteils.[110]

Die Forscher kamen zu dem Schluss, dass nicht das Heroin allein Auslöser der Sucht der isolierten Ratten war – sondern die Isolation in den Einzelkäfigen. Der Wille, eine Droge zu konsumieren, sinkt demnach signifikant, wenn man in Gesellschaft ist und ein zufriedenes Leben führt.

Zumindest unter Ratten.

Die beiden Experimente zeigten eines sehr deutlich auf: Lebewesen, die unter ihresgleichen und artgerecht gehalten werden, widerstehen dem Impuls, Rauschmittel zu konsumieren und in eine Abhängigkeit zu geraten, viel eher als von der Gesellschaft isolierte Individuen, die zudem in einem reizarmen, langweiligen Umfeld vor sich hin vegetieren und schlichtweg nichts anderes zu tun haben, als sich am Heroinwasser zu bedienen.

Das kann man durchaus auf den Menschen übertragen, insbesondere wenn es um das soziale Umfeld geht. Der Mensch lebt ja auch in Käfigen, selbst wenn einige davon golden sind. Ein sorgenfreies Leben bedeutet eben nicht, jeden Morgen ausschlafen zu können; leider auch nicht, unbegrenzte finanzielle Mittel zu haben. Das zeigt sich sehr deutlich an Stars und Influencern. Fanbelagerung, Tournees, jeden Tag ein neues Hotel oder nicht mehr ohne Bodyguard einkaufen zu können, das alles bedeutet unglaublichen Stress. Ein Großteil der Influencer gibt nicht wegen Erfolglosigkeit auf, sondern weil die permanente Sichtbarmachung aller wesentlichen Lebensbelange sie psychisch schon nach wenigen Jahren ans Limit und damit zur Aufgabe bringt. Das ist wie im Zoo, wo alle durch die Scheibe auf die Tiere glotzen. Eine Flut von Hatern, die für einen Moment aus ihrem Schattendasein in das Licht des jeweiligen Promis treten, heizt das Ganze noch tüchtig an. Während Keith Richards, Udo Lindenberg und Alice Cooper einfach nur Glück hatten, ging das für andere schlimm aus. Viele starben jung wie Jimi Hendrix, Kurt Cobain oder Amy Winehouse, die wegen ihres Todesalters alle zum sogenannten Klub 27 gezählt werden. Vermutlich ist an der immer mal wieder herausgekramten Regel, dass man mit 27 Jahren sein Drogenkonsumverhalten im Griff haben muss, etwas Wahres dran. Man sieht daran mehr als deutlich, dass die Gitterstäbe des goldenen Käfigs dick sein können und das Leben trotzdem nicht sorglos ist.

Grundsätzlich haben die Käfige trotz der Standesunterschiede eines gemein: Sie hemmen unser Bedürfnis, uns frei zu entfalten und beliebige soziale Bindungen einzugehen. Denken Sie mal an Justin Bieber, der sich seit seiner Kindheit nicht frei fühlen und bewegen kann, geschweige denn enge Bindungen aufbauen. Viele sehr prominente Künstler beklagen das in Interviews. Diese Bindungen sind für uns jedoch überlebenswichtig. Sie sind, wenn man so will, der Kitt, der uns zusammenhält und in schweren Zeiten überleben lässt, uns Trost spendet, Hoffnung gibt und gleichzeitig Antrieb und Anreiz, sich aus der heimischen Höhle herauszubewegen und mit anderen zu interagieren. Der Mensch ist nicht nur ein Gewohnheits-, sondern vor allem ein Gemeinschaftstier.

Nun ist es aber nicht jedem Menschen möglich, Beziehungen und Bindungen einzugehen, die ihn stabilisieren und die nötige Nestwärme schaffen, die es zum Leben braucht. Dafür kann es viele Gründe geben. Die beiden wichtigsten sind physische oder psychische Erkrankungen, wie beispielsweise Traumata auf körperlicher oder seelischer Ebene. Sie können dafür sorgen, dass Betroffene nicht mehr in der Lage sind, sich an Personen zu binden oder Beziehungen mit Mitmenschen einzugehen. Aber erinnern Sie sich, wir Menschen brauchen Bindungen![111] Also binden sich diese Personen an etwas anderes, das ihnen das Gefühl gibt, versorgt und angenommen zu werden: Rauschmittel. Im Rausch zu sein verleiht ihnen einen Moment der Erleichterung – es tröstet sie, wenn man so will, lässt sie vergessen, was ihnen widerfahren ist, und mindert den Schmerz, nicht Teil einer menschlichen Gruppe oder Beziehung zu sein. Auf das Rattenexperiment bezogen: Sie dürfen für die Dauer des Rausches ignorieren, dass sie allein in einem Käfig sitzen, in dem es nichts anderes als eine Pulle Leitungswasser und eine Pulle Heroinwasser gibt, während die anderen Artgenossen im romantischen Rattenpark Bällen hinterherfetzen, sich gegenseitig liebevoll das Fell säubern und um ein Stück Käse raufen.

Wenn das Verlangen die Vernunft besiegt

Sie sehen schon, worauf das hinausläuft: All das, was uns so große Lust bereitet, kann uns bei entsprechenden Risikofaktoren und Disposition in die Abhängigkeit treiben. Damit sind wir mittendrin in einem der wichtigsten Themen der Medizin. Das, was uns eben noch Freude machte, kann nämlich Besitz von uns ergreifen und uns zwingen, uns ihm unterzuordnen. Dass gerade das eine der größten Geißeln der Menschheit ist, wird einem bei der Menge an Dingen klar, die in der Lage sind, uns Freude zu bereiten.

Ist der Punkt erst mal überschritten, wird schnell der Alltag vernachlässigt, Verpflichtungen, Aktivitäten oder Interessen treten in den Hintergrund oder werden ganz eingestellt, die Einnahme des Rauschmittels wird zum Lebensmittelpunkt. Der Betroffene ahnt durchaus, dass das nichts Gutes bedeutet.

Nun denkt sich vielleicht der eine oder andere: Dann sollte man sich halt einfach mal zusammenreißen! So einfach ist das leider nicht. Für das Zusammenreißen braucht man nämlich den Frontallappen, über den wir bereits einiges erfahren haben. Und ebender ist bei Menschen, die süchtig sind, dysfunktional. Der Impuls, der Sucht nachzugehen, ist damit stärker als die Kontrolle, ihn zu unterdrücken. Heißt im Klartext: Nicht der Geschäftsführer entscheidet, was gemacht wird, sondern die Belegschaft, die eh in Aufruhr ist, und damit bricht das Chaos aus. Dieses Chaos wird in der Wissenschaft Bottom-up-Prozess genannt: Das mesolimbische System dominiert den Frontallappen, Reflexe, Emotionen und auch Verlangen überwältigen die Vernunft. Das erklärt, wieso Abhängige zu Beginn ihrer Sucht noch mit Vergnügen konsumieren, der Konsumdruck irgendwann aber überhandnimmt und die Betroffenen zu irrationalen Handlungen verleitet. Aus diesem Teufelskreis ohne Hilfe von außen zu entkommen ist kaum möglich, weil auch dafür der Geschäftsführer gebraucht wird.

Leider hat das Hirn keinen Delete-Button, auch Strg + Ersetzen sucht man auf der neuronalen Tastatur vergebens. Durch die Neuroplastizität lassen sich zwar neue Verhaltensweisen erlernen und alte neuronale Verbindungen abbauen, aber wie bei schlechten Gewohnheiten auch dauert das seine Zeit, vor allem bis zur Selbsterkenntnis. Die Umsetzung ist dann sowieso ein ganz anderer Schnack, denn bis etwas unternommen wird, durchläuft der Abhängige verschiedene Phasen, deren Erklärung an dieser Stelle zu weit führen würde.[112] Und leider gibt es auf dem Weg zahlreiche Stolpersteine. Ein paar davon wollen wir uns näher ansehen, denn sie sind von besonderer Bedeutung.

Die erste Sache ist schnell erklärt, da sie Angebot und Nachfrage betrifft. Im Falle von Alkohol ist der Erwerb unglaublich einfach, weil er praktisch unbegrenzt und überall verfügbar ist. Damit der Konsument die Mitnahme nicht vergisst, werden kleine Packungseinheiten unübersehbar im Kassenbereich von Supermärkten und Tankstellen platziert. Das Konsumverhalten in einem solchen Umfeld zu verändern ist nahezu unmöglich. Bei anderen Drogen ist der Erwerb durchaus schwieriger, aber wenn der Vertriebsweg erst mal erschlossen ist, man praktisch den Geburtstag vom Dealer des Vertrauens kennt, ist der Nachschub auch hier sichergestellt.

Das zweite Problem ist eines der größten Hindernisse auf dem Weg der Selbsterkenntnis. Ich möchte Ihnen dazu eine kleine Geschichte erzählen, die mir einfach nicht mehr aus dem Kopf geht. An der Unimedizin in Rostock gibt es das studentische Projekt Teddybär-Krankenhaus, das viele andere Unikliniken auch betreiben. Im Kern geht es darum, dass Kindergartenkinder ins Krankenhaus kommen, um ihr Lieblingsstofftier behandeln zu lassen. Zu diesem Zweck wird eine sogenannte Stofftierklinik aufgebaut. Die Kleinen bekommen Krankenkassenkarten für das Tier, gehen zur Anmeldung und sagen, was dem Kuschel fehlt (Dino-Schwanzbruch, Zahnweh, Ohr eingerissen). Anschließend wird es untersucht, geröntgt, ins CT gesteckt und therapiert, das Ohr beispielsweise wieder angenäht. Sinn des Projektes ist, dass die Kinder einerseits die Angst vor Ärzten und dem Krankenhaus verlieren, andererseits die Medizinstudierenden den Umgang mit Kindern erlernen, denn, und das ist das Besondere, die Eltern dürfen das Kind nur an der Anmeldung abgeben, aber nicht mit rein.

Es hat sich bei uns eingebürgert, dass die besten Kindersprüche oder Dialoge des Tages auf eine Tafel geschrieben werden. An einem Abend stand Folgendes auf der Tafel:

Kind (bei der Anmeldung):
»Hoppel hat zu viel Bier getrunken.«*
Mutter (zischt): »Ich hab doch gesagt,
du sollst das nicht sagen!«

Jeder, der an diesem Tag an der Tafel vorbeikam und das las, musste darüber lachen. Kindermund tut Wahrheit kund! Aber bei genauerer Betrachtung ist das eigentlich eher zum Heulen.

Das Kind, wahrscheinlich zwischen vier und fünf Jahre alt, hat den Auftrag, seinem heiß geliebten Stofftier eine Krankheit zu geben. Es wählt etwas Naheliegendes, etwas, das es kennt oder es beschäftigt. Das lehrt uns die Erfahrung, da manche Tiere auch

* Name zum Schutz des Stofftiers geändert.

mit »Krebs« in die Klinik kommen oder »bald sterben«. Offensichtlich war Alkohol schon einmal Thema zwischen Mutter und Kind – ansonsten hätte die Mutter anders reagiert. Das Kind wiederum hat völlig präzise erkannt, dass zu viel Bier medizinisch so relevant ist, dass man ins Krankenhaus zur Behandlung muss. Jetzt aber kommt das Entscheidende: Die Mutter fordert das Kind nachdrücklich auf, Hoppels Alkoholkonsum zu vertuschen. Wir werden in dieser Szene Zeuge davon, dass Eltern ihren Kindergartenkindern bereits Verhaltensmuster mitgeben, wie man Alkoholkonsum vertuscht. Ist das nicht traurig? So etwas macht mich wütend und ist einer der Gründe, aus denen ich dieses Buch schreibe.

Was lehrt uns diese Geschichte? Die Gesellschaft, der Makrokosmos, aber auch die Familie, der Mikrokosmos, tut alles dafür, das Problem kleinzuhalten. Schlimmer noch, im eigentlich sicheren Hort sorgt man systematisch dafür, dass der Abhängige gedeckt wird. Selbst das Kind, das dort aufwächst, lernt, das (was es unter Umständen instinktiv oder bewusst als bedrohlich wahrnimmt) zu vertuschen. Was denken Sie wohl, wie das Kind später mit Alkohol und seinem Konsum umgeht, wenn es erstens damit aufwächst und zweitens schon so früh die Strategien der Verdrängung gelernt hat? Da ist es nur zu einfach, das genetisch zu entschuldigen.

Ist der Mutter ein Vorwurf zu machen? Bedingt. Es ist gang und gäbe, dass Partner alles dafür tun, den Abhängigen nicht auffliegen zu lassen. Das tun die co-abhängigen Partner in bester Absicht, denn sie wollen nicht, dass der oder die andere als Trinker gilt. Aber genau das Gegenteil passiert: Durch die Hilfe bei der Vertuschung reiten sie den Abhängigen noch tiefer in die Misere. Aus diesem Grund ist Co-Abhängigkeit neben dem Schuldaspekt eines der größten Hindernisse auf dem Weg zur erfolgreichen Therapie.

Ein Tsunami rollt an

Wir haben auf den vorherigen Seiten gesehen, wie einfach es geht, langsam und unbemerkt auf sehr dünnes Eis zu geraten. Viele Umstände tragen dazu bei, dass wir die Finger nicht mehr von dem Stoff lassen wollen.

Nun ist Belohnung aber nicht gleich Belohnung. Es gibt Übergriffe, die sind existenziell und nicht abwehrbar oder erscheinen dem Opfer zumindest so. Dieser kleine Unterschied zwischen »sind« und »erscheinen« ist von elementarer Natur hinsichtlich der Folgen, nämlich wenn das Opfer sich, aus welchen Gründen auch immer, bisweilen zwingt, das Martyrium dauerhaft zu ertragen. Auf den vorherigen Seiten hatten wir es eher mit einer Dauerbelastung zu tun, einem langen Prozess des Hineingleitens in die Abhängigkeit, ohne konkreten Anlass. Es gibt aber auch Ereignisse mit der gnadenlosen Wucht einer Atombombe. Ich werde das an einem Beispiel zu erläutern versuchen.

Auf der Liste der Ereignisse mit den weitreichendsten Folgen steht der sexuelle Übergriff in den obersten Rängen. Häufig ist der Aggressor im unmittelbaren häuslichen Umfeld zu finden, nicht selten spielt Alkohol dabei eine Rolle. Das sind die nüchternen Fakten. Hier soll es aber nicht um den Täter gehen, sondern um das Opfer.

Wir nennen unser Opfer Maria. Sie wächst in wohlbehüteten Verhältnissen auf und ist beim ersten Übergriff zehn Jahre alt. Ich erspare Ihnen an dieser Stelle die Details, der Umstand, dass es so etwas überhaupt gibt, ist grässlich genug. Das Mädchen befindet sich danach jedenfalls in einem unsäglichen Konflikt: Erzählt sie jemandem davon, steht womöglich Aussage gegen Aussage, insbesondere weil nicht sein kann, was nicht sein darf. Oder, noch schlimmer, es wird durch den Täter ein Droh-, Vernichtungs-

oder Gewaltszenario geschaffen, aus dem das Entkommen schier unmöglich erscheint. Ganz zu schweigen davon, wie furchtbar es ist, wenn der Täter eine Maria nahestehende Person ist.

Maria beschließt, erst einmal stillzuhalten – vielleicht war es eine einmalige Sache. Würde sie den Übergriff melden, hätte es für den Täter recht schnell Konsequenzen. So aber dauert Marias Martyrium Jahre, denn natürlich bleibt es nicht bei dem einen Mal. Schlimmer noch, es gibt sogar Mitwisser in der Familie, die jedoch bewusst wegschauen, weil sie es einfach nicht wahrhaben wollen. Erst als Maria volljährig wird, bringt sie den Mut auf, den Täter anzuzeigen. Sie begibt sich in Therapie, bricht mit dem Teil ihrer Familie, der jahrelang geschwiegen hat.

Und doch: Die Narben auf der Seele von Menschen wie Maria heilen nur in den seltensten Fällen. Häufig reden sich die Opfer sogar ein, dass sie den Übergriff verdient hätten, oder verletzen sich selbst. Manchmal kommt die ganze Sache erst dadurch ans Licht. Das ist mit das Schlimmste, was wir als Mediziner erleben müssen.

Was kann ein Kind nach diesem Martyrium trösten? Welche Therapie kann helfen, wenn das häusliche Umfeld das Kind nicht schützen konnte, wenn das Urvertrauen in Erwachsene derartig zerstört wurde? Die leider viel zu wenigen verfügbaren Psychiater, Psychotherapeuten und Sozialarbeiter geben wirklich ihr Bestes. Aber kann das genug sein? Vermag das die Seelenqualen zu heilen? Wie lange soll die Therapie gehen, und wie kann sie stattfinden? In der Regel dauert sie Jahre! Wie viel davon bewilligt die Krankenkasse, sprich: Was ist die Genesung oder zumindest der Trost Marias der Gesellschaft wert? Man kann einen Krug wieder zusammenkleben, aber den Sprung wird man nie wieder los.

Sie ahnen sicher, worauf ich hinauswill. Denn ein paar Jahre später kreuzt die Chemie Marias Weg. Als Gesellschaft wollen wir gern glauben, Jugendliche seien in schlechte Kreise geraten, hätten durch Zufall einmal Stoff probiert, Christiane F. lässt grüßen. Das ist nur leider ein Klischee. So etwas kann vorkommen, aber in der Regel gibt es ein Ereignis oder eine Kombination von Ereignissen oder Konstellationen[113], die häufig tief im Dunkeln liegen und bleiben. Es gibt fast immer einen Schlüssel. Man muss nur tief genug graben. Und glauben Sie mir, beim Verstecken sind die Betroffenen Profis. Und Sie beim Suchen Anfänger. Die schmerzhafte Narbe auf der Seele erinnert nur den Betroffenen daran, was passiert ist. Für alle anderen ist sie unsichtbar, aber für denjenigen, der sie trägt, ist sie nicht zu übersehen. Und manchmal ist ihr Gewicht zu groß für eine kleine Seele.

Ich verrate nicht zu viel, wenn ich sage: Alkohol spendet nicht den Trost, den eine solche Verwundung braucht. Nicht in dieser Liga. Ein Joint schon eher, aber das Gehirn ist ja lernfähig. Es begreift schnell, dass Drogen die wunde Seele in Watte packen – ich sage gern »wattieren« dazu.

Damit wird dann eine Kaskade losgetreten, und die findet von allein kein Ende mehr. Diese Fälle münden nicht selten in schwerste Abhängigkeit mit allen Konsequenzen. Ab dann dreht sich alles nur noch um Beschaffung. Das Perfide: Der Missbrauch, der die ganze Sache losgetreten hat, beschwört die Notwendigkeit zur Finanzierung von Drogenerwerb in erheblichem Ausmaß herauf, was häufig in Beschaffungskriminalität und Prostitution mündet. Damit hat die Vergewaltigung Prostitution nach sich gezogen. Das ist nicht nur tragisch, das ist pervers.

Wir grenzen Abhängige aus der Gesellschaft aus, weil wir meinen, Menschen damit vor weiterem Konsum abzuschrecken oder davon zu überzeugen, die Drogen einfach sein zu lassen. Müssten wir es nicht mittlerweile besser wissen? Jede Sucht und jede Abhängigkeit ist zweifelsohne ein Problem. Aber jedes Problem hat auch einen Auslöser. In unserem Beispiel der Ratte ist dieses Problem (im übertragenen Sinne) nicht die Droge, sondern der Käfig, in dem die Ratte eingesperrt ist.

Steht es uns wirklich zu, über Menschen wie Maria und andere zu urteilen, die aufgrund von Traumata in eine Abhängigkeit geraten sind? Nein! Diese Traumata können winzig klein oder gewaltig sein, können behandelt worden sein und dennoch niemals verheilen. Eine Sucht ist eine Erkrankung, einerseits des Körpers, aber vor allem der Psyche. Solange wir Abhängige wie Kriminelle behandeln, können sie sich gar nicht rehabilitieren – vielmehr trägt die Gesellschaft zur weiteren Eskalation der Situation bei. Wir müssen verstehen, dass neben den Therapien und dem Entzug die Integration in die Gesellschaft und der Aufbau verlässlicher Bindungen elementare Bestandteile des Erfolges sind. Denken Sie an das Experiment mit den Ratten! Tiere in Gesellschaft – und nichts anderes sind wir Menschen – brauchen Zwischenmenschlichkeit, Empathie und Nähe, um vom drogenfreien Wasser zu trinken.

Der Weg zurück

»Kein Vormarsch ist so schwer wie der zurück zur Vernunft«, sagte einst Bertolt Brecht. Wir lernen Sucht, wie wir Klavierspielen, Fahrradfahren und Kochen lernen. Denn Sucht wird im Gedächtnis abgelegt. Dem unstillbaren Substanzverlangen (engl. »craving«) wird alles andere untergeordnet. Und wenn nicht irgendjemand eingreift, droht das Ende.

Um dem Teufelskreis zu entkommen, sind ausgebuffte Strategien vonnöten. Es würde den Rahmen dieses Buches sprengen, im Detail auf diese einzugehen, aber ich möchte Ihnen zumindest ein paar Aspekte nennen. Das Wichtigste vorweg: Wenn der Abhängige nicht will oder kein Problem sieht, wird das nichts. Eine Behandlung gegen den Willen des Patienten ist immer kompliziert und muss viele (rechtliche) Hürden nehmen, sofern keine Fremdgefährdung oder akute (!) Lebensgefahr vorliegt. Womit wir schon gleich beim nächsten Thema sind: Ändert der Abhängige nicht grundlegend und nachhaltig seine Lebensumstände (mit Ausnahme der Fälle mit hoffentlich nicht wiederkehrenden existenziellen Ereignissen), hat die Therapie nur wenig Aussicht auf Erfolg.

Das sehen wir sehr deutlich bei Rauchern. Die Zigarette an sich ist die eine Sache, aber die Ritualisierung des Rauchens (in den Arbeitspausen, am Morgen mit einer Tasse Kaffee, vor der Bar, nach dem Sex, abends auf der Terrasse) ist noch einmal eine andere Herausforderung. Sie ist der Grund, aus dem die Rückfallquote von Rauchern so hoch ist. Das ist bei Süchten aber nicht ungewöhnlich. Denn Scheitern gehört zum Krankheitsbild Abhängigkeit dazu. Es gibt Patienten mit über 50 Entzugstherapien hinter sich. Die destruktiven Verhaltensweisen lassen sich eben nicht einfach so überschreiben – sie müssen nach und nach durch konstruktive ersetzt werden. Erschwerend kommt hinzu, dass bisweilen und je nach Substanz bei Nicht-Einnahme körperliche oder psychische Entzugssymptome auftreten, die dem Abhängigen erheblich zusetzen und sogar lebensbedrohlich sein können.

Es gibt also keinen Grund, Scheitern als Charakterschwäche oder den Kampf damit als endgültig verloren anzusehen. Und selbst wenn der Abhängige den Entzug und die Entwöhnung von der Droge erfolgreich gemeistert hat, kann sich jederzeit das Suchtgedächtnis zurückmelden und an das alte Verhalten erinnern. Auch bei erfolgreicher Abstinenz kommt es andauernd zu

Situationen, in denen die neuen Fähigkeiten, ergo das Kontrollieren des Impulses, auf die Probe gestellt werden. Wer einmal süchtig war, wird demnach ein Leben lang bewusst gegen diese Sucht angehen müssen. Zugegeben, diese Selbstkontrolle wird am Anfang stärker gefordert, als wenn man schon ein paar Jahre durchgehalten hat. Dennoch läuft jeder, der einmal abhängig war, stets Gefahr, wieder in alte Muster zu verfallen.

Von einigen Rauschmitteln kommt man dennoch leichter los als von anderen. Klar ist, dass vor allem die substanzungebundenen Süchte, beispielsweise Sex, Arbeit, Einkaufen und so weiter, nur über den maßvollen Umgang therapiert werden können – man kann einem Arbeitssüchtigen ja nicht verbieten, jemals wieder zu arbeiten, genauso wie einem geheilten Sexsüchtigen mit dem Zölibat nicht geholfen wäre. Bei einigen Rauschmitteln wie beispielsweise den Opioiden hingegen muss oft lebenslang substituiert werden. Solche Abhängigkeiten gelten als chronisch und entsprechen damit vom Krankheitswert insulinpflichtigem Diabetes oder dialysepflichtigem Nierenversagen.

Am Rande der Kante

Abhängige haben es in unserer Welt nicht leicht. Ihnen wird unterstellt, »den Absprung« nicht geschafft zu haben, auch fehlende Willensstärke oder eine schlechte Herkunft gelten als Grund, aus dem manche zu Drogen greifen. Das hat auch mit der Überzeugung zu tun, dass Rauschmittel in eine bestimmte Gesellschaftsschicht gehören. Tun sie aber nicht. Auch Besserverdiener werden zu Säufern, Koksern und Tablettenabhängigen – in der heutigen Zeit, wo die Ansprüche an den Einzelnen immer höher werden, umso mehr.

Es lässt sich vielmehr feststellen, dass in niedrigeren Einkommens- und Bildungsschichten andere Drogen konsumiert werden als in höheren. Die Sucht als solche interessiert sich jedoch nicht für den Gehaltszettel eines Menschen und kommt in vielen unterschiedlichen Gewändern daher. Man kann von allem »süchtig« werden: Arbeit, Internet, Shopping, Sport, Essen. Und glauben Sie ernsthaft, dass irgendjemand auf dieser Welt freiwillig süchtig wird? Seinen Job verliert, seine Beziehung? Vielleicht sogar seine Wohnung? Sich Krankheiten einhandelt, den Freundeskreis zerbrechen sieht? Kriminell wird? Anschaffen geht? Das macht doch keiner, weil er es sich aussucht! All diese Verhaltensweisen sind Teil des Krankheitsbildes Sucht.

Das Leben von Süchtigen dreht sich 24 Stunden am Tag um ihr jeweiliges Rauschmittel, egal ob es um die Finanzierung oder die Beschaffung beziehungsweise Durchführung geht. Ich habe mich mit vielen Menschen unterhalten, die an einer schweren Abhängigkeit leiden, und glauben Sie mir: Die wissen alle, dass es um die Wurst geht. Keiner, wirklich gar keiner nimmt die Sucht auf die leichte Schulter. Wir bestrafen Abhängige und grenzen sie aus, weil wir meinen, sie damit vor weiterem Konsum abzuschrecken. Unser Credo lautet: Je härter die Strafe, desto größer die Abschreckung. Ist ja auch eine gute Abwehrstrategie, durch diese Ausgrenzung den eigenen Alkoholkonsum nicht zu hinterfragen.

Vor einigen Jahren war ich in der Praxis eines Suchtmediziners in einer Wohngegend zu Besuch. Die Räumlichkeit war in zwei Teile gegliedert: eine Praxis im Erdgeschoss für »normale« Patienten, eine im Keller mit separatem Eingang für die Ausgabe des Substitutionsstoffes für Patienten des Suchtprogrammes. Die Kellerpraxis war vollkommen kahl – nackt, wenn man so will. Kein Bild an der Wand, keine Pflanze, kein Topf. Keine Stifte an der Anmeldung, selbst auf der Toilette fehlten die Ersatzrollen Klopapier.

»Die Patienten lassen einfach alles mitgehen«, erzählte mir der Kollege mit einem Schulterzucken. »Egal ob es einen Wert besitzt oder nicht. Alles, was sich zu Geld machen lässt, und wenn es nur Cent-Beträge sind, hilft, die Sucht zu befriedigen.« Man sollte denken, dass die Patienten dem Arzt dankbar sind, dass er sie behandelt. Sind sie auch. Trotzdem lassen sie alles mitgehen. Ich finde, dass die Praxis eine Parabel dafür ist, wie wir in Deutschland mit Suchterkrankungen umgehen: Wir behandeln sie im Keller.

Damit Opioid-Abhängige überhaupt am Substitutionsprogramm teilnehmen dürfen, müssen sie strenge Regeln befolgen, was von vornherein Einschränkungen bedeutet. Wird jemand mit fortgesetzt schwerwiegendem Beikonsum von anderen Drogen erwischt, erweist sich als ausgesprochen unzuverlässig oder in erheblicher anderer Weise als ungeeignet, kann er aus dem Programm fliegen. Ein völliger Irrsinn! Denn Rauswurf bedeutet bei diesen chronischen Verläufen sofort Rückfall. Und der bringt die Notwendigkeit der Beschaffung von Geld mit sich.

Man muss es sich wirklich bewusst machen: Bei Süchtigen ist der Geschäftsführer krank. Der Frontallappen, der für Logik und Vernunft zuständig ist, ist gestört – deshalb verpuffen Appelle und Drohungen auch im Nichts. Nun hält der Ersatzstoff von der Praxis aber nicht lange, spätestens am nächsten Tag muss Geld her. Häufig sind Abhängige von illegalen Drogen auch Zwischenhändler. Die Rechnung geht dann so: Man kauft beim Großhändler ein und verkauft es zum doppelten Preis weiter. Dann ist die eigene Sucht quasi rückfinanziert. Wenn das läuft, mag das eine Zeit lang gut gehen. Aber häufig fliegen die Betroffenen auf und machen sich dann auch noch des Drogenhandels schuldig.

Aber was, wenn die finanziellen Mittel für den Konsum fehlen? Woher die Kohle nehmen, wenn es drückt? Die schnellste

Variante ist Diebstahl, am besten eines Gegenstandes, dessen Verkaufswert auf dem Schwarzmarkt die Kosten des Konsums deckt. Und es muss schnell gehen, eBay ist also raus. Ein Fahrrad ist besonders willkommen, weil einerseits im Überfluss in den Städten vorhanden und andererseits mobil. Wir nehmen mal eines für 1.000 Euro, das bringt im Wiederverkauf sicher einen Hunderter.

Aber rechnen wir das mal durch. Der Abhängige kauft steuerfrei Drogen, die wiederum steuer- und zollfrei in den Kreislauf gekommen sind. Der Fahrradbesitzer zeigt den Diebstahl seiner Versicherung an, die den Schaden bezahlt und die Kosten dafür auf alle Versicherungsnehmer umlegt. Der Käufer des geklauten Rads zahlt keine Steuern, weil er das Rad privat erworben hat, kauft sich aber auch kein neues Rad, er hat ja das geklaute. Wenn wir also den Konsumbetrag für Drogen mit einem Verhältnis von 1:10 veranschlagen, bedeutet das bei einem Drogeninvest von 15.000 Euro im Jahr (etwa 40 Euro am Tag) ein Diebstahlvolumen von 150.000 Euro oder den gleichwertigen Verdienst durch sexuelle Dienstleistungen. Steuerfrei! Da fragt man sich doch ernsthaft, ob wir noch bei Trost sind, bei einem chronisch Kranken derart harte Regeln anzuwenden und zu erwarten, dass sich davon irgendwer abschrecken ließe. Und überhaupt: An wen soll sich die Abschreckung denn richten? Wo es doch keinen Geschäftsführer gibt?!

Wir kommen an dieser Stelle auf Maria zurück. Sie wurde mehrfach vergewaltigt und ein paar Jahre mit viel Empathie therapiert und bemitleidet. Trotzdem schmeißt sie irgendwann die Schule, klaut, haut von zu Hause ab, lebt auf der Straße, hat sämtliche Freunde verloren, ein paar sind sogar gestorben, war im Knast, und jeder, der will, darf für ein paar Euro Sex mit ihr haben. Glauben Sie allen Ernstes, dass Maria noch irgendeine Strafe abschrecken könnte? Ich bitte Sie! Doch nicht wirklich, oder? Was hat dieses arme Mädchen denn noch zu verlieren?

Die Antwort: gar nichts. Manche der Süchtigen empfinden den Tod sogar als Erlösung von den Seelenqualen und den andauernden Albträumen, da müssen wir uns nichts vormachen. In dieser Phase geht es nur noch um das nackte Überleben oder Aufgeben. Was dann benötigt wird, sind Konzepte zur Schadensminimierung (engl. »harm reduction«), die niederschwellig Angebote zur Gesundheit und Verbesserung der sozialen Situation machen. Und nicht auch noch Abschreckungsszenarien. Wir glauben, dass unsere scharfen Drogengesetze Verläufe wie den von Maria verhindern könnten oder Konsumenten von irgendwas abhielten. Wir glauben sogar, dass Drogen an allem schuld seien. Da kann ich nur fragen: Ernsthaft? Gehen Sie mal auf eine kinderpsychiatrische Station und fragen Sie, weshalb die meisten der Kinder dort stationär behandelt werden. Ich bin mir sicher, dass Ihnen bei der Antwort schlecht wird. Fakt ist, dass wir nicht nur beim Schutz des Mädchens Maria auf ganzer Linie und in allen Etagen versagt haben. Das ist die unschöne Wahrheit.

Warum haben wir uns in diesem Kapitel so ausführlich der Abhängigkeit gewidmet? Weil wir, wenn wir über Rauschmittel sprechen, immer auch über die Abhängigkeit von ihnen sprechen müssen. Zwei Dinge sind mir dabei besonders wichtig. Erstens: Eine Sucht ist keine persönliche Verfehlung und keine Charakterschwäche – sondern hat einen Grund, eine Ursache, eine »unglückliche« Konstellation, ist oft ein Symptom, wenn man so will, für eine tief sitzende seelische Verwundung.[114] Zweitens: Es gibt einen eklatanten Unterschied zwischen dem Konsum von Freizeitdrogen, der bewusst und in Maßen erfolgt, und schweren Abhängigkeiten von Suchtmitteln.

Vergleichen Sie es mit einer Fahrt im Auto: Sie können an einem herrlichen Sonntagnachmittag mit dem offenen Cabrioverdeck an einer Küstenstraße entlangcruisen, den Wind in Ihren Haaren spüren, die Sonne auf der Haut. Dann werden Sie viel Spaß haben. Oder Sie rasen mit über 200 Sachen auf der Autobahn entlang, das Cabrioverdeck ist dabei besser zu. Auch das soll Menschen Spaß machen. Nur: 200 Stundenkilometer auf der Küstenstraße wären ein Problem. Dasselbe Auto, dieselbe Geschwindigkeit. Einmal Spaß, einmal tot. Sie müssen diese Grenze kennen und sie jederzeit im Hinterkopf haben.

Denn sosehr ich mich für die Liberalisierung unterschiedlichster Substanzen einsetze, die dem Menschen von Zeit zu Zeit den wohlverdienten und auch notwendigen kontrollierten Rausch ermöglichen, so sehr warne ich auch vor den vernichtenden, katastrophalen Folgen der Abhängigkeit. Genuss und Sucht sind zwei völlig unterschiedliche Dinge. Nicht jeder, der sich zwei Gläser Rotwein am Abend genehmigt, läuft Gefahr, eines Tages zum Starktrinker zu werden. Genauso wenig werden aber auch gelegentliche Konsumenten diverser Partydrogen gleich zu Crack-, Heroin- oder anderen Substanzabhängigen. Eine Abhängigkeit ist eine Erkrankung, einerseits des Körpers, aber vor allem der Psyche.

Solange wir Abhängige wie Kriminelle behandeln, können sie sich gar nicht rehabilitieren – vielmehr trägt die Gesellschaft zur weiteren Eskalation der Situation bei. Wir müssen verstehen, dass wir Süchte nicht allein mit Therapien und Entzug heilen, sondern mit Integration der Süchtigen in die Gesellschaft und Herstellung von Bindungen. Denken Sie an das Experiment mit den Ratten! Das ist bei Tier und Mensch gleich.

Ein guter und richtiger Ansatz ist deshalb nicht die Frage: Wovon bist du abhängig?, sondern: Woher kommt der Schmerz?

Welches Gefühl vermittelt dir das Rauschmittel, das du sonst nicht bekommst? Was war der Anlass, die Droge zu konsumieren? Welches Trauma hat dafür gesorgt, dass du dich auf eine bestimmte Art betäuben oder berauschen musst?[115]

Erst wenn wir verstehen, was Sucht bedeutet, können wir den Betroffenen die Hilfestellung geben, die sie benötigen. Nicht immer ist es möglich, an den Ursprung ihrer Pein zu gelangen. Das braucht es auch manchmal gar nicht, insbesondere wenn es um das nackte Überleben geht. Dann ist es wichtig, zuverlässig da zu sein und Vertrauen aufzubauen. Kleine Schritte mit großer Wirkung. Statt die Abhängigen zu stigmatisieren und aus der Gesellschaft auszugrenzen, sie zu bestrafen, wo sie vom Leben ohnehin schon bestraft wurden, sie zu unterdrücken, zu vernachlässigen und zu verurteilen. Mit diesen Vorurteilen und all dem Unwissen über elementare Zusammenhänge in der Krankheitsbewältigung und auf dem Weg der Genesung und der Integration muss endlich Schluss sein. Erst dann können wir eine objektive Bewertung und einen sachgerechten Umgang mit Rauschmitteln gesellschaftlich verankern.

6
Lösung für den Umgang mit der liebsten Lösung

Die Frage muss gestattet sein: Warum besäuft sich der Mensch, wenn Alkohol doch so schlecht ist? Sie kennen die Antwort sicherlich längst. Weil Alkohol gut schmeckt (sonst hätten wir ja die ganze Diskussion nicht) und legal, verfügbar, günstig und fest in unserer Kultur verankert ist. Das gilt in diesem Ausmaß für kein anderes Rauschmittel in Deutschland.

Schade eigentlich – es gäbe genug hervorragende Alternativen, die nicht nur die Gesundheit des Einzelnen weniger (negativ) beeinflussten, sondern auch die Gesellschaft entlasteten. In diesem Kapitel wollen wir aus der Theorie deshalb in die Praxis gehen. Ich werde aufzeigen, warum Alkohol hierzulande ein allzu billiges Gift ist und wie wir einen deutlich bewussteren Konsum mit der Droge in die Wege leiten könnten. Denn ein Sachbuch ist in meinen Augen nur so viel wert wie die Empfehlungen, die es ausspricht.

Die Auswirkungen von Alkohol sind sehr gut dokumentiert und wissenschaftlich untersucht. Insofern fällt es relativ leicht, Maßnahmen zur Vermeidung von fast 75.000 Toten und Millionen Erkrankten in der Bundesrepublik Deutschland einzuleiten. Was kann die Gesellschaft also tun, um den Alkoholkonsum in vernünftige Bahnen zu lenken? Wir müssen ja nicht so weit gehen und den Fusel unter Todesstrafe stellen, wie es beispielsweise im

Iran der Fall ist. Bringt auch nichts, da wir einerseits die Todesstrafe abgeschafft haben und andererseits Verbote, wie die Prohibition eindrucksvoll unter Beweis gestellt hat, nicht durchsetzbar und erst recht nicht sinnvoll sind. Aber wir müssen doch irgendetwas tun können! Können wir auch. Wenn wir denn wollen.

Andere Länder, andere Sitten: wie andere Nationen den Alkohol in den Griff bekommen (oder auch nicht)

Sie durften in diesem Buch schon ein paarmal raten. Nun habe ich wieder eine Schätzfrage für Sie: In welchem Land der Welt wurde im Jahr 2019 der höchste Pro-Kopf-Alkoholkonsum unter Erwachsenen verzeichnet? Na? Ich gebe Ihnen einen Tipp: Das Land liegt in Europa und ist für seine Bierbraukunst bekannt. Nein, nicht Deutschland (obwohl wir uns über diesen Weltmeistertitel bestimmt freuen würden). Es ist Tschechien. Ganze 14,3 Liter reinen Alkohol trinkt der durchschnittliche Tscheche pro Jahr.[116] Puh, noch mal Glück gehabt, denken Sie. Immerhin sind wir nicht auf Platz eins. Sie haben recht. Aber weit entfernt sind wir nun auch gerade nicht. Der Deutsche trinkt nämlich 12,8 Liter reinen Alkohol pro Jahr. Damit teilen wir uns mit Litauen Platz drei im weltweiten Vergleich, nur die Letten picheln noch engagierter.

Immerhin sind das bei uns drei Liter weniger als im Jahr 1990 – da schoss man hierzulande mit mehr als 15 Litern wahrlich den Vogel ab. In wohlhabenden Nationen sind die Konsumzahlen rückläufig, das gilt allerdings nicht für den weltweiten Verbrauch, der seit 1990 um sage und schreibe 70 Prozent gestiegen ist. Und für die nächste (haha: Cocktail-)Party hier noch eine nette Zahl:

Im globalen Mittel trinkt der Mensch 5,8 Liter reinen Alkohol pro Jahr. Die Deutschen saufen also mehr als doppelt so viel.[117]

Das macht sich auch in den Steuereinnahmen des Bundes bemerkbar. Der deutsche Staat nahm 2020 allein über die Alkoholsteuer für Spirituosen, die Bier-, Schaumwein-, Zwischenerzeugnis- und Alkopopsteuer über drei Milliarden Euro ein.[118] Ziemlich viel Zaster, wenn man bedenkt, dass die Kosten einer Alkoholerkrankung zu 100 Prozent von der Gemeinschaft der Krankenversicherten übernommen werden, da wir ja nach dem solidarischen Prinzip leben. Lassen Sie sich das noch einmal auf der Zunge zergehen: Der Staat verdient daran, wenn Deutsche viel trinken. Die echte Zeche zahlt aber der Bürger, übrigens auch derjenige, der abstinent bleibt. Nämlich mit weit über 40 Milliarden Euro. Schon komisch, oder?

Dabei gibt es viele Wege, den Alkoholkonsum zumindest teilweise zu limitieren und die Bevölkerung damit vor häuslicher Gewalt, Trunkenheit am Steuer, Leberzirrhose und was sonst noch alles dazugehört zu bewahren. In Europa erheben Schweden und Norwegen beispielsweise mit 25 Prozent eine sehr hohe Mehrwertsteuer auf alkoholische Produkte.[119] Getoppt wird das nur noch von Island, in dem auf eine Flasche Wodka beispielsweise 93,6 Prozent Alkoholsteuer anfallen, auf eine Flasche Wein 72,2 Prozent. Bei Letzterem sind das 584 Prozent mehr als in den anderen Ländern der EU.[120] Genau wie in den skandinavischen Ländern kann man in Island Alkohol nur in staatlichen Geschäften kaufen – was auch der Grund ist, aus dem so viele Dänen und Schweden für hochprozentige Großeinkäufe übers Wochenende nach Deutschland kommen und sich den Kofferraum oder die Reisebusladefläche vollmachen. Aber selbst diese Hamsterkäufe können nicht verhindern, dass alle genannten Länder des Nordens im europäischen und erst recht im weltweiten Konsumvergleich auf den mittleren Plätzen landen, während die Verbräuche der osteuropäischen Staaten, die sehr niedrige Alkoholsteuern haben, durch die Decke gehen.

Sie sehen also: Mit Steuererhöhungen könnte man schon eine Menge erreichen. Wirklich sinnvoll wären diese Preisanstiege allerdings nur, wenn die Steuern auf alkoholische Getränke jeder Art ins Gesundheitssystem flössen, beispielsweise in Form von Präventions- oder Behandlungsprogrammen. Werden davon Straßen gebaut oder Politikerlimousinen bezahlt, können sich zwar weniger Menschen Alkohol leisten, doch die Gemeinschaft und die Betroffenen hätten keinen unmittelbaren Nutzen von der Maßnahme. Gerade Letztere brauchen jedoch qualifizierte Hilfe, wie wir vorher gesehen haben. Und zwar dringend. Denn angesichts der schieren Menge an Betroffenen ist das Angebot eher schmal. Überhaupt wird zu viel Fokus auf teils wenig relevante illegale Drogen gelegt. Wenn ich als Staat viel Geld in eine Kampagne gegen eine Droge mit nur ein paar wenigen oder gar keinen Toten stecke, ist das Geld fehlinvestiert, vor allem wenn es andere Drogen mit Tausenden von Toten gibt. Da ist doch das Geld in eine Kampagne, die ein paar Tausend Tote weniger zur Folge hat, viel besser investiert.

Nun stellt sich die Frage: Wenn die Regierung mit einer Anhebung der Steuersätze auf Alkohol sicherstellen würde, dass es zu weniger Vergewaltigungen auf dem Oktoberfest, zu weniger Gewalt im häuslichen Umfeld, zu weniger Alkoholabhängigen und Verkehrstoten käme – wieso haben wir dann nicht längst diese angehobenen Steuersätze? Warum ist Alkohol in Deutschland nicht viel teurer?

Die Antwort ist einfach: weil die meisten Politiker selbst gern einen picheln. Und sich dabei ablichten lassen, beispielsweise beim Oktoberfest. Ich erinnere mich an dieser Stelle an den Biersong unseres ehemaligen Bundeskanzlers Gerhard Schröder.[121] Man kann sich nur schwerlich für ein Alkoholverbot einsetzen, wenn man selbst Konsument ist. Das wäre scheinheilig, und diesen Eindruck hat die Bevölkerung ja ohnehin schon von den Politikern. Klar, dass die Politik nicht scharf darauf ist, diesen Ruf zu zementieren. Insofern also nachvollziehbar. Außerdem will es sich keiner der gewählten Volksvertreter mit der gesamten Nation verscherzen. Die sollen lieber schön weitersaufen, dann fällt die Arbeit der Lobbyisten auch auf fruchtbaren Boden. Und das ist das nächste Problem: Lobbys. Die haben nun mal die erklärte Aufgabe, die Interessen ihrer Mitglieder zu vertreten. Heißt auch, die Politik so zu beeinflussen, dass Gesetze im Sinne der Lobby erlassen werden oder so bleiben, wie sie sind. Nach der Wahl ist vor der Wahl. Das ist ein uraltes Prinzip der Demokratie.

Und wenn die Bürger plötzlich einfach aufhören zu trinken? Wenn sie selbst entscheiden, dass ihnen weniger Alkohol gut täte?

Werfen wir einen Blick in ein fernes Land, Japan. Die aktuelle Regierung hat ein »Problem«: Durch Corona, die wochenlangen Lockdowns und ein neues Gesundheitsbewusstsein der jungen Bevölkerung trinken immer weniger Japaner Alkohol. Toll, oder? Einfach so, weil sie merken, dass ihnen die wöchentlichen »Nomikai«, übersetzt so etwas wie »Trinktreffen«, also regelhafte Besäufnisse, nicht guttun. Das schmeckt der Politik aber gar nicht, denn die Abstinenz spürt auch der Fiskus. Machte die Alkoholsteuer im Land der aufgehenden Sonne vor zehn Jahren noch drei Prozent aus, sind es heute nur noch 1,7 Prozent – aller Steuereinnahmen. Und das sind jede Menge Yen. Was also tun? Na klar. Eine Konsumkampagne, staatlich subventioniert! Unter dem hübschen Namen »Sake Viva!« fordert die Regierung (!) junge Menschen im Jahr 2022 auf, mehr zu trinken und eigene Ideen beizusteuern, wie der Konsum landesweit angekurbelt werden kann. Die Steuerbehörde sieht es sogar in ihrer Verantwortung, die »gesunde Entwicklung des Alkoholgeschäfts zu unterstützen«, weil angemessenes Trinken »natürlich« sei.[122]

Ich sage es offen: Die japanische Regierung ist völlig übergeschnappt. Vielleicht sollte man mal darüber nachdenken, ob die Sonne in diesem Land wirklich auf- und nicht vielmehr untergeht.

Zeche zahlen

Es gibt Schlüsselerlebnisse, die den Blick in eine neue Richtung lenken. Das war auch bei dem Patienten so, von dem ich Ihnen nun erzählen werde. Der Mann, um den es hier geht, Ende 50, langzeitarbeitslos und Alkoholiker, hatte sich eine Kleintierstallanlage errichtet, in die er sich tagsüber zurückzog. Ob es nun aufgrund seiner Tierliebe war oder weil er darin die perfekte Atmosphäre zum Besaufen fand, sei einmal dahingestellt. Jedenfalls entzog er sich damit der häuslichen Aufmerksamkeit. Eines Tages war das Maß aber im wahrsten Sinne des Wortes voll. Der Mann fiel in der Stallung vom Stuhl und blieb dort liegen, bis ein zufällig vorbeikommender Nachbar ihn entdeckte. Das eilig gerufene Rettungsdienstteam musste leider feststellen, dass beim Patienten ein Herz-Kreislauf-Stillstand eingetreten war. Man zog ihn wegen der beengten Verhältnisse ins Freie und begann mit aufwendigen Wiederbelebungsversuchen, die jedoch allesamt nicht fruchteten. Wie üblich in solchen Fällen, muss anschließend festgestellt werden, dass der Patient tatsächlich tot ist, was dem Notarzt obliegt. Die eigentliche Leichenschau macht dieser jedoch im Regelfall nicht, sondern vorzugsweise ein niedergelassener Hausarzt. Eine Leichenschau muss gründlich gemacht werden, wofür der Notarzt keine Zeit hat, zumal er den Patienten in der Regel nicht kennt, also kaum Informationen zu möglichen Todesursachen hat.

Als wir nun also auf diesen Hausarzt warteten, fiel uns etwas auf. Der Vorraum der eigentlichen Stallanlage, in der wir den Mann fanden, war bis zum letzten Winkel mit leeren Schnapsflaschen vollgestopft, alle derselben Marke. Die Menge war völlig absurd, es mussten Hunderte sein. Derweil traf die Ehefrau an der Einsatzstelle ein und war wegen des plötzlichen Todes ihres Mannes kaum überrascht, im Gegenteil. Sie sagte, sie habe damit gerechnet, dass ihr Gatte eines Tages einfach den Löffel abgeben würde. Sie bestätigte außerdem, dass der Verstorbene über die letzten zehn bis 15 Jahre täglich zwei Flaschen Schnaps getrunken habe. Alle sechs Monate habe ihr Mann deshalb bei Nacht und Nebel zwei Fahrzeugladungen voller Glasflaschen zum Container gebracht. Alles auf einmal, damit keiner Verdacht schöpfte.

Unfassbar. Noch unfassbarer allerdings war die nachfolgende Zählung der Schnapsflaschen, die eine ungeheuerliche Zahl von 467 ergab.

»Wie kann man sich das trotz Hartz IV leisten?«, fragte mich der Sani. »Das ist doch unglaublich teuer!«

Genau hier beginnt die Erkenntnis. Eine Flasche Schnaps kostet im Discounter nämlich gerade einmal 3,99 Euro (das überprüften wir im Anschluss sogar persönlich), zwei Flaschen damit »nur« knapp acht Euro. Das mal 30 Tage ergibt die überschaubare Summe von 240 Euro. Das ist ausgesprochen wenig und verträgt die Hartz-IV-Kasse locker, insbesondere im Vergleich zu den Kosten, die auf Zigaretten oder auch Lebensmittel entfallen. Zwei Flaschen Schnaps ergeben 1,4 Liter Flüssigkeit, den durchschnittlichen Tagesbedarf eines Menschen – natürlich ohne alkoholische Beteiligung. Darüber hinaus liefert der Alkohol auch noch ausreichend Kalorien, sodass man sich fast schon das Essen sparen kann. 60 Flaschen billigster Fusel sind also weitaus günstiger als eine »normale« Ernährung, wenn auch ungleich giftiger.

Gemessen an anderen Drogen hat Alkohol den mit Abstand niedrigsten Preis. Das treibt den Konsummotor erheblich an. Wenn man also, Sie ahnen es schon, den Preis dafür anheben würde, könnte bei eingeschränkter Geldmenge ein solches Konsumverhalten nicht mehr stattfinden. Würde beispielsweise eine Flasche Schnaps statt 3,99 Euro 39,99 Euro kosten, wäre nach relativ kurzer Zeit das vorher schon nicht prall gefüllte Portemonnaie leer. Dazu kommt, dass der Konsument in der fortschreitenden Alkoholsucht häufig von Bier oder Wein zu Hochprozentigem wechselt. Damit wird der Konsum sogar deutlich billiger. Ist das nicht schizophren?

Alle Experten sind sich darin einig, dass eine massive Preissteigerung von Alkoholika praktisch aus dem Stand heraus das Konsumverhalten ändern würde. Vielleicht kann damit bei bereits bestehendem exzessivem Alkoholismus nichts mehr erreicht werden, aber alle auf dem Weg dorthin würden allein schon wegen des Preises ausgebremst werden, wie man es übrigens beim Zigarettenkonsum erwirken konnte, der seit der Anhebung des Preises für eine Schachtel und dem flächendeckenden Rauchverbot in geschlossenen öffentlichen Räumen deutlich nachgelassen hat. Eine Studie hat sogar ermittelt, dass »schon eine Erhöhung der Tabaksteuer um 1 Prozent den Konsum von Tabakprodukten um 0,8 bis 1,24 Prozent, durchschnittlich also um den gleichen Wert«[123] reduziert. Vor allem Jugendliche, die traditionell nicht über unbegrenzte Geldmittel verfügen, reagieren sehr sensibel auf Preisanstiege und fangen gar nicht erst an mit dem Rauchen, wenn Zigaretten teurer werden – insbesondere bei sprunghaften Anstiegen.

Die erhebliche Steigerung des Verkaufspreises ist daher eine der wirksamsten Methoden zur Vorbeugung von Alkoholismus. Das kann durch Steuern, theoretisch aber auch durch die alkoholherstellenden Unternehmen selbst geschehen.

Vermutlich würde dann aber die Schwarzbrennerei im heimischen Keller oder Schrebergarten zunehmen, entgegnen Sie zu Recht. Oder zukünftig würden keine Schweden mehr mit der Fähre nach Rostock fahren, um günstigen Alkohol im Duty-free zu erwerben, sondern Deutsche nach Belgien, Tschechien oder Polen. Nachbarländer gibt es schließlich genug. Aber das kann im Vergleich zum Gesamtrückgang vernachlässigt werden, insbesondere wegen der Maßnahmen, die ich gleich noch vorstellen werde.

Spaß rauf, Pegel runter

Wenn sich eine Gesellschaft nachhaltig verändern soll (oder will), ist nicht nur das Engagement des Staates vonnöten, der in Form von Gesetzen oder Steuern das alltägliche Leben reguliert – auch jeder Einzelne ist gefragt. Das sieht man gerade sehr eindrücklich beim Umgang mit dem Klimawandel: Politik und Verbraucher schieben sich gegenseitig den Schwarzen Peter zu, um bloß nicht die Verantwortung zu übernehmen oder gar ressourcenschonender zu handeln. Wenn das so weitergeht, hat uns der Klimawandel nicht nur bald eingeholt, sondern mehrfach überrundet, während wir noch an der Startlinie stehen und uns darum zanken, wer mit dem Staffelstab zuerst loslaufen soll. Das bedeutet auch: Ihr eigenes Engagement ist gefragt.

»Aber wie soll das gehen, Herr Rücker?«, höre ich Sie fragen. »Ein Abendessen ohne ein Glas Rotwein? Anstoßen ohne Sekt?

Schnapspralinen ohne Schnaps darin? Klosterfrau Melissengeist ohne 79 Volumenprozent Alkohol?!«

In unserer Welt ist Alkohol allgegenwärtig. Egal ob bei Sportveranstaltungen, im beruflichen, aber auch privaten Umfeld: Das Glas Wein/Bier/Sekt/etc., der Schnaps nach dem Essen, der Cocktail im Licht des Sonnenuntergangs gehören einfach dazu. Glauben Sie nicht? Nun, dann machen Sie doch mal die Gegenprobe und versuchen Sie, vier Wochen lang bewusst auf Alkohol zu verzichten. Fasten Sie! Dann werden Sie ja merken, wie oft Sie sich erklären müssen. Vor allem, wenn Sie weiblich und im gebärfähigen Alter sind, wird man Ihnen nicht nur einmal die Frage stellen, ob Sie in anderen Umständen seien, weil es eben nicht normal ist, wenn man nicht trinkt. Machen nur Schwangere, Stillende oder trockene Alkoholiker. Sie können sich aussuchen, wozu Sie gehören wollen. Sind Sie männlich, erspart man Ihnen zumindest den Offenbarungseid mit der Schwangerschaft – aber eine Spaßbremse sind Sie ganz sicher.

Ich war mal auf einer Veranstaltung zum Thema Drogen eingeladen, und ein Politiker hatte seine Referentin mitgebracht. Die erzählte mir Folgendes: Ihr Freund sei Sportler und trinke keinen Alkohol. Sie auch nicht. (Wenn jemand »Er trinkt keinen Alkohol« sagt, ist das fast immer gelogen, aber man versteht, was diese Person einem damit sagen will.) Nun war dieser Freund auch aktiver Fußballspieler, und nach jedem Spiel wird ein Sieg bekanntlich üppig begossen. (Wahrscheinlich auch jede Niederlage.) Da er gerade aus Fitnessgründen nicht mitsaufe, berichtete die Referentin, werde er regelmäßig gehänselt, insbesondere mit dem Vorwurf, dass er ein Alkoholproblem habe.

Sie können sich meine Reaktion bestimmt vorstellen. »Bitte? Geht's noch? Die Säufer fragen den Abstinenten, ob er ein Alkoholproblem hat?«

Das sagt doch alles. Auch ich kann ein Lied davon singen. Ich trinke tatsächlich keinen Alkohol, also wirklich nicht, und werde auch ständig gefragt, was mit mir nicht in Ordnung sei. Nein, ich hab kein Alkoholproblem, hatte ich auch nie. Ich komme trotzdem auf jeder Party lustig durch. Das Schöne dabei ist: Ich bekomme Dinge mit, die der eine oder andere besser für sich behalten hätte. Aktiv zuzusehen, wie sich andere im Kontrollverlust (»Der Geschäftsführer im Frontalhirn hat heute Abend frei!«) völlig danebenbenehmen, ist ausgesprochen unterhaltsam.

Man kann deshalb auch ohne Alkohol oder eben nur mit einem Genussglas Spaß haben. Zudem gibt es jede Menge köstlicher alkoholfreier Varianten, an denen Sie süffeln können und die Ihnen trotzdem das Gefühl geben, dazuzugehören. Nach der dritten Runde sind die mit dem »echten« Zeug sowieso nicht mehr in der Lage zu erkennen, ob Sie mitgepichelt haben oder nicht.

Machen Sie sich bitte klar: Nur weil wir es gewohnt sind, uns bei jeder sich bietenden Gelegenheit zu besaufen, nur weil wir das Land der Bierbraukunst und des feinen Rebensaftes sind, heißt das noch lange nicht, dass Sie Ihrem Körper das Nervengift verabreichen müssen. Es zwingt Sie keiner. Punkt. Genauso wenig, wie Sie Zucker, Kohlenhydrate, Nikotin oder Fleisch zu sich nehmen müssen, wenn Sie es nicht wollen. Es dauert vielleicht einen Moment, bis Ihr Umfeld sich daran gewöhnt hat, aber fragen Sie mal einen Vegetarier, mit welchen Sprüchen der sich auf jeder Grillparty konfrontiert sieht. Trotzdem bleibt er standhaft, weil es seine Überzeugung ist, kein Tier zu essen, egal ob aus ökologischen, gesundheitlichen oder sonst welchen Gründen. Und siehe da: Plötzlich gibt es vegetarische Burger, vegane Fischstäbchen, Würste aus Seitan und Steak aus dem Labor.

Sie müssen ja nicht zum strengen Sittenwächter der Abstinenz werden. Das empfehle ich Ihnen auch gar nicht. Trinken Sie gern mal einen. EINEN! Von mir aus auch mal einen über den Durst, im wirklich wahrsten Sinn des Wortes. Aber dieses Buch hat bereits etwas bewirkt, wenn Sie beim nächsten Mal, wenn ein Kollege, Nachbar, Freund nach ein paar Kurzen zu viel ins Auto steigen möchte, den Schlüssel einkassieren und ihm ein Taxi rufen. Vor allem: Weigern Sie sich mitzufahren. Es zwingt Sie keiner, mit einem Besoffenen ins Auto zu steigen. Weigerung und Selbsterkenntnis helfen ungemein, gerade wenn es Ihre nächsten Angehörigen betrifft.

Ich wiederhole mich gern: Alkohol am Steuer ist russisches Roulette und endet nicht selten mit dem Tod, auch bei niedrigen Promillewerten. Ich habe Ihnen aufgezeigt, wie viele Menschen indirekt von einem tödlichen Verkehrsunfall unter Alkoholeinfluss betroffen sind. Sorgen Sie dafür, dass Ihrer Familie und Ihrem Freundeskreis diese Katastrophe erspart bleibt. Sie können keine Gesetze ändern und die Alkohollobby nicht nachhaltig verändern (es sei denn, Sie sind zufällig Minister und lesen gerade dieses Buch; aber dann haben Sie vermutlich einen Fahrer und können nach Belieben picheln und koksen. Geben Sie spaßeshalber doch mal »Bundestag« und »Kokain« bei Google ein!), aber Sie können sehr wohl etwas in Ihrem Umfeld bewirken. Als Genussmittel spricht rein gar nichts gegen den Alkohol. Wie gesagt, gern! Wenn er aber gezielt als Rauschmittel zum Einsatz kommt, ist es unsere zwischenmenschliche Pflicht, den Angetrunkenen oder Berauschten vor sich selbst zu schützen und die Gemeinschaft vor seinem fahrlässigen Verhalten, denn damit bringt er nicht nur sich selbst in erhebliche Gefahr.

Eine einfache »Lösung«

Möglicherweise haben Sie im Laufe der Lektüre an die eine oder andere Situation in Ihrem Leben gedacht, in der Sie selbst mit etwas zu viel Alkohol im Blut hinter dem Steuer landeten. Mit etwas Glück ist bei Ihrer Alkoholfahrt nichts passiert, aber nachdem Sie in den vergangenen Kapiteln erfahren haben, was alles hätte passieren können, nehmen Sie sich vor, es nie wieder darauf ankommen zu lassen.

Gut. Ich gratuliere Ihnen zu dieser Entscheidung. Ihre Überzeugung wird jedoch bald schon auf die Probe gestellt werden. Ein Treffen mit Kumpels, ein Abendessen im schönen Restaurant, ein Radler nach dem Sport … kann doch nicht so schlimm sein. Oder? Hinterher ist man doch noch fahrtüchtig. ODER???

Finden wir es heraus. Wenn man eine Substanz in den Körper einbringt, eine flüssige beispielsweise, verteilt sich diese je nach Beschaffenheit mehr oder weniger im gesamten Körper. Dass man das dann messen kann, ist allseits bekannt. Der höchst flüchtige und fettlösliche Alkohol verteilt sich zudem sehr schnell im Körper, indem er zügig in die Blutbahn übertritt. Dort kann man ihn genau wie in der Ausatemluft messen, wie jeder Autofahrer aus teils eigener Erfahrung weiß. Und ja, natürlich können Sie sich einen Alkoholtest für den Hausgebrauch zulegen, den Sie im Handschuhfach Ihres Wagens deponieren. Keine schlechte Idee. Aber geht das nicht auch anders? Es geht. Dafür brauchen Sie nur ein bisschen Hirnschmalz und Grundkenntnisse im Bruchrechnen.

Die Maßgröße für den Alkoholgehalt im Blut ist der Promillewert. Der Begriff leitet sich ab vom lateinischen Wort »pro« (im Verhältnis zu) und »mille« (tausend), steht also für ein Tausendstelanteil. Damit wird das Verhältnis Milligramm Alkohol auf das

Gramm Blut beschrieben. Man kann auch die Alkoholmenge in Milligramm auf einen Liter Atemluft beziehen und anschließend auf die Blutalkoholkonzentration in Promille umrechnen (Umrechnungsfaktor 2,1 von Atemalkoholkonzentration auf Blutalkoholkonzentration). Umgekehrt ist es möglich, mit der sogenannten Widmark-Formel annäherungsweise die Grammzahl von Alkohol in die Promillezahl im Blut umzurechnen.

Der schwedische Chemiker Erik Matteo Prochet Widmark entwickelte diese mathematische Methode 1922. Nach umfangreichen Forschungen (und vermutlich ebensolchen Saufgelagen) kam er nämlich zu dem Ergebnis, dass Frauen und Männer unterschiedliche Promillezahlen bei gleicher Trinkmenge aufweisen und der Blutalkohol demnach vom individuellen Körpergewicht abhängig ist. Die Formel lautet folgendermaßen:

$$w = \frac{A}{m * r}$$

w = Massenanteil des Körpers in Promille
A = Masse von Alkohol in g
m = Masse der Person in kg
r = Verteilungsfaktor für Männer (0,7) und Frauen (0,6)

Selbsterklärend und leicht zu merken. Wenn Sie das nächste Mal auf einer Feier sind und sich fragen, ob Sie noch mit dem eigenen Auto nach Hause fahren sollten, rechnen Sie das einfach kurz durch, und dann wissen Sie Bescheid.

Ja, nee! Eben nicht. Und da wundert sich noch einer, warum kein Mensch einschätzen oder gar berechnen kann, wie viel er intus hat?! Ich sage mal so, diese Formel kann nüchtern schon kaum ein Erwachsener lösen, geschweige denn angetrunken und im Kopf. Um es kurz zu machen, die Widmark-Formel eignet sich für Forschung, Recht und Ordnung, aber für den alltäglichen Gebrauch ist sie Mist, zumindest wenn man sie so nutzt. Sie eignet sich nicht, um »auf Ziel« zu trinken, und sagt auch nichts darüber aus, wann Sie genug haben.

Womit wir beim nächsten Thema ankommen. Wann hat man eigentlich genug? Wann haben Sie genug? Gar nicht so leicht zu beantworten. Überlegen Sie selbst einmal. Stellen Sie sich vor, Sie müssten Ihrem Kind oder Neffen, Ihrer kleinen Schwester, einem Schüler oder wem auch immer beibringen, wann er oder sie »genug« hat. Was sagen Sie dann? Ein bis drei Bier? Drei Gläser Wein? Zwei Schnaps? Schwere Frage, oder? Im Grunde gibt es keine Antwort darauf. Denn niemandem steht ein Maßparameter dafür zur Verfügung. Wenn man in der geschlossenen Ortschaft über 50 Stundenkilometer fährt, erkennt man das auf dem Tacho im Auto. Wenn man fünf Kilo zugenommen hat, erfährt man das von der Personenwaage im Bad.

Beim Alkoholpegel ist es anders, und das liegt unter anderem an den mannigfachen Getränken mit unterschiedlichen Füllmengen und Konzentrationsgraden. Hier stoßen wir gleich auf das nächste Problem: Bierbecher mit 0,2 Liter sowie Bierflaschen mit 0,33 und 0,5 Liter beinhalten naturgemäß unterschiedliche Alkoholmengen. Von der Konzentration an Alkohol ganz zu schweigen. Das ist Physik, das hab ich mir nicht ausgedacht.

Am allerschwierigsten ist es aber nicht wegen der unterschiedlichen Füllmengen, sondern weil die Angaben zum Alkoholgehalt in der Regel nicht auf den Flaschen abgedruckt werden. Schauen Sie mal drauf. Sie finden die Füllmenge und die Volumenprozente. Letztere sind nur das Konzentrationsmaß der Flüssigkeit und sagen nichts über die gesamte Menge des von Ihnen konsumierten Alkohols aus. Was das angeht, so ist das Volumenprozent (Vol.-%) für den Konsumenten nicht zweckdienlich.

Die gute Nachricht lautet: Sie können den Alkoholgehalt Ihres Getränks, also den reinen Alkohol in Gramm, selbst ausrechnen, um die Zahl anschließend in die Widmark-Formel einzusetzen. Dazu rechnen Sie einfach:

Menge des Getränks (in ml) × (Vol.-%/100) × 0,8 = Alkoholgehalt (reiner Alkohol in Gramm)

Beispielrechnung:
330 ml Bier × 5 Vol.-%/100 × 0,8 = 13,2 g Reinalkohol in einer Flasche Bier

Nehmen wir einmal an, Sie sind auf einer Feier, mittlerweile angeheitert und bereits leicht ermüdet und machen sich nun daran, Ihre Fahrtauglichkeit zu errechnen. Selbst wenn die geistigen Kapazitäten dazu noch vorhanden sind, wo verläuft denn nun die Grenze? Wann ist Schluss mit lustig? Wo endet der »gepflegte Rausch«?

Sie wissen, ich plädiere dafür, gar keinen Alkohol zu trinken, wenn man noch am Straßenverkehr teilnehmen möchte. Aber wenn es denn sein muss: 0,5 Promille sind das Maß aller Dinge. Dieser Wert ist insofern von Relevanz, als bei Überschreitung der Verlust des Führerscheins droht. Ab 1,0 Promille tritt ein Kontrollverlust ein, ab 2,5 Promille wird ein bedrohliches Maß erreicht. Das Schöne an der Grammzahl ist, dass sie unabhängig davon, was der Einzelne individuell an Alkohol verträgt, konstante Promillewerte im Körper ergibt. Ich gebe eine Menge x in den Körper, die verteilt sich, und ich kann anschließend die Konzentration im Blut bestimmen. Immer ist es derselbe Körper, immer dieselbe Konzentration bei gleicher Dosis. Widmark lässt grüßen. Ein Alkoholiker, der mit dem Fahrzeug als Fahrer unterwegs ist, mag bei 0,8 Promille zwar noch sein Auto lenken, ohne dass es auffällt – trotzdem ist der Lappen deswegen weg.

In der nachfolgenden Tabelle können Sie leicht anhand Ihres Körpergewichtes die Alkoholgrammzahl ermitteln, bei der Sie 0,5 Promille erreichen.

Gewichtstabellen zur eigenen Promillebestimmung[124]

Männer			
Körpergewicht in kg	0,5 ‰	1 ‰	2,5 ‰
40	14	28	70
50	18	35	88
60	21	42	105
70	25	49	123
80	28	56	140
90	32	63	158
100	35	70	175
110	39	77	193
120	42	84	210
130	46	91	228

Frauen			
Körpergewicht in kg	0,5 ‰	1 ‰	2,5 ‰
40	12	24	60
50	15	30	75
60	18	36	90
70	21	42	105
80	24	48	120
90	27	54	135
100	30	60	150

Frauen			
110	33	66	165
120	36	72	180
130	39	78	195

Sie sehen selbst, wie ausgesprochen hilfreich es wäre, die Grammzahl des Getränkes zusätzlich zu den Volumenprozent auf das Etikett der Flasche zu drucken. Im Gegensatz zu komplizierter Algebra müssten Sie dann nämlich nur die Addition beherrschen. Und nur ein einziges Mal die Grammzahl für Ihre persönlichen 0,5 Promille berechnen und sich merken. Einfach, nicht? Sie könnten dann beispielsweise die Grammzahl der getrunkenen Bierflaschen zusammenzählen und hätten die Promille. Und das traue ich Ihnen selbst dann zu, wenn Sie etwas tiefer ins Glas geschaut haben.

Wir wollen dieses Verfahren einmal bei einem Mann nachrechnen. Gehen wir davon aus, dass er um die 70 Kilo wiegt, so erreicht er mit einer aufgenommenen Alkoholmenge von 25 Gramm einen Promillewert von 0,5. Und eine Flasche Bier mit 0,5 Litern Inhalt bei fünf Prozent Alkohol beinhaltet 20 Gramm Alkohol.

Ach. Sieh mal einer an. Mit zwei Bieren wäre also der Lappen weg? Ist ja ein Ding. Allein diese Erkenntnis würde erheblich dazu beitragen, dass die Anzahl von täglich mehr als 100 eingezogenen Führerscheinen deutlich reduziert werden könnte, von den Verkehrsunfällen unter Alkoholeinfluss ganz abgesehen. Ist der Konsument erst einmal an das Gramm-Maß sowie dessen Addition gewöhnt, kann er sehr leicht für sich persönlich ableiten, wann er »genug« hat.

Ein weiterer angenehmer Nebeneffekt ist, dass das Umfeld, so es sich ebenfalls an die Grammzahl gewöhnt hat, bei ausschweifendem Konsum schneller eingreifen kann, weil eben auch Angehörige, Freunde oder Kollegen die Grammzahl zusammenzählen können. Damit ließen sich zahlreiche Alkoholvergiftungen und Todesfälle vermeiden, ganz zu schweigen vom Rückgang der hohen Zahl Verletzter im Straßenverkehr.

Die Einführung von Grammzahlen auf Etiketten von alkoholischen Getränken ist deshalb eine der Schlüsselmaßnahmen in der Prävention. Sie könnte dazu beitragen, beim Alkoholkonsum ein ähnliches Bewusstsein zu schaffen wie beim Autofahren, wo wir ja auch die Stundenkilometerzahl des Tachos im Blick behalten. Bei der Einführung des Tachos gab es übrigens damals auch Widerstand, genau wie beim Sicherheitsgurt. Es scheint, als hätten Menschen ein Problem damit, sich an etwas Neues zu gewöhnen, das ihnen potenziell das Leben retten könnte. Unbestritten haben Tacho wie Gurt unzählige Menschen vor dem sicheren Tod bewahrt. Das wäre beim Alkohol nichts anderes.

Der Zehn-Punkte-Aktionsplan

Seit vielen Jahren arbeite ich als Notfallmediziner. Und seit vielen Jahren schaue ich dabei zu, wie der Alkohol Menschen zugrunde richtet. Ich kenne die Schäden, die dieses Gift anrichtet, nicht nur in der Leber des Konsumenten, sondern auch in seinem Umfeld, seinem Leben und in der Gesellschaft. Ich habe in meinem Leben viele Todesnachrichten überbringen müssen.

Irgendwann kommt der Punkt, da möchte man nicht mehr nur zuschauen, Zeuge oder Zaungast sein. Da möchte man handeln. Missstände aufzeigen. Zusammenhänge erklären. Den Finger in die Wunde legen. Reinen Wein einschenken. Und: Vorschläge unterbreiten, wie man es besser machen könnte. Einige Punkte habe ich bereits erläutert, es gibt jedoch noch mehr Maßnahmen, die in unserem Land binnen kürzester Zeit dafür sorgen würden, dass Alkohol für weniger Tod, Leid und Elend verantwortlich wäre. Dabei ist völlig klar, dass es bei der Umsetzung dieser Maßnahmen erhebliche Interessenkonflikte geben würde. Schließlich ist das Milliardengeschäft um den Alkohol eine politisch fest eingebundene Größe. Doch im Vergleich zu den Kosten, die Alkohol durch Schäden materieller oder immaterieller Art verursacht, dürfte der Zugewinn für die Gesellschaft um ein Vielfaches über dem des kommerziellen Ertrages liegen, wie zahlreiche Studien zu dem Thema und die Auswertungen der Krankenkassen bereits bewiesen haben. Ein paar Menschen werden durch die vorgeschlagenen Maßnahmen meist materiellen Schaden erleiden, das Gemeinwohl wird jedoch deutlich davon profitieren. Daher ist angesichts der Milliardenschäden ein Aktionsplan nur sinnvoll.

Ich betone es noch einmal: Ein generelles Alkoholverbot ist nicht realistisch und auch nicht wünschenswert (obwohl sogar die Kirchen mittlerweile Traubensaft im Gottesdienst anbieten, es geht doch!). Stattdessen sollte der Umgang mit Alkohol und anderen psychoaktiven Substanzen im Sinne einer Drogenmündigkeit kompetent in die Gesellschaft getragen werden. Die Prävention erhält damit ein wichtiges Mittel zur Aufklärung bei Kindern und Jugendlichen. Drogenmündigkeit, also der verantwortungsvolle Umgang mit Rauschmitteln, muss in den Schulunterricht eingebunden werden. Verbote von Drogen, ohne diese zu thematisieren, sind erfolglos, zumal sich viele Lehrer an der Komplexität des Themas die Zähne ausbeißen.

Die folgenden zehn Punkte treffen den Kern der Problemdroge Alkohol und stellen die Konsequenz aus den in diesem Buch vorgestellten Fakten dar.

1. Null Promille im Straßenverkehr

Selbst niedrigste Alkoholkonzentrationen senken die Reaktionsgeschwindigkeit im Straßenverkehr. Bei der heutigen Verkehrsdichte, Geschwindigkeit (auch von E-Bikes) und der Interaktion zahlreicher Fortbewegungsmittel ist die Teilnahme am Straßenverkehr unter jeglichem Alkoholeinfluss abzulehnen. Fast täglich wird unter Alkoholeinfluss bei Verkehrsunfällen ein Mensch getötet. 4.600 werden pro Jahr schwer verletzt. Das Verbot ist einfach umsetzbar. Es gilt bereits bei Fahranfängern und könnte problemlos erweitert werden. In manchen europäischen Ländern wie beispielsweise Ungarn und Tschechien ist die Null-Promille-Grenze für Autofahrer bereits eingeführt.

2. Herabsetzung der Promillegrenze für Fahrradfahrer

Es ist unverantwortlich, mit über einem Promille am Straßenverkehr teilzunehmen, schon gar nicht mit E-Bikes. Die Fahruntauglichkeit ist bei diesen Werten unbestritten. Die Verkehrsunfall-Statistik erfasst übrigens nicht alle Vorkommnisse, denn häufig wird bei Stürzen, die durch betrunkene Fahrradfahrer verursacht werden, nur der Rettungsdienst gerufen, da kein anderer beteiligt war oder es beim Einsatz zu keiner Beeinträchtigung des Verkehrs kommt. Nicht zuletzt mangels Fahrradhelm sind schwere Kopfverletzungen häufige Folgen mit teils irreversiblen Schäden.

3. Verbot des Verkaufes alkoholischer Getränke in Tankstellen und im unmittelbaren Kassenbereich von Supermärkten

In jedem Kassenbereich von Tankstellen und Supermärkten werden Schnapsflaschen mit Kleinstmengen angeboten, die zur Mitnahme und dem zeitnahen Konsum animieren. Eine derartige Verführung des insbesondere auch trockener Alkoholiker, muss konsequent verhindert werden. In einer verschärften Form kann der Verkauf in abgetrennten Räumlichkeiten durchgeführt werden, was den Konsum – aufgrund der Beschaffungsoffensichtlichkeit – ebenfalls schwieriger gestalten würde. Die Diskussion, ob Schnaps überhaupt etwas in Tankstellenläden zu suchen hat, sollte spätestens mit diesem Buch beendet sein.

4. Wer dreimal betrunken am Steuer erwischt wird, verliert seinen Führerschein auf Lebenszeit

Unbelehrbarkeit im Straßenverkehr ist tödlich, wie zahlreiche Unfälle belegen. Es kann daher nicht toleriert werden, dass Menschen sich und andere vorsätzlich und in diesem Wissen einer Gefahr aussetzen. Wenn man bedenkt, dass laut Schätzungen sogar nur jede 600. Fahrt[125] unter Alkoholeinfluss entdeckt wird, kann man sich vorstellen, wie häufig Alkoholfahrten tatsächlich vorkommen. Dass heute jeden Tag über 110 Autofahrer unter Alkoholeinfluss ihren Führerschein abgeben müssen, zeigt auf, wie dringend die Forderung umgesetzt werden muss.

5. Alkoholverkaufs- und Konsumverbot bis zum 18. Lebensjahr

Es ist unstrittig bewiesen, dass Alkohol aufgrund seiner Giftigkeit das Nervensystem von Kindern und Jugendlichen schädigt. Er hat während des Entwicklungsprozesses des Gehirns nichts im Körper zu suchen. Das Konsum- und Ausschankverbot muss deswegen auch für Gaststätten und Feste gelten. Bereits Zwölfjährige trinken in Deutschland regelmäßig, wie jeder Kinderklinikarzt bestätigen kann. Ein generelles Alkoholverbot für unter 18-Jährige würde das Konsumverhalten der späteren Erwachsenen deutlich beeinflussen.

6. Vervielfachung des Alkoholpreises durch Steuerabgaben
Die einfachste Methode, Konsumverhalten zu verändern, ist, den Preis einer Ware derart anzuheben, dass ein Gebrauch allein durch die fehlenden Geldmittel eingeschränkt wird. Daneben erhöht eine Anhebung des Preises den Steuerertrag des Bundes erheblich, gerade in der Anfangszeit. Es sollte sichergestellt werden, dass die Mehreinnahmen in die Prävention und Suchtbekämpfung fließen.

7. Alkoholeinfluss bei Begehung einer Straftat darf nicht mehr als mindernder Umstand gewertet werden
Weil allen hinreichend bekannt ist, dass Alkoholkonsum häufig zu Aggressionen führt, darf dieser Umstand nicht als mindernd, sondern muss im Gegenteil als besonders erschwerend bewertet werden. Damit wird ein klares Statement zum Thema Alkohol und Rechtsauffassung gesetzt. Alles andere ist Opfern und deren Angehörigen auch nicht vermittelbar.

8. Einführung der Grammzahl von Alkohol auf jeder Flasche
Die Einführung der Grammzahl des Alkoholgehalts auf Flaschen mit alkoholischen Getränken erleichtert es jedem, das persönliche Limit zu bestimmen. Damit kann dank einer einfachen Maßnahme jederzeit der jeweilig individuelle Grenzwert berechnet werden, ab wann das Maß voll ist.

9. Freigabe von weiteren Drogen als Alternativen
Dass Alkohol eine Aggressionsdroge und dazu noch die Vergewaltigungsdroge Nummer eins ist, ist bewiesen. Zudem verursacht er gewaltigen Schaden. 16 Prozent aller Todesfälle in Deutschland gehen auf das Konto von Alkohol und Tabakprodukten (zum Vergleich und trotz hohem Konsum von mehreren Millionen Ein-

wohnern: Illegale Drogen sind gerade einmal an 0,2 Prozent aller Todesfälle schuld). Klar ist jedoch auch, dass eine Gesellschaft ohne Drogenkonsum nicht vorstellbar ist. Daher muss es legale Alternativen geben. Am ehesten ist hierzu Cannabis geeignet, das ein deutlich niedrigeres Risikopotenzial als Alkohol besitzt. Das könnte man prima in Apotheken verkaufen. Apotheker sind spitzenmäßig in Pflanzenkunde und Medizin ausgebildet, und der Verkauf an dieser Stelle hätte zwei gute Nebeneffekte: Es gäbe nur reines Cannabis, das aus Gewinngründen nicht mit Blei oder sonstigem Dreck verunreinigt würde, und ein Rückgang des Verkaufs überflüssiger Psychopharmaka würde durch die Umsatzverlagerung zugunsten des Cannabis kompensiert. Es kann nicht im Sinne einer Gleichbehandlung sein, dass die eindeutig gefährlichere Droge legal ist, aber der Besitz von weitaus ungefährlicheren unter erhebliche Strafen gestellt wird. Zumal die Strafverfolgung immense Kosten ohne nennenswertes Resultat verursacht, während diese Investitionen bei der Verfolgung von Taten unter Alkoholeinfluss oder in der Prävention deutlich besser aufgehoben wären. Die Halluzinogene und einige Amphetamin-Verwandte kommen hier auch infrage. Die Substanzen sind exzellent untersucht, zeigen wenig Nachteile, und ihr Verbot behindert nicht nur die Konsumenten, sondern auch die Forschung, die ihren Einsatz bei schwerwiegenden Erkrankungen untersucht.

10. Die Besetzung des Amtes des Drogenbeauftragten muss zukünftig aufgrund von Sachkompetenz und nicht politisch motiviert erfolgen. Darüber hinaus muss eine Bundesbehörde für alle Drogenangelegenheiten mit umfassender Kompetenz geschaffen werden.

Das Amt des Drogenbeauftragten umfasst ein komplexes Arbeitsfeld, das erhebliche Sachkenntnis benötigt. Es ist von absoluter

Notwendigkeit, dass diese Arbeit außerhalb des Einflusses von Lobbys stattfindet, wenn sie grundlegende Veränderungen herbeiführen soll. Man muss sich bewusst sein, dass Drogen und ihre Kollateraleffekte allein in Deutschland ein Marktvolumen (inklusive der Schäden) von weit über 100 Milliarden Euro haben. Solchen Zahlen kann nur ein Heer von unabhängigen Spezialisten beikommen. Dazu braucht es eine eigene Bundesbehörde mit Wissenschaftlern, Ärzten, Wirtschaftsspezialisten, Juristen, Sozialarbeitern, Psychologen und vielen mehr, die für alle Belange des Gebietes maßgeblich sein muss.

Sie sehen, wir haben eine Menge zu tun. Aber es ist nicht unmöglich, in einer Welt zu leben, in der man Samstagnacht auf dem Weg nach Hause nicht um sein Leben fürchten muss, weil sich ein Feiernder beim Saufen völlig überschätzt hat.

Die Gesellschaft ist kein abstraktes Gebilde – die Gesellschaft sind wir. Deshalb steht es jedem Einzelnen von uns zu, Einfluss auf sie auszuüben. Ich hoffe, Ihnen mit diesem Buch ausreichend Argumente an die Hand gegeben zu haben, um für ein Umdenken zu sorgen. Vielleicht nicht auf einen Schlag. Aber zumindest im Kleinen. Das wäre doch ein Anfang.

Denn Sie wissen ja: Die Revolution beginnt immer beim Einzelnen. Also auch bei Ihnen.

Anstelle eines Digestifs: Nachwort

Der Bass wummert in den Ohren. Die Hauptbühne ist nur einen Steinwurf vom Sanitätsdienst-Container entfernt, und wenn man aus dem Fenster schaut, erblickt man Tausende von Menschen, die ihre Arme in die Luft werfen und euphorisch zur Technomusik tanzen. Direkt neben dem Container steht die Annahmestelle, mehr eine kleine Bude. Alle paar Minuten kommen Festivalbesucher vorbei und überreichen farbige Pillen zur Analyse, die anschließend ins Labor gebracht und auf ihre Inhaltsstoffe analysiert werden. Eine gute Stunde später hängt das Ergebnis mitsamt eines Fotos der Pille im öffentlichen Bereich aus, sodass jeder es einsehen kann.

Wie würden Sie das finden? Man hilft den Partygängern beim Konsum. Sind Sie dafür? Na?

Ich sage Ihnen einmal was. Drug-Checking ist eine fantastische Sache. Die Analysen nützen nämlich nicht nur den Konsumenten, sondern erleichtern auch den Sanitätern die Arbeit enorm. Denn damit ist jeder der Festivalbesucher in der Lage, selbst zu überprüfen, ob die in der Pille enthaltene Wirkstoffkonzentration seinem gewohnten Niveau entspricht oder ob es sich gar um eine gefährliche Dosis oder um eine mit Verunreinigungen handelt. Sollte eine Pille besonders bedenklich sein, kann sogar eine Warnmeldung herausgegeben werden, die über verschiedene Kanäle den Besuchern der Veranstaltung mitgeteilt wird. So weit die Theorie.

Vielleicht denken Sie jetzt: Oje. Wo soll das bloß hinführen? Warum sollen wir den Feiernden auch noch sagen, was in den Drogen drinsteckt, die sie konsumieren? Wieso Festivalbesuchern beim Konsum helfen? Die Antwort ist simpel: weil sie es sowieso tun, ob mit oder ohne Test. Und wenn sie es sowieso tun, können wir genauso gut dazu beitragen, dass der Konsum sicherer wird. Das hilft nämlich, völlig überflüssige Not- und Todesfälle zu vermeiden.

Ich betreue bisweilen Festivals als Arzt. Vor einigen Jahren wurde ein junger Mann Mitte 20 mit großen Brustschmerzen in unseren Sanitätsbereich gebracht. Die Diagnose war mittels EKG schnell gestellt: ausgedehnter Herzinfarkt. Als Mediziner tappen wir bei einem solchen Notfall im Dunkeln. Was hat er genommen? Warum dieser schwere Herzinfarkt? Und so jung?

Nun sind wir Wissenschaftler ja von Haus aus neugierig und kennen uns in der Materie aus. Wir befragten den Patienten also, der angesichts der Schwere des Ereignisses bereitwillig Auskunft gab und die vermeintlichen Pillen zeigte. Er konnte sich allerdings nicht vorstellen, dass die Pillen, die er für LSD hielt, das Desaster ausgelöst hätten. Zumal sie überhaupt nicht richtig gewirkt hätten, wie er beteuerte. Jedenfalls sei der gewohnte LSD-Trip ausgeblieben.

Uns kamen Zweifel. LSD wird als Pappe oder Mikropille vertrieben, üblicherweise aber nicht als große, bunte Pille mit lustigem Logo drauf. Der Patient berichtete, dass er über das Wochenende die Dosis stetig gesteigert hätte, eben weil die Wirkung ausgeblieben sei. Wir nahmen das Präparat zur Analyse mit und staunten nicht schlecht, als die Ergebnisse vorlagen. Darin befand sich nämlich eine Kombination aus wenig LSD, viel Ecstasy, noch mehr Koffein und sehr viel Kokain. Damit war der Fall klar.

Bei Patienten wie dem jungen Mann ist Zeit ein wichtiger Faktor. Rettungswagen und Notarzt müssen schnell da sein und reagieren, er muss im Herzkatheterlabor angemeldet werden und im Krankenhaus direkt auf den Kathetertisch, wo das Team bereits wartet. Im Gegensatz zu einem alten Herz, das sich über lange Jahre an Sauerstoffmangel anpassen konnte, ist das junge Organ damit überfordert. Und so droht der plötzliche Tod.

In unserem Fall ging gerade noch mal alles gut. Aber die Rechnung kommt bekanntlich zum Schluss: Herzkatheteruntersuchung, Intensivstation, Krankenhaus, Reha, lebenslange Behandlung mit Blutverdünnern, Nachuntersuchungen, Arbeitsausfall und, und, und. Das alles haben wir mit etwa 80.000 Euro überschlagen. Der junge Mann wollte nur einen LSD-Trip für ein bisschen Spaß. Hätte er die Pillen in der Apotheke oder im Drugstore erwerben können, hätte ihn dieser Spaß vielleicht fünf Euro gekostet. Stattdessen dieses teure und überaus gefährliche Drama mit lebenslangen Folgen!

Entscheiden Sie selbst: Muss so etwas ernsthaft sein?

Aus diesem Grund ist das Drug-Checking eine einfache wie wirkungsvolle Lösung. Viele Konsumenten wissen nicht, was in einer Tablette drin ist, die sie sich zum Feiern einwerfen. Drug-Checking ist ein sicherer, aufklärender und aufgeklärter Weg, um kontrolliert Rauschmittel zu konsumieren.

Und doch machen wir uns in dem Moment, in dem wir die Pillen zur freiwilligen Analyse annehmen, strafbar. In Deutschland wird man nämlich nicht für den Konsum von Drogen bestraft, sondern für deren Besitz. Das heißt, derjenige, der die Pillen in Empfang nimmt, begeht formaljuristisch eine Straftat, selbst wenn er gar nicht vorhat, das Zeug zu behalten, zu nehmen oder gar weiterzuverkaufen.

Es könnte eine interessante Anekdote sein, die man seinen Freunden beim netten Beisammensein am Samstagabend erzählt. Tatsächlich ist die juristische Lage jedoch eines der Hauptprobleme, das Deutschland im Umgang mit Drogen hat. Denn in der Theorie macht sich sogar ein Postbote strafbar, wenn er Pillen, Pulver oder Pilze ausliefert, egal ob er vom Inhalt des Paketes weiß oder nicht. Als vor einigen Monaten die Polizei in einem Privathaushalt 15 Hanfpflanzen in einem Beet fand, durfte sie die Gewächse nicht anrühren, sondern musste die Feuerwehr anrücken lassen, um die »Plantage« zu vernichten. Weil die Gesetze so streng sind und kaum Spielraum lassen, ist es für Pilotprojekte wie Drug-Checking, aber auch Drogenkonsumräume, in denen Heroinabhängige in Sicherheit konsumieren können, so schwer, sich zu etablieren. Auch die praxisnahe Forschung an Rauschmitteln ist damit so gut wie ausgeschlossen. Bewusster Drogenkonsum und kontrollierter Rausch werden nach wie vor kriminalisiert, mal abgesehen von Substanzen, die von der Gesellschaft und dem Gesetzgeber als »normal« deklariert werden, wobei im Grunde nur Alkohol übrig bleibt, denn Nikotin berauscht nicht (zumindest nicht in diesem Zusammenhang). Das ist nicht nur undemokratisch und unwissenschaftlich, sondern etabliert die Diktatur eines bestimmten Rauschmittels.

Es hilft nichts: Wir brauchen den Rausch. Er lässt uns innehalten in einer sich immer schneller drehenden Welt, lässt vergessen, was uns schmerzt, erlaubt uns Momente der Freiheit und des Lockerlassens. Es tut unserem Gehirn und unserer Seele gut, ab und an mal abzuschalten – kontrolliert und ungefährlich. Alkohol ist dafür jedoch die denkbar schlechteste Wahl. Es gibt Dutzende Substanzen, die sich besser dazu eignen, allen voran Cannabis. Solange diese Stoffe aber verboten sind, wird ein Großteil der Menschen stattdessen auf dieses schädliche Nervengift zurückgreifen. Solange es Alkohol in Deutschland überall zu kaufen gibt, müssen wir uns nicht wundern, wenn deutsche Jugendliche im Schnitt mit 14 Jahren ihren ersten Rausch erleben.[126] Mehrere Länder der Welt wie Portugal, Uruguay und die Niederlande haben den Besitz von kleinen Drogenmengen für den persönlichen Gebrauch legalisiert. Seitdem ist der Drogengebrauch dort zurückgegangen, die Kriminalität hat abgenommen, und weniger Menschen müssen aufgrund ihrer Sucht behandelt werden.

Ich bin der Überzeugung, dass wir in Deutschland dringend unsere Scheuklappen vor dem abnehmen sollten, was sowieso da ist, egal ob wir es sehen wollen oder nicht. Und ich glaube, dass es jedem Menschen freistehen sollte, sich seinen Rausch auszusuchen, ob er nun mit einem Fallschirm auf dem Rücken aus einem Flugzeug springen, nach Feierabend einen Joint rauchen oder ein Wochenende lang auf einem der Ringe des Saturns spazieren gehen möchte, ohne dass er befürchten muss, dafür mit dem Gesetz in Konflikt zu geraten. Die Frage ist nicht, ob neben dem Alkohol noch andere Drogen dazukommen sollten. Die sind doch eh schon da! Das ist unbestritten. Die Frage ist, was als Rauschmittel besser als Alkohol ist. Und bei der Beantwortung soll Ihnen dieses Buch eine Hilfestellung sein.

Ich wünsche Ihnen bewusstseinserweiternde, berauschende, beschwingende und beruhigende Erlebnisse. Passen Sie auf sich auf!

Ihr Gernot Rücker

Erste Hilfe: was im Notfall wichtig ist

Der regel- oder übermäßige Drogenkonsum geht mit einer ganzen Reihe von Krankheiten einher. Ein erheblicher Anteil davon betrifft Organsysteme, die lebenswichtige Funktionen übernehmen. Es ist daher naheliegend, dass es zu Notfällen kommen kann, die lebensbedrohend sind.

Allen lebensbedrohlichen Notfällen gemeinsam ist, dass die drei Vitalfunktionen Atmung, Kreislauf und Bewusstsein eingeschränkt werden oder ganz ausfallen. Deshalb ist es zunächst einmal wichtig, dass bei Störungen dieser drei Funktionen schnellstmöglich Hilfe gerufen wird. Das geht am besten über die kostenfreie europaweite Notrufnummer 112.

Nach Absetzen des Notrufes ist es hilfreich, wenn einer beim Patienten bleibt und ein zweiter Helfer, sofern vorhanden, auf die Straße läuft, um den Rettungsdienst in Empfang zu nehmen. Das ist deswegen wichtig, weil Häuser oft nicht durchgängig oder in logischer Reihenfolge nummeriert sind oder die Hauseingänge im Dunkeln liegen.

Das Erkennen eines Notfalls ist meist weniger problematisch, als den Mut aufzubringen, die richtigen Maßnahmen einzuleiten. Ist der Patient ansprechbar, zumindest erweckbar, ist das eher ein gutes Zeichen.

Eines der offensichtlichsten Zeichen eines Notfalls ist eine Blutung. Ist diese von bedrohlichem Ausmaß, ist also eine erhebliche

Menge Blut ausgetreten oder sprudelt das Blut aus der Wunde, ist diese Blutung unabhängig vom Zustand des Patienten sofort zu stillen. Bei kleinen Wunden ist die Maßnahme nachrangig, bei Wunden mit größerem Blutverlust jedoch lebensrettend, da Blut der Hauptsauerstoffträger ist und dem Organismus sonst die wesentliche Grundlage zum Überleben verloren geht. Blut stillt man, indem man entweder den Arm oder das Bein mit der Verletzung abdrückt oder eine Kompresse aus dem Haus- oder Autoverbandskasten, gern auch ein Taschentuch oder die ganze Papiertaschentuchpackung, fest auf die Wunde drückt. Die so komprimierte Wunde wird anschließend mit einer Binde umwickelt, auf die bei Bedarf, also falls es weiterblutet, noch eine weitere Mullbinde oder eine weitere Packung Papiertaschentücher gelegt wird, um sie durch die nächsten Bindengänge zu fixieren.

Natürlich kann man dafür auch die im Verbandskasten vorrätigen Verbandspäckchen benutzen. Der Teil der Binde, auf den eine große Kompresse aufgenäht ist, wird auf die Wunde gelegt. Danach wird die Kompresse mit ein bis zwei Bindengängen fixiert, anschließend ein zweites Verbandspäckchen auf die Kompresse gelegt, mit weiteren zwei bis drei Bindengängen befestigt und fest auf die Wunde gezogen.

Leider funktioniert das bei inneren Blutungen nicht. Diese werden erst sichtbar, wenn der Patient entweder Blut erbricht oder Blut mit dem Stuhlgang absetzt. Falls das eintritt, muss der Patient flach gelagert werden, danach ist sofort der Notarzt zu alarmieren. Laien können innere Blutungen nicht stillen, selbst dem herbeigerufenen Rettungsdienst bleiben nicht viele Optionen, erst im Krankenhaus kann mithilfe eines Endoskops die Blutungsquelle gefunden und verschlossen werden. Der Zeitfaktor ist also hier von erheblicher Bedeutung.

Der häufigste Notfall im Zusammenhang mit Alkoholkonsum ist die Bewusstseinsstörung, welche in Verbindung mit Alkohol immer gefährlich ist. Dabei ist von entscheidender Bedeutung, ob der Patient durch Schütteln/Rütteln oder Kneifen noch geweckt oder zu einer verbalen Reaktion gebracht werden kann. Falls ja, sind zumindest die Schutzreflexe noch erhalten, vor allem der Schluck- und der Hustenreflex. Beide dienen dazu, dass zum einen der Speisebrei nicht hochkommt, zum anderen in die Lunge eingelaufene Flüssigkeit wieder abgehustet werden kann und damit einer Erstickung vorgebeugt wird. Ist das Koma bereits so tief, dass der ganze Körper erschlafft, trifft das auch auf die Zunge und auf den Schlund zu. Resultat ist das Verstopfen des Rachens mit der zurückgefallenen Zunge. Jedes Jahr sterben etwa 1.000 Menschen an einer Alkoholvergiftung, vorwiegend an ihrem Erbrochenen oder durch Zurücksinken der Zunge. Dass der Alkoholvergiftete erbricht, liegt vorwiegend daran, dass, einfach gesagt, der Körper zum Selbstschutz das Zeug wieder loswerden will; am besten auf demselben Weg, auf dem es hineinkam. Wenn also die Bewusstseinsstörung so tief ist, dass der Patient nicht mehr aufwacht oder nur minimal reagiert, muss sofort der Rettungsdienst geholt werden.

Bis dieser eintrifft, kann der Patient in die »vereinfachte stabile Seitenlage« gebracht werden. (Früher gab es noch die »alte« stabile Seitenlage, hierbei wurde der untere Arm nach hinten gelegt. Das macht man nicht mehr, weil man so den Patienten bei Atem- und Herzstillstand nicht schnell genug zurückdrehen kann.) Dazu wird der Patient – insofern noch nicht geschehen – in Rückenlage gebracht. Dann wird der helfernahe Arm im rechten Winkel von seinem Körper gelagert. Als Nächstes stellt man das helferferne Bein angewinkelt auf. Dann ergreift der Helfer mit beiden Händen Becken (gern auch unter Verwendung des Gürtels) und Schulter und rollt den Patienten zu sich. Anschlie-

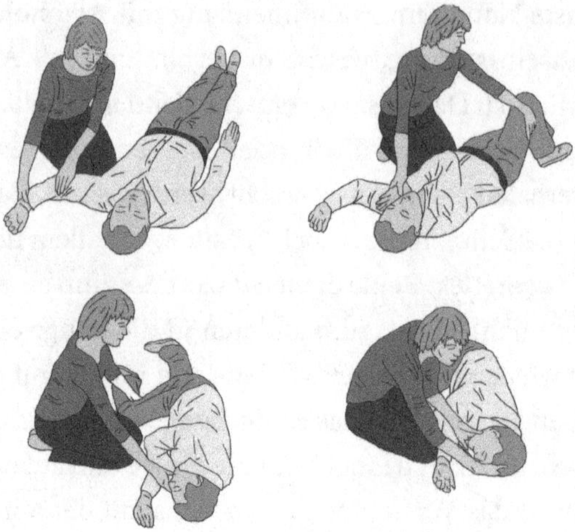

Abbildung 16: Stabile Seitenlage. © Saskia Goes

ßend wird der Kopf noch überstreckt und leicht nach unten auf den Boden gedreht, wobei zur Stabilisierung des Kopfes der oben liegende Arm des Patienten dient.

Die vereinfachte stabile Seitenlage kommt jedoch nur dann infrage, wenn der Patient normal atmet und einen normalen Kreislauf hat, also zumindest nicht blau angelaufen ist. In dieser Position ist es möglich, dass zurücklaufender Mageninhalt ablaufen kann. Zudem wird die Wahrscheinlichkeit gemindert, dass die Zunge in den Rachen zurückfällt. Es muss betont werden, dass diese Lagerungsart für die Nerven des unten liegenden Armes nicht unproblematisch ist, weil dadurch die Armnerven geschädigt werden können. Daher ist es erforderlich, alle 30 Minuten die Seitenlage von links nach rechts zu wechseln.

Bevor der Patient in die vereinfachte stabile Seitenlage gebracht werden darf, muss die Atmung überprüft werden. Ist sie nicht vorhanden oder ungenügend, ist die Seitenlage verboten. Um zu überprüfen, ob eine Atmung vorhanden ist, wird zunächst bei jedem Patienten eine Ansprache vorgenommen und, falls darauf keine Reaktion erfolgt, ein Rütteltest durchgeführt. Dabei rüttelt man an der Schulter des Patienten und versucht, ihn zu erwecken. Gelingt dies nicht, wird der Patient in die Rückenlage gedreht und so von Kleidung befreit, dass man den Brustkorb und den oberen Teil des Bauches sehen kann. Dann wird der Kopf überstreckt und die andere Hand wird auf die Magengrube im Ansatz zum Rippenbogen gelegt. Beugt man sich nun ganz tief zum Patienten herunter, sodass das Ohr fast an seiner Nase ist, und schaut man auf seine Hand auf dem Bauch, kann man vorhandene Atmung mit der Hand fühlen, vielleicht den Luftzug hören oder den Atemzug an seiner Wange spüren.

Stellt man fest, dass keine Atmung vorhanden ist, beginnt man mit der Herzdruckmassage. Es wird heute nicht mehr empfohlen, eine Kreislaufprüfung durchzuführen, da bei vielen Patienten der Puls ausgesprochen schwach bis nicht mehr fühlbar ist und man mit der Suche danach unnötige Zeit vertut. Bei einem Herz-Kreislauf-Stillstand sinkt die Überlebensrate pro verlorener Minute um zehn Prozent, das heißt, nach zehn Minuten Herzstillstand ist die Überlebensrate nur noch minimal.

Ist die Überprüfung erfolgt, wird zuerst der Notruf 112 abgesetzt. Gern kann ein Defibrillator geholt werden, nur darf sich dadurch die manuelle Wiederbelebung nicht verzögern.

Für die Herzdruckmassage kniet man sich neben den Patienten und sucht die Mitte des Brustbeins (das ist die Knochenplatte zwischen den Brustwarzen), setzt einen Handballen auf diese Knochenplatte und legt seine andere Hand wiederum auf die eigene Hand. Die durchgestreckten Arme sollen hierbei senkrecht auf die Knochenplatte zielen.

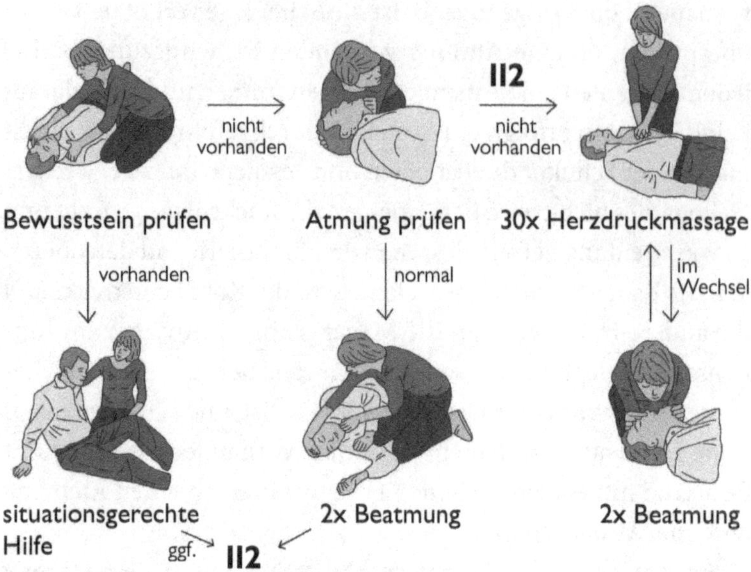

Abbildung 17: Herzdruckmassage. © Saskia Goes

Nun wird im Rhythmus von 100 bis 120 Beats pro Minute (BPM) 30-mal fest auf den Brustkorb gedrückt, der dabei etwa fünf bis sechs Zentimeter tief eingedrückt und vollständig entlastet wird. Falls es damit leichter fällt, empfiehlt es sich, im Refrainrhythmus von einem der folgenden Lieder zu pumpen:

- »Dancing Queen«, ABBA (100 BPM)
- »Hips Don't Lie«, Shakira (100 BPM)
- »Man in the Mirror«, Michael Jackson (100 BPM)
- »Cecilia«, Simon & Garfunkel (102 BPM)
- »Work It«, Missy Elliott (102 BPM)
- »The Imperial March« aus »Krieg der Sterne« (103 BPM)
- »Stayin' Alive«, Bee Gees (103 BPM)
- »MMMBop«, Hanson (104 BPM)

- »Can't Stop the Feeling«, Justin Timberlake (113 BPM)
- »I Will Survive«, Gloria Gaynor (117 BPM)
- »Girls Just Want to Have Fun«, Cyndi Lauper (120 BPM)

Hat man die Atemspende vorher nicht gelernt, traut sie sich nicht zu oder hegt Ekel, so genügt es, die Herzmassage durchzuführen, bis der Rettungsdienst angekommen ist. Wichtig ist hierbei, dass nicht aufgehört wird, wenn das Tatütata zu hören ist. Auch hier geht sonst unnötige Zeit bis zur Übernahme durch den Rettungsdienst verloren, der ja aussteigen, Ausrüstung holen und die Treppe raufkommen muss.

Hat man die Atemspende gelernt, so wird der Kopf mit beiden Händen an Stirn und Kinn überstreckt und entweder in Mund oder Nase eingeblasen, indem man jeweils die andere Öffnung zuhält. Nach 30-mal Herzmassage erfolgen jeweils zwei Beatmungen. Ist man zu zweit, werden nach fünf dieser Sequenzen die Plätze getauscht, sind mehr Personen vorhanden, sollten alle zwei Minuten die Helfer ausgetauscht werden, die die Herzmassage machen, denn die Kraft lässt bei guter Performance im Regelfall nach zwei Minuten bereits nach. Ist man allein, so hat man gar keine Wahl, als so lange weiterzumachen, bis der Rettungsdienst eingetroffen ist oder man aus Erschöpfungsgründen abbrechen muss. Der Rettungsdienst ist in durchschnittlich neun Minuten beim Patienten, was dem Helfer Erhebliches abverlangt. Glücklicherweise mobilisiert dieser in so einer Situation Kräfte und Ausdauer, von denen er nicht glaubte, sie in einem solchen Maße zu besitzen.

Wenn Sie sich all das merken, sind Sie gut auf den Notfall vorbereitet, können beherzt einschreiten und damit vielleicht ein Menschenleben retten.

Danksagung

Ein Buch wie dieses ist ohne ein Team nicht möglich. Zwar steht der Name des Autors auf dem Titel, aber im Grunde ist es die Summe der Arbeit und Erfahrung von vielen Menschen.

Zwei liebenswerten Menschen möchte ich vorneweg danken, denn ohne sie wäre das Buch nie zustande gekommen: Am Anfang stand meine Agentin, Frau Petra Hermanns von »Die Buchagenten«. Von Anfang an hat sie an das Projekt geglaubt, Expertise, Geduld und Gespür bewiesen und schließlich den Kontakt mit Frau Lisa Bitzer, meiner Co-Autorin, hergestellt. Womit wir auch schon bei der zweiten wunderbaren Frau sind. Lisa Bitzer, ein unglaublicher Glücksfall mit Gespür für Sinn und Wort auf komplexem Gebiet, hat es verstanden, viele Gedanken und Stränge auf wundersame Weise in ein absolutes Wunschbuch zu verwandeln. Ich hätte mir keine Bessere dafür wünschen können.

Natürlich gilt mein Dank dem Mosaik-Verlag. Stellvertretend möchte ich an dieser Stelle Gianna Slomka und Johannes Engelke nennen, aber mein Buch würde ohne die Mannschaft aus Marketing, Presse und Vertrieb keine Leser finden.

Ich danke Frau Dagmar Haß für das Schreiben des Urmanuskriptes. Ich erahne, wie schwer es ist, meinen Dialekt von Kassette abzuschreiben.

Ich mache Fehler. Viele. Da ist es gut, ein fantastisches Team von Beratenden und Begutachtenden zu haben. Vier davon möchte ich wegen ihrer außerordentlichen Leistung danken (alphabetisch): Kim Hinkelmann, Hans-Günter Meyer-Thompson (Arzt, Fachkunde Suchtmedizin, Hamburg: Hausarztpraxis St. Pauli, Berlin: Praxiskombinat Neubau, Redakteur forum-substitutionspraxis.de), Frau Dr. med. Katharina Schoett (ärztliche Direktorin Ökumenisches Hainich Klinikum Mühlhausen, Chefärztin Abt. für Suchtmedizin) und Joëlle Catarina Wachsmann (Universitätsmedizin Rostock).

Größter Dank geht an unser Forschungsteam gemeinsam mit dem Institut für Rechtsmedizin der Universitätsmedizin Rostock. Marc Gongoll, Anja Gummesson, Thomas Penno, Daniel Rentsch (†), Frank Stölken und viele andere haben zahlreiche Tage und Nächte damit verbracht, Proben zu sammeln, zu analysieren und zu bewerten. Ohne sie hätte ich nicht den erforderlichen Wissensstand für dieses Buch erwerben können.

Mein Dank gilt weiterhin dem Fusion-Festival- und eclipse-Team, Veranstaltern, Behörden, den Studierenden, Patienten und dem medizinischen Personal, vor allem Rettungsdienst- und Uniklinikpersonal, das mich bei meinen Tätigkeiten weit über das Maß dessen unterstützte, was man verlangen kann.

Ich danke schließlich meiner Familie für die Unterstützung und die Zeit, die ich wegen des Buches und meiner ärztlichen Arbeit nicht mit ihnen verbringen konnte.

Ich hoffe nun, dass ich niemanden vergessen habe. Falls doch, bitte ich, mir das nachzusehen und sich bei mir darüber zu beschweren. Ich werde es dann in der nächsten Auflage, so es denn eine gibt, entsprechend ergänzen.

Euch allen: vielen, vielen herzlichen Dank!

Gernot Rücker

Interessantes und Wissenswertes

Berger, Markus: *Microdosing: Niedrig dosierte Psychedelika im Alltag*, Nachtschatten Verlag, 2019

Berger, Markus: *Psychoaktive Drogen – Substanzkunde für mündige Menschen*, Nachtschatten Verlag, 2017

Borowiak, Simon: *ALK – Fast ein medizinisches Sachbuch*, Eichborn Verlag, 2010

DHS Jahrbuch Sucht 2021, Pabst, 2021

Forsyth, Mark: *Eine KURZE GESCHICHTE der TRUNKENHEIT – Der Homo alkoholicus von der Steinzeit bis heute*, Klett-Cotta, 2017

Gabor, Maté: *Im Reich der hungrigen Geister – Auf Tuchfühlung mit der Sucht – Stimmen aus Forschung, Praxis und Gesellschaft*, Unimedica, 2021

Harari, Yuval Noah: *Eine kurze Geschichte der Menschheit*, Pantheon, 2015

Hofmann, Albert: LSD – *mein Sorgenkind*, Klett-Cotta, 2021

Körkel, Joachim: *Kontrolliertes Trinken – so reduzieren Sie Ihren Alkoholkonsum*, TRIAS Verlag, 2021

Lindenmeyer, Johannes: *Lieber schlau als blau*, Beltz Verlag, 2016

Oppermann, Jochen: *Im Rausch der Jahrhunderte – Alkohol macht Geschichte*, marix verlag, 2018

Schuldes, Bert Marco: *Psychoaktive Pflanzen*, Nachtschattenverlag, 2015

Schwelle, Wolfgang P.: *Alkohol – Die mächtigste Droge der Welt, Band 1*, Nachtschatten Verlag, 2013

Trachsel, Daniel: *Psychedelische Chemie – Aspekte psychoaktiver Moleküle*, Nachtschatten Verlag, 2011

Endnoten

1 https://de.statista.com/statistik/daten/studie/232485/umfrage/laender-mit-dem-hoechsten-alkoholkonsum-unter-erwachsenen/, abgerufen am 20.08.2022.

2 Laut polizeilicher Kriminalstatistik des Bundes, https://www.bka.de/DE/AktuelleInformationen/StatistikenLagebilder/PolizeilicheKriminalstatistik/pks_node.html, Broschüre für 2020 abgerufen am 25.07.2022.

3 https://www.destatis.de/DE/Themen/Gesellschaft-Umwelt/Verkehrsunfaelle/Publikationen/Downloads-Verkehrsunfaelle/unfaelle-alkohol-5462404207004.pdf?__blob=publicationFile, abgerufen am 22.07.2022.

4 https://www.dkfz.de/de/tabakkontrolle/download/Publikationen/sonstVeroeffentlichungen/Alkoholatlas-Deutschland-2022_dp.pdf

5 Deutsche Hauptstelle für Suchtfragen, Jahrbuch Sucht 2018 – BKA Bundeskriminalamt Wiesbaden 2017, www.bka.de // Effertz 2015, beides zitiert auf https://www.aktionswoche-alkohol.de/presse/fakten-mythen/zahlen-und-fakten/, abgerufen am 06.05.2020.

6 Die neue Droge aus Kinshasas Elendsvierteln, Bombé: https://www.spiegel.de/ausland/kongo-droge-bombe-macht-nutzer-zu-zombies-a-2ac0b9a2-a705-4026-8bab-86fc2790b59a, abgerufen am 24.10.2021.

7 https://www.zdf.de/dokumentation/terra-x/drogen-eine-weltgeschichte-mit-harald-lesch-teil-eins-100.html, abgerufen am 07.07.2022.

8 https://www.botgarten.uni-mainz.de/ausstellungen-und-jahresthemen/evolution-der-landpflanzen/, abgerufen am 05.06.2022.

9 https://www.spektrum.de/wissen/rausch-im-tierreich/1528317, abgerufen am 06.07.2022.

10 Ebenda.

11 https://amp.n-tv.de/wissen/Wenn-Delfine-Kugelfische-kiffen-article14460416.html, abgerufen am 01.07.2022.

12 https://www.zeit.de/wissen/gesundheit/2016-11/drogen-konsum-geschichte-global-drug-survey-2017/komplettansicht, abgerufen am 01.07.2022.
13 https://www.welt.de/wissenschaft/umwelt/article152421690/Wenn-Delfine-kiffen-und-Igel-stinkbesoffen-sind.html, abgerufen am 01.07.2022.
14 https://time.com/3990305/william-shakespeare-cannabis-marijuana-high/, abgerufen am 10.07.2022.
15 https://www.zeit.de/wissen/gesundheit/2016-11/drogen-konsum-geschichte-global-drug-survey-2017/komplettansicht, abgerufen am 01.07.2022.
16 https://kaffeemuseum-burg.de/kaffeewissen/, abgerufen am 11.7.2022.
17 Beim Fliegenpilz braucht man bis zu zehn Pilze à 100 Gramm, um in Lebensgefahr zu geraten. Ich würde es aber nicht drauf ankommen lassen.
18 Es kam übrigens ein paarmal in der Geschichte der Welt vor, dass weltweit Dinge zur selben Zeit geschahen. Bei einem Kometeneinschlag versteht man das ja noch. Bei anderen Ereignissen wie beispielsweise Mutationen, die auf unterschiedlichen Kontinenten vonstattengehen, ist es schon schwieriger zu begreifen.
19 https://biergeschichten.de/der-export-von-hamburger-bier-im-spaetmittelalter-i/, abgerufen am 25.07.2022.
20 https://www.historisches-lexikon-bayerns.de/Lexikon/Reinheitsgebot,_1516, abgerufen am 27.07.2022.
21 https://www.kloster-alpirsbach.de/wissenswert-amuesant/dossiers/bierbrauen-bei-den-moenchen, abgerufen am 22.07.2022.
22 https://www.destatis.de/DE/Themen/Gesellschaft-Umwelt/Bevoelkerung/Sterbefaelle-Lebenserwartung/_inhalt.html, abgerufen am 01.12.22.
23 https://www.zdf.de/dokumentation/terra-x/drogen-eine-weltgeschichte-mit-harald-lesch-teil-zwei-100.html, abgerufen am 03.07.2022.
24 Ein ganz ähnliches Vorgehen wie in Amerika übrigens, wo die britischen Siedler mithilfe des Branntweins die Ureinwohner dazu brachten, ihnen erst die Felle der einheimischen Tiere und dann, als es keine Felle mehr für den Handel gab, das Land zu verkaufen und in zugewiesene Reservate zu ziehen. Nicht besonders subtil, aber wirksam.
25 https://www.spiegel.de/geschichte/grossbritanniens-gin-krise-chaos-elend-und-verbrechen-a-1148047.html, abgerufen am 20.07.2022.

26 https://kraftbier0711.de/Geschichte-des-Bieres/die-londoner-bierflut/, abgerufen am 22.07.2022.

27 https://taz.de/Drogen-im-II-Weltkrieg/!5104540/, abgerufen am 03.07.2022.

28 Es sei einmal dahingestellt, ob »trotz« oder »wegen«. Viele haben im Rausch Werke geschaffen, andere allerdings auch in depressiven Episoden zwischen den Rauschphasen. Und wieder andere kamen ganz ohne Rauschmittel klar und schufen trotzdem Wunderbares.

29 https://de.statista.com/statistik/daten/studie/232485/umfrage/laender-mit-dem-hoechsten-alkoholkonsum-unter-erwachsenen/, abgerufen am 20.08.2022.

30 https://www.aerzteblatt.de/archiv/29085/Absinth-Neue-Mode-alte-Probleme, abgerufen am 01.12.22.

31 Mark Forsyth: Eine kurze Geschichte der Trunkenheit, Klett-Cotta.

32 https://beckassets.blob.core.windows.net/product/readingsample/15238311/9783100024428_excerpt_004.pdf, abgerufen am 25.07.2022.

33 Manche behaupten, er hätte nur seine mickrige Behörde aufpeppen wollen. Aber macht man dann so eine Welle? https://www.cbsnews.com/news/harry-anslinger-the-man-behind-the-marijuana-ban/, abgerufen am 02.12.2022.

34 https://www.nj.com/opinion/2022/02/the-intersections-of-jazz-cannabis-and-black-history-i-opinion.html, abgerufen am 02.12.2022.

35 https://feiern-rausch.public-history.net/alkohol-im-ersten-weltkrieg/, abgerufen am 25.07.2022.

36 Erich Maria Remarque: Im Westen nichts Neues.

37 Jochen Oppermann: Im Rausch der Jahrhunderte: Alkohol macht Geschichte. marix Verlag, 2018.

38 Ebenda, S. 254.

39 Ebenda, S. 256.

40 https://www.univillage.de/Dokumentationen/Schlaflos-im-Krieg-Die-pharmazeutische-Waffe-Doku.html, abgerufen am 05.12.2022.

41 https://www.zeit.de/wissen/gesundheit/2014-03/drogen-gehirn-evolution/komplettansicht, abgerufen am 02.07.2022.

42 Der Begriff »Unterbewusstsein« ist streng genommen nicht exakt definiert. Ich habe ihn deshalb in Anführungszeichen gesetzt.

43 https://www.focus.de/gesundheit/ratgeber/psychologie/krankheiten stoerungen/mechanismen/rausch-ohne-rezept-2c-e-an-dieser-gefaehr

lichen-droge-berauschten-sich-die-heilpraktiker_id_4929291.html, abgerufen am 13.07.2022.

44 Man sollte meinen, dass so eine Story keinen mehr hinter dem Ofen hervorlockt, aber auch Drogentrends kommen in Wellen, sind mal in und mal out, und wenn man eben lange nichts mehr von LSD-Unfällen oder Selbstexperimenten von Heilpraktikern gehört hat, ist das durchaus eine Schlagzeile wert.

45 Cannabis hat eine sehr lineare Wirkung, aus diesem Grund springt ein Kiffer im Laufe des Abends auch nicht auf und zerteilt mit der Säge die Couch.

46 Robert S. Gable, The Toxicity of Recreational Drugs, A reprint from American Scientist the magazine of Sigma Xi, The Scientific Research Society, p. 206 American Scientist, Volume 94, 2006.

47 Ebenda.

48 Das gilt nur bei pflanzlichen Produkten. Bei künstlichem, chemisch modifiziertem Cannabis ist das anders.

49 https://www.bundesdrogenbeauftragter.de/presse/detail/1826-maenner-und-frauen-in-deutschland-2021-an-illegalen-drogen-verstorben-zahl-erneut-gestiegen/, abgerufen am 02.12.2022.

50 Eine gängige Regel ist die zugegebenermaßen nicht wissenschaftlich belegte 1000er-Regel. Sie besagt: Wenn unter 1.000 Konsumenten kein Todesfall auftritt, ist die Wahrscheinlichkeit für Todesfälle unter den nächsten 10.000, 100.000 oder der nächsten Million als selten einzustufen.

51 https://de.statista.com/statistik/daten/studie/513971/umfrage/anzahl-zugelassener-arzneimittel-in-deutschland-nach-verschreibungs-abgabestatus/, abgerufen am 01.08.2022. Weltweit wird das nicht viel anders aussehen, zumindest was die Zahl der Wirkstoffe angeht.

52 https://de.statista.com/statistik/daten/studie/548361/umfrage/top-20-der-meistverkauften-arzneimittel-in-deutschland/, abgerufen am 01.08.2022.

53 Die Diagnose einer Depression ist komplex und nach ICD-10 an zahlreiche Kriterien wie beispielsweise Stimmungslagen, Freudlosigkeit, Antriebsverlust und Suizidalität gebunden. Siehe auch https://www.leitlinien.de/themen/depression/2-auflage/kapitel-2, abgerufen am 04.12.2022.

54 Sehr wohl kann sich nach dem heute gängigen Vulnerabilitäts-Stress-Modell unter bestimmen Voraussetzungen aus einer solchen Ausgangssituation eine Depression entwickeln.

55 https://www.medikamente-und-sucht.de/interessierte-und-betroffene/medikamente-und-ihre-risiken/schlaf-und-beruhigungsmittel.html, abgerufen am 05.08.2022.

56 https://www.tk.de/techniker/gesundheit-und-medizin/behandlungen-und-medizin/sucht/medikamentenabhaengig-2015704, abgerufen am 03.08.2022.

57 https://www.spiegel.de/wissenschaft/us-opiodkrise-pharmakonzerne-liefern-mehr-als-76-milliarden-suechtigmachende-pillen-aus-a-b2ee acdf-1b0a-48c5-b499-30d729a74cfc, abgerufen am 02.08.2022.

58 https://www.arte.tv/de/videos/083585-000-A/suechtig-nach-schmerz mitteln/, abgerufen am 27.07.2022.

59 https://www.tagesschau.de/ausland/drogen-tote-usa-101.html, abgerufen am 20.07.2022.

60 Nebenbei bemerkt: Es gibt ein Gegengift namens Naloxon, das eingesetzt wird, wenn der Konsument einen Atemstillstand hat. Das Problem in den USA ist so groß, dass die Pharmaindustrie ein Geschäft witterte und für Angehörige das Mittel als Nasenspray-Applikator herausbrachte, was schon manchem das Leben gerettet hat.

61 https://de.statista.com/statistik/daten/studie/403/umfrage/todes faelle-durch-den-konsum-illegaler-drogen/, abgerufen am 05.08.2022, auch hier: https://www.bundesdrogenbeauftragter.de/assets/Presse/2022/220511_Tabelle_RG-Todesf%C3%A4lle_2021.pdf.

62 https://www.merkur.de/welt/42-jaehriger-legt-mit-cannabis-kuchen-freundeskreis-lahm-zr-6757371.html, abgerufen am 14.07.2022.

63 Ebenda.

64 Medizinische Vorzeichen (sog. Prodrome) sind in diesem Zusammenhang beispielsweise depressive, freudlose oder auch amotivationale Symptome oder auch sozialer Rückzug, Leistungsknick, Ängste, Befürchtungen und Nervosität.

65 Auch heute noch zählt Coca-Cola zu den bekanntesten Marken der Welt: Es rangiert auf Platz 6 der weltweiten Charts. Was die Platzierung besonders macht, ist der Umstand, dass die ersten fünf Plätze mit Apple, Amazon, Microsoft, Google und Samsung von Technikunternehmen belegt sind. https://www.handelsblatt.com/unternehmen/handel-kon

sumgueter/markenranking-best-global-brands-apple-vorn-tesla-steigt-auf-das-sind-die-wertvollsten-marken-der-welt/27709190.html, abgerufen am 04.08.2022.

66 Wobei man anmerken muss, dass die damalige Dosis deutlich niedriger war als die heute übliche Partydosis.

67 https://www.deutsches-spionagemuseum.de/2021/04/13/geheimdienstliche-bewusstseinskontrolle-im-april-1953-begann-das-projekt-mkultra, abgerufen am 04.12.2022.

68 https://www.spiegel.de/stil/s-magazin/microdosing-statt-kaffee-lieber-eine-kleine-dosis-lsd-a-00000000-0002-0001-0000-000170854053, abgerufen am 05.08.2022, auch hier: https://www.forbes.com/sites/jackkelly/2020/01/17/silicon-valley-is-micro-dosing-magic-mushrooms-to-boost-their-careers/?sh=3bbe4c795822, abgerufen am 05.08.2022.

69 https://www.helmholtz.de/newsroom/artikel/wie-viele-nervenzellen-hat-das-gehirn/, abgerufen am 15.08.2022.

70 https://sciencev2.orf.at/stories/1768537/index.html, abgerufen am 04.08.2022, und https://www.quarks.de/gesellschaft/wissenschaft/darum-wissen-wir-von-der-tiefsee-weniger-als-vom-mond/, abgerufen am 04.08.2022.

71 Magnetresonanztomografie: ein Verfahren, das Schnittbilder des Gehirns erzeugt, auf denen auch Hirnaktivität sichtbar gemacht werden kann.

72 Gern wird als Alibi (also um doch noch irgendwie recht zu bekommen) angeführt, das Wort »Einstiegsdroge« würde sich ja auf den Eintritt in die Welt der illegalen Beschaffung von Drogen mittels Dealer & Co. beziehen. Das ist aber nur Wortklauberei. Die (veraltete) Einstiegsdrogen-Hypothese besagt, dass der Konsum einer Droge mit hoher Wahrscheinlichkeit einen Konsum weiterer Drogen nach sich zieht.

73 Für die nächste Cocktailparty können Sie sich die sechs Elemente mit dem Akronym CHNOPS merken: C für Kohlenstoff, H für Wasserstoff, N für Stickstoff, O für Sauerstoff, P für Phosphor und S für Schwefel. Sprechen Amerikaner das Wort aus, hört es sich übrigens an, als würden sie »Schnaps« sagen – aber das nur am Rande.

74 Mit derselben Summenformel kommt auch noch Dimethylether vor. Ist aber in diesem Kontext unwichtig.

75 Kuriosum am Rande: Eine nicht unübliche Methode ist, sich einen alkoholgetränkten Tampon vaginal oder rektal einzuführen, was dazu bei-

trägt, dass die Droge besonders schnell in die Blutbahn übertritt. Damit wird eine schnelle Anflutung im Hirn erreicht. Ist vielleicht nicht für jeden etwas.

76 Frauen und Männer sind sehr, sehr unterschiedlich. Auch beim Alkohol. Frauen haben nicht nur ein anderes Trinkverhalten als Männer, sondern auch andere Resorptions- und Abbauraten. Die daraus resultierende Verschiebung und Differenz der Emotionslagen führt allein schon deshalb häufig zu Übergriffigkeit, was diese allerdings keinesfalls entschuldigt. Fakt ist jedoch, dass der Organismus von Mann und Frau sich hier deutlich unterscheidet.

77 Quelle: https://register.awmf.org/assets/guidelines/076-001k_S3-Screening-Diagnose-Behandlung-alkoholbezogene-Stoerungen_2021-02.pdf.

78 Bedenkt man dabei, dass eine Flasche Bier mit 500 Millilitern bereits 20 Gramm Alkohol beinhaltet, so ist das schnell erreicht.

79 https://rettungsdienst-holstein.de/benutzungsentgelte/, abgerufen am 04.12.2022.

80 https://www.theguardian.com/commentisfree/2009/feb/11/drugs-alcohol-drugs-policy, abgerufen am 15.07.2022. Einige sprechen auch von HAD, »Horse Addiction Disorder«.

81 https://www.alk-info.com/reportagen/596-prof-david-nutt-safer-schwips-drogendebatte-hoechststrafe-alkohollobby-alcohol-concern-acmd-independent-scientific-committee-on-drugs-psychopharmakologe, abgerufen am 16.07.2022.

82 https://www.thelancet.com/journals/lancet/article/PIIS0140-6736(10)61462-6/fulltext, abgerufen am 13.07.2022.

83 Der Studie wurde angelastet, sie sei nicht auf die ganze Welt übertragbar, sondern nur eine Momentaufnahme von England. Well!

84 https://www.bka.de/DE/AktuelleInformationen/StatistikenLagebilder/PolizeilicheKriminalstatistik/pks_node.html, abgerufen am 10.08.2022.

85 https://www.bka.de/DE/AktuelleInformationen/StatistikenLagebilder/PolizeilicheKriminalstatistik/PKS2021/AusgewaehlteInformationenBund/AusgewaehlteInformationenBund_node.html, abgerufen am 12.08.2022.

86 https://www.bka.de/SharedDocs/Downloads/DE/Publikationen/PolizeilicheKriminalstatistik/2021/Bund/Faelle/BU-F-06-T12-aufgeklaert_xls.xlsx?__blob=publicationFile&v=2, abgerufen am 12.08.2022.

87 »Die Anzeigequote bei Fällen des persönlichen Diebstahls liegt bei rund 43 Prozent, bei Raub liegt sie bei etwa 36 Prozent. Auch bei Kindesmissbrauch oder -misshandlung, sexueller Gewalt und Gewalt gegen Schwule, Lesben und Transgender wird von einer hohen Dunkelziffer ausgegangen, da viele Taten aus den unterschiedlichsten Gründen nicht angezeigt werden und so verborgen bleiben.« https://www.kriminalpolizei.de/service/praevention-kompakt.html?tx_dpnglossary_glossary%5Baction%5D=show&tx_dpnglossary_glossary%5Bcontroller%5D=Term&tx_dpnglossary_glossary%5Bterm%5D=256&cHash=d310f3eeea2938bcf9433c7ad3057cb4, abgerufen am 11.08.2022.

88 Der Vollständigkeit halber sei hier festgehalten, dass die Statistik in Deutschland nicht nur Frauen, sondern in geringem Umfang auch Männer und natürlich auch Kinder als Opfer ausweist.

89 https://www.deutschlandfunk.de/ukraine-krieg-sexualisierte-gewalt-100.html, abgerufen am 12.08.2022.

90 2017 kam es zu insgesamt 67 Fällen von sexualisierter Gewalt und Belästigung. https://www.dw.com/de/oktoberfest-sexuelle-gewalt-gegen-frauen/a-45749736, abgerufen am 11.08.2022.

91 Zum Zeitpunkt der Manuskripterstellung war das der Bericht von 2020, https://www.statistischebibliothek.de/mir/receive/DEHeft_mods_00136938, abgerufen am 13.08.2022.

92 https://www.spiegel.de/fotostrecke/einfuehrung-der-gurtpflicht-fotostrecke-106799.html, abgerufen am 13.08.2022.

93 https://www.destatis.de/DE/Themen/Gesellschaft-Umwelt/Verkehrsunfaelle/Tabellen/liste-strassenverkehrsunfaelle.html, abgerufen am 30.08.2022.

94 https://www.statistischebibliothek.de/mir/servlets/MCRFileNodeServlet/DEHeft_derivate_00063192/5462403207004_akt01112021.pdf, abgerufen am 13.08.2022.

95 A.a.O.

96 https://www.destatis.de/DE/Themen/Branchen-Unternehmen/Transport-Verkehr/Unternehmen-Infrastruktur-Fahrzeugbestand/Tabellen/fahrzeugbestand.html, abgerufen am 13.08.2022.

97 Bei Fahrradfahrern sind es über 1,6 Promille, sie müssen dann jedoch auch gleich ihren PKW-Führerschein abgeben.

98 https://hanfverband.de/nachrichten/news/zahl-der-muendigen-cannabis konsumenten-verzeichnet-rekordhoch, abgerufen am 12.08.2022.

99 https://de.statista.com/statistik/daten/studie/1879/umfrage/alkohol-haeufigkeit-von-konsum/, abgerufen am 30.08.2022.

100 Die Rückläufigkeit ist aus meiner Sicht pandemiebedingt zu erklären, da die Mobilität während dieser Zeit deutlich eingeschränkt war.

101 https://www.derwesten.de/auto/alkoholfahrten-oft-unentdeckt-adac-fordert-mehr-kontrollen-id6192015.html, abgerufen am 30.08.2022.

102 https://www.sueddeutsche.de/auto/verkehrssuender-datei-in-flens burg-frauen-haben-deutlich-weniger-punkte-als-maenner-1.1667270, abgerufen am 30.08.2022.

103 https://www.statistischebibliothek.de/mir/servlets/MCRFileNodeServlet/DEHeft_derivate_00064331/5462404207004.pdf, abgerufen am 13.08.2022.

104 https://de.statista.com/statistik/daten/studie/459049/umfrage/anzahl-der-alkoholbedingten-verkehrsunfaelle-deutschland/, abgerufen am 30.08.2022.

105 Welche anderen Arten von Rauschmitteln als Mitverursacher zu benennen sind, schlüsselt die Statistik nicht auf.

106 Im Übrigen betrifft das alles nicht nur Autofahrer, auch Fahrradfahrer und Fußgänger sind in der Statistik enthalten. Es ist unschwer nachzuvollziehen, dass ein betrunkener Fahrradfahrer oder Fußgänger insbesondere in der Dunkelheit zu einem hohen Straßenverkehrsrisiko werden kann.

107 https://www.destatis.de/DE/Presse/Pressemitteilungen/2021/07/PD21_321_46241.html, abgerufen am 15.08.2022.

108 Beispielsweise hier: https://www.medikamente-und-sucht.de/behandler-und-berater/medikamentensicherheit/missbrauch-und-abhaengigkeit/abhaengigkeit-diagnosekriterien.html, abgerufen am 17.08.2022.

109 https://gedankenwelt.de/suchtverhalten-das-rattenpark-experiment/, abgerufen am 06.08.2022.

110 Hadaway, P. F., Alexander, B. K., Coambs, R. B., Beyerstein, B. (1979). »The effect of housing and gender on preference for morphine-sucrose solutions in rats.« Psychopharmacology. 66 (1): 87–91. doi:10.1007/bf00431995.

111 Umso verstörender ist, dass in der heutigen Zeit immer mehr Menschen das soziale Miteinander gegen die isolierte Parallelwelt der sozialen Me-

dien eintauschen. Es verwundert an dieser Stelle nicht, dass Internet- und Smartphone-Abhängigkeit keinen Exotenstatus mehr haben, sondern ein ernstzunehmendes Problem der Gesellschaft geworden sind.

112 Gängig ist das transtheoretische Modell nach Prochaska und DiClemente, wonach die fünf Phasen Vorüberlegung, Nachdenken, Entscheidung, Umsetzung und Aufrechterhaltung durchlaufen werden, um zu einer Veränderung zu kommen.

113 Das können beispielsweise ängstlich-unsichere Persönlichkeiten, sogenannte Freigeister oder räumlich isolierte Personen sein, bei denen sich der Konsum in der gesellschaftlichen Interaktion zunächst einmal als hilfreich erweist.

114 Der renommierte Suchtforscher Gabor Maté formuliert es folgendermaßen: »Sie [die Sucht] hat ihren Ursprung in dem verzweifelten Versuch eines Menschen, ein Problem zu lösen: das Problem des emotionalen Schmerzes, des überwältigenden Stresses, der verlorenen Beziehungen, des Kontrollverlustes, des tiefen Unbehagens mit sich selbst. […] Alle Drogen – und alle Suchtverhaltensweisen, ob substanzgebunden oder nicht, ob Glücksspiel-, Sex-, Internet- oder Kokainsucht – lindern den Schmerz entweder direkt oder lenken davon ab.« In: Maté, Gabor: Im Reich der hungrigen Geister. Unimedica Verlag, S. XV.

115 Sehr eindrucksvoll schildert der bereits zitierte Gabor Maté seine Beobachtungen aus der Praxis in seinem bemerkenswerten Buch *Im Reich der hungrigen Geister*, Unimedica Verlag.

116 https://de.statista.com/statistik/daten/studie/232485/umfrage/laender-mit-dem-hoechsten-alkoholkonsum-unter-erwachsenen/, abgerufen am 20.08.2022.

117 https://www.kenn-dein-limit.info/tipps-facts/alkoholkonsum-weltweit/, abgerufen am 21.08.2022.

118 https://www.spirituosen-verband.de/fileadmin/introduction/downloads/BSI-Datenbroschuere_2021.pdf, abgerufen am 01.07.2022.

119 Ebenda.

120 https://www.icelandreview.com/de/gesellschaft-de/island-ist-europameister-bei-alkoholsteuer/, abgerufen am 20.08.2022.

121 Ja, der war von Stefan Raab. Aber das Zitat »Hol mir mal 'ne Flasche Bier« stammte vom Altkanzler persönlich auf einer Kanzlerreise 2000 durch den Osten Deutschlands. Blöderweise war ein Team von Spiegel TV dabei und zeichnete alles auf.

122 https://www.tagesschau.de/ausland/asien/japan-alkohol-101.html, abgerufen am 31.08.2022.

123 https://www.derbund.ch/steigen-die-zigarettenpreise-sinkt-der-tabak konsum-491905035845, abgerufen am 24.08.2022.

124 Auch im Internet unter www.kenn-deine-gramm.info.

125 https://www.derwesten.de/auto/alkoholfahrten-oft-unentdeckt-adac-fordert-mehr-kontrollen-id6192015.html und https://www.welt.de/welt_print/politik/article6532173/Riesige-Dunkelziffer.html, beide abgerufen am 30.08.2022.

126 https://www.tk.de/techniker/magazin/life-balance/familie/jugendliche-koma-saufen-2009380?tkcm=ab, abgerufen am 25.08.2022.

Sachregister